AF500072

CLINIQUE

MÉDICO-CHIRURGICALE

DE LA VILLE

PAR M. LE PROFESSEUR PIORRY

Paris. Typ. de Rouge frères, Dunon et Fresné, rue du Four-St-Germain, 43.

CLINIQUE

MÉDICO-CHIRURGICALE

DE LA VILLE

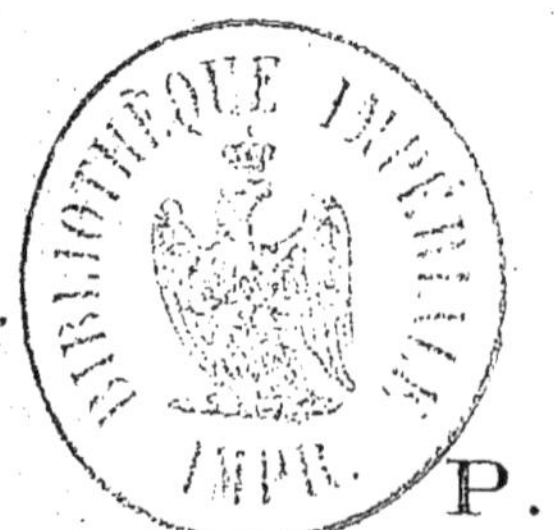

PAR

P.-A. PIORRY

Nommé par concours en 1840 professeur de PATHOLOGIE INTERNE
à la Faculté de médecine de Paris;
Élu à l'unanimité professeur de CLINIQUE MÉDICALE en 1850 ;
Officier de la Légion d'honneur ; — Médecin honoraire de l'Hôtel-Dieu de Paris
Chirurgien militaire en 1812-1814, à l'armée d'Espagne ;
Membre de l'Académie impériale de médecine de France,
des Sociétés médicales de Poitiers, de Tours, de Boulogne, d'Alger, de Gœttingue,
de l'Académie royale de médecine de Madrid,
de l'Académie de médecine de Cincinnati,
des Sociétés médicales de Suède, d'Athènes;
de la Société royale des médecins de Vienne ;
Membre honoraire des Universités de Moscou, de Karchoff, etc., etc.

RÉSUMÉ ET EXPOSITION DE LA DOCTRINE
ET DE LA NOMENCLATURE ORGANO-PATHOLOGIQUE
HISTOIRE DE LA DÉMISSION DE M. PIORRY
ET PIÈCES JUSTIFICATIVES
NOTE SUR LES CONCOURS

OBSERVATIONS ET RÉFLEXIONS CLINIQUES

PARIS

FIRMIN MARCHAND
LIBRAIRE-ÉDITEUR
82, rue Bonaparte, 82

ADRIEN DELAHAYE
LIBRAIRE-ÉDITEUR
5, place de l'École-de-Médecine

CHEZ LES PRINCIPAUX LIBRAIRES ET DANS LES BUREAUX DE L'ÉVÉNEMENT MÉDICAL
82, rue Bonaparte, 82.

1869

AVANT-PROPOS

Pendant plus de quatre fois dix années, j'ai utilisé scientifiquement ma position de médecin d'hôpital en interrogeant les restes des malheureux que, dans les nombreux services auxquels j'ai été attaché (1), j'ai eu le malheur de perdre. Mille fois j'ai comparé, dans ces établissements, sources inépuisables d'instruction pratique, les faits diagnosiques ou thérapiques observés pendant la vie, avec les résultats des investigations que la nécroscopie avait pu me fournir, et bien que l'on trouve toujours à apprendre dans les recherches cadavériques, celles que j'ai faites me paraissent avoir été assez nombreuses, mes expérimentations plessimétriques sur le vivant ont été assez multipliées et assez vérifiées par les études sur

(1) A la Salpêtrière (hospice de la vieillesse, femmes); à la Pitié ou à la Charité (hommes et femmes); à l'Hôtel-Dieu (hommes, femmes et enfants); au service des blessés en 1830 à l'hospice des Incurables de la rue de Sèvres; à l'hôpital des Atarazanas de Barcelone en 1813 et 1814 (en même temps que mon excellent ami et collègue M. le docteur L.-C. Roche, membre de l'Académie impériale de médecine).

les organes que la mort avait frappés, la certitude des faits qu'elles faisaient connaître a été assez de fois constatée et de notoriété publique, pour que je n'aie plus guère besoin, dans la plupart des cas, pour mes travaux habituels, des documents fournis par les amphithéâtres anatomiques.

Ce n'est donc pas ces utiles études que j'ai regrettées, alors qu'il a fallu me résigner à quitter les hôpitaux.

Ce qui me causait une affliction que je ne dissimulerai pas, c'était de perdre les occasions si désirables de rendre des services sans cesse renouvelés aux malades indigents ; c'était d'être désormais dans l'impossibilité de les faire profiter dans les asiles où les souffrances et la misère les conduit, du peu de science appliquée, qu'en médecine et en chirurgie j'ai si laborieusement acquis ; c'était de ne pouvoir plus, comme par le passé, m'instituer leur défenseur auprès d'une administration, animée sans doute pour eux des meilleures intentions, mais qui, n'entendant rien à certaines questions médicales, semble parfois prendre à tâche de s'opposer aux utiles mesures (1) que les médecins, mille fois

(1) Telles que l'emploi des inspirations de vapeurs d'iode dans les affections des voies de l'air (inspirations auxquelles un directeur d'hôpital reprochait de salir le linge); l'ouverture fréquente des fenêtres pour la rénovation de l'air des salles, précaution si utile dans les épidémies. (Voyez le *Traité de médecine pratique*, articles Choléra ou Endoloiosie, Septicémie ou Fièvre typhoïde, Fièvre puerpérale, Ophthalmie palpébrale, etc.)

plus compétents qu'elle, alors qu'il s'agit d'hygiène ou de thérapisme, veulent conseiller ou prendre à l'effet de soulager ou de guérir les malades.

Ce qui me causait encore un profond chagrin, c'était de ne plus voir, le matin, se presser autour des lits que je visitais, ces jeunes gens studieux que je considérais comme ma famille et qui s'honoraient d'être mes élèves. J'étais heureux, en effet, de les diriger vers le travail et la conduite, sources de l'honorabilité médicale; de leur démontrer que l'utilité humanitaire devait être le but constant de leurs efforts, et que les connaissances scientifiques dépourvues d'application actuelle, bien que très-intéressantes en elles-mêmes, avaient peu de prix, alors qu'on les rapprochait de l'importance des documents relatifs à la diagnose positive et au thérapisme que tout praticien doit avoir en vue. Je leur disais que si, à la Faculté ou ailleurs, il y avait des médecins qui, ne partageant pas ces opinions, affectaient en quelque sorte de se mettre à la place des savants qui, au Collége de France et au Muséum, s'occupent (pour eux avec convenance) d'études transcendantes sans tirer actuellement des faits qu'ils découvraient une utilité pratique, c'est que, méconnaissant leur mission, oubliant qu'ils sont chargés d'apprendre à soulager ou à guérir les hommes, ils faisaient fausse route et se jetaient dans des excentricités qui les écartaient de la voie sévère que leur trace le devoir imposé aux gens de notre profession, d'être utile aux hommes, même aux dépens de la personnalité.

Heureusement, ce que je n'ai pas eu à regretter, ce sont les occasions d'observer des faits intéressants relatifs à des affections peu communes ou propres à consacrer la vérité des principes et des propositions établis dans mes divers écrits ou dans mon enseignement.

Ma pratique de la ville, ma consultation journalière dans laquelle se présentent des malades difficiles à observer et qui me sont adressés par d'honorables confrères, par des élèves ou d'anciens clients, m'offrent souvent des faits intéressants, des cas de diagnose délicate, des lésions jusqu'alors inconnues et que les méthodes physiques d'investigation permettent de découvrir, de spécifier, de soulager et de guérir; et les observations que ces faits me permettent de rédiger sont tout aussi nombreuses que celles qu'il m'était possible de recueillir dans un service hospitalier quel qu'il fût ; et, tandis qu'à l'Hôtel-Dieu j'étais, à cause des nombreuses occupations qui m'étaient imposées, de la leçon qu'il me fallait faire et du défaut de temps, dans l'obligation de confier à des élèves le soin de recueillir des observations, *je puis actuellement les rédiger ou du moins les dicter moi-même*. Cet avantage est de premier ordre ; car, quelque bonne volonté qu'y mettent des jeunes gens, il leur est souvent impossible d'insister autant qu'il convient de le faire sur les réflexions utiles qu'un cas donné présente, et le plus souvent le lecteur ne tire aucun avantage des travaux d'élèves, qui parfois, connaissant mieux, par suite de la détestable direction qui leur est donnée, l'analyse ou le microscope que la pratique médicale ou chirurgicale, se perdent dans d'inutiles détails et négligent de la manière la plus complète des détails très-dignes d'intérêt.

Malheureusement, les ouvrages classiques de clinique sont presque tous composés d'observations recueillies par les élèves, et non pas par le maître ; elles sont loin d'être toujours exactes et manquent de ces aperçus utiles qui ne peuvent être le fruit que de longues études pathologiques et d'une expérience consommée.

Ce défaut capital ne sera pas celui de ce livre, car les faits qu'il contient sont vus, recueillis et publiés par un praticien qui, depuis plus de quarante ans, est médecin des hôpitaux, et qui ne s'y contentant pas, comme on le fait trop souvent, de parcourir les cahiers de prescription et de les signer, a interrogé, avec une extrême attention, les organes sains et malades et a cherché à acquérir quelque habitude de lire dans le corps de l'homme à l'effet de connaître les causes anatomiques des maladies et les moyens d'y remédier.

Ce volume de clinique médicale et chirurgicale de la ville sera, je l'espère, suivi de plusieurs autres du même genre Les faits y sont rassemblés dans l'ordre où ils se sont présentés ; on y lira des observations et des inductions qui, parfois, se ressemblent. C'est que je fais ici, non pas de la pathologie, mais de la clinique ; c'est que je dois surtout démontrer, par la répétition multipliée de résultats identiques, l'exactitude des assertions que j'ai avancées, assertions que des personnes peu crédules ne doivent, avec raison, admettre comme des vérités qu'autant que l'expérience réitérée en a démontré l'exactitude rigoureuse.

Lorsque les volumes qui pourront suivre, — *toujours composés de faits successivement publiés dans l'Événement médical*, — auront permis de réunir encore un plus grand nombre d'observations et de considérations pratiques, j'en déduirai des conclusions générales qui démontreront de plus en plus que la seule voie qui puisse éclairer la pratique médicale, est l'étude de l'organisme et une expérimentation sévère.

J'ai fait précéder ce volume par l'historique de ma démission. *En le faisant, ce n'est ni la haine ni le mauvais vouloir qui m'ont guidé ;* c'est le désir de faire voir à ceux qui me liront que je n'ai agi, dans cette triste circonstance, qu'avec honneur, fermeté et indépendance.

Pour que le lecteur soit plus au courant de la manière dont j'ai compris la médecine ; pour qu'il sache bien dans quel esprit ce livre a été écrit ; dans l'intention encore qu'il saisisse mieux les différences qui séparent mes doctrines de celles d'autres médecins ; pour qu'il voie combien j'ai de répulsion contre les systèmes arrêtés ; enfin, pour que mes idées soient mieux comprises par ceux qui, au courant ou non des connaissances médicales, voudront bien me lire, je publie, dans ce volume, l'exposé des principes qui, fondés sur d'innombrables lectures médico-historiques, sur les réflexions sévères qu'elles ont fait naître en moi, sur des observations et des expérimentations anatomiques, physiologiques et classiques fécondées par des considérations philosophiques, me paraissent être l'expression de la vérité même. Je n'ai pas étudié la maladie à sa surface, je ne l'ai pas, ainsi que l'avait fait Bordeu, divisée en entités supposées, filles d'une imagination ingénieuse ; je ne l'ai pas, comme Sauvages, disséquée, pour ainsi dire, en quelques milliers de petites collections symptomatiques ; mais je l'ai anatomisée dans ses éléments véritables : les lésions qui la constituent, et la manière dont je l'ai considérée survivra à l'époque actuelle, parce que cette doctrine est née de l'observation rigoureuse, parce qu'elle ne repose pas sur le caprice ou la mode, et qu'incontestablement elle est la route que le progrès réel doit suivre. Si les cours officiels ne la défendent plus, les livres et la raison suffiront pour la faire admettre par les hommes de l'avenir !

P.-A. Piorry.

CONSIDÉRATIONS GÉNÉRALES

SUR LES

DOCTRINES MÉDICALES

GÉNÉRALEMENT PROFESSÉES DE NOS JOURS

ET SUR

L'ORGANOPATHOLOGISME

OU

DOCTRINE ORGANOPATHOLOGIQUE (1)

DOCTRINES MÉDICALES GÉNÉRALEMENT PROFESSÉES.

Avant d'exposer les idées que je puis avoir en pathologie et celles qui dirigent la thérapeutique qui me paraît être le mieux appropriée à l'état actuel des connaissances, qu'il me soit permis de tracer un tableau sommaire des opinions que professent les praticiens de notre temps.

Et d'abord, je ne crains pas de trop m'avancer en disant qu'il n'y a pas encore de groupes de médecins qui aient universellement adopté ce que l'on dit être une doctrine. Ceux qui se disent hippocratistes sont souvent fort embarrassés alors qu'on leur demande en quoi consistaient les doctrines d'Hippocrate. Le grand homme

(1) Ce travail a été en partie publié dans l'*Abeille médicale* par M. le docteur Bossu, qui n'a pas craint, en le faisant dans son journal, de braver des oppositions malveillante

dont ils empruntent le nom était loin de professer les mêmes idées dans ses divers écrits ; sans doute il admet bien, en général, que les maladies suivent un ordre défini et guérissent d'elles-mêmes par des crises survenant *par coction* et à des jours fixes ; mais, à coup sûr, il était très-loin de supposer l'existence d'un agent particulier et en quelque sorte divin qui, en dehors de l'organisme, dirige celui-ci et provoque des mouvements salutaires ; c'était l'école de *Cnide*, qui admettait ce *quid divinum*, tandis que les hippocratistes semblent entendre par *physis* ou nature l'ordre, la succession même des phénomènes qui constituent la maladie, succession admise dans un très-grand nombre de cas par les médecins de toutes les écoles et principalement par les organiciens. De telles opinions ne sont en rien semblables à l'idée abstraite qui fait de la vie un être absolu et veillant à la conservation de la santé, être auquel il soit possible d'adresser des médicaments. Ce qu'il y a surtout d'admirable dans plusieurs des livres d'Hippocrate, c'est l'esprit d'observation, c'est cette tendance si prononcée à interroger les faits et à mépriser les spéculations absurdes qui régnaient dans ces temps reculés ; c'est d'avoir conduit à examiner l'homme, soit en lui-même (ce qui signifie l'anatomie et la physiologie), soit dans son ensemble ou dans sa généralité (1), soit dans ses rapports avec les objets du dehors. Or, cette dernière étude n'est autre que celle de l'hygiène, qui ne peut exister comme science qu'autant qu'elle est éclairée

(1) Pour bien juger de cet ensemble, de cette généralité, il est indispensable d'avoir bien étudié et de bien connaître les éléments partiels dont ils se composent, ainsi que leur harmonie fonctionnelle.

par la physique et la chimie qui, au temps d'Hippocrate, étaient presque inconnues. Le livre sur l'air, les eaux et les lieux renferme des notions hygiéniques qui, *pour le temps où il était écrit*, sont de véritables chefs-d'œuvre.

Si cette idée générale sur la doctrine d'Hippocrate, idée qui m'est commune avec notre très-savant et très-judicieux collègue M. Littré, est juste, les médecins qui se disent hippocratistes ne le sont pas le moins du monde, puisqu'ils tirent assez peu parti de l'anatomie, de la physiologie et des applications de ces sciences au thérapisme, puisqu'à leurs yeux les chimiâtres et les iatrophysiciens sont engagés dans une déplorable voie, et puisqu'au lieu d'observer les faits positifs et les inductions que l'on tire, ils font sur la nature, la vie, le principe vital, des spéculations hasardées, plutôt en rapport avec le *quid divinum de Cnide* qu'avec la sévérité de l'école de Cos.

Les véritables hippocratistes sont donc les médecins qui, pour débrouiller le chaos de la vieille médecine et pour donner à la diagnose et au thérapisme des bases solides, appellent à leur aide les sciences, non pas *accessoires*, mais *fondamentales*.

Je dis donc et *j'affirme que je suis essentiellement hippocratiste et que ces messieurs ne le sont pas.*

Presque tous les médecins qui prétendent se grouper sous les noms d'hippocratistes, de vitalistes, de naturistes, etc., n'agissent presque jamais, au lit du malade, dans le sens des idées dont ils font parade. Vous les voyez s'en rapporter fort peu à leur chère nature, à leur force vitale incomprise, à leur principe vital rebattu, âme matérielle au petit pied, distincte de l'âme morale ; loin de là, ils opposent aux maladies, dont ils décrivent arbitrairement les phases et dont ils font complaisamment des espèces, des genres, des ordres, des variétés, auxquelles ils prêtent des formes diverses, etc., etc., ils leur opposent, dis-je, des substances à action énergique et perturbatrice, des poisons abominables qui tuent si l'on vient à se méprendre sur leur dose ; des vésicatoires, des sinapismes qui torturent, des cautères qui mettent les pauvres patients à la question ! Et tout cela se fait dans l'intention de calmer, d'amortir ou de *dériver*, de *révulser*, de détourner ou tout au moins de modifier *la sensibilité*, *l'excitabilité*, *l'irritabilité*, *les propriétés vitales*, *les forces*, *le principe vital*, *la vie*, etc., etc., et l'on se pique de faire ainsi de l'observation, de l'hippocratisme ! Ah ! messieurs ! à ce point de vue, M. Piorry, l'hippocratiste, l'admirateur de la médecine grecque comme il l'est de la statuaire et de l'architecture d'Athènes et de Corinthe, vous renie au nom d'Hippocrate et des médecins qui écrivent sur leur drapeau : observation, logique, humanité, travail et bon sens !

Ce n'est pas cependant que ces prétendus hippocratistes ne se placent parfois en contemplation devant la marche solennelle de la maladie et de la mort, et ne décorent de l'épithète *turbulentes* les tentatives prudentes faites par les médecins humanitaires et laborieux qui croient de leur devoir de combattre énergiquement les lésions primitives ou secondaires que des études sérieuses leur ont appris être, pour les malades, des causes graves ou même pernicieuses ; ils aiment mieux voir un variolé périr d'asphyxie par l'oblitération de la trachée, oblitération produite par des crachats spumeux, que de pratiquer, avec quelque chance de succès, la trachéotomie, si peu dangereuse en elle-même ; ils préfèrent voir l'éruption variolique défigurer une jeune fille plutôt que de s'opposer, par des onctions graisseuses, à l'éruption variolique ; ils laisseraient mourir un malheureux avant de donner du sulfate de quinine, et cela pour s'assurer qu'ils ont eu affaire à une fièvre intermittente. Eh ! que leur importe de constater par le plessimétrisme que la rate est volumineuse quand ils croient utile, avant tout, d'étudier *la marche de la maladie !*

A vrai dire, il n'y a pas plus de vitalistes que d'hippocratistes, que de naturistes ! Il n'est pas un seul des médecins qui, cherchant à se grouper sous ces dénominations, ne s'en rapporte infiniment plus, alors qu'il s'agit de pratique, à la diagnose organique qu'aux théories métaphysiques dont il fait profession.

Les anciens systèmes en médecine n'existent plus. Les humoristes étudient les organes et tiennent un compte immense de leurs souffrances. Les solidistes les plus purs voient dans le sang des globules solides suspendus dans un liquide contenant de la fibrine et de l'albumine, qui bientôt perdent leur état liquide. D'ailleurs la chimie a depuis longtemps prouvé que la solidité et la liquidité, qui ont pour intermédiaires la mollesse, la viscosité, les consistances pulpeuses, huileuses, etc., et qui présentent en dehors d'elles, d'une part, la densité extrême, et, de l'autre, les vapeurs, les gaz, et même la fluidité et les oscillations impondérables de l'électricité, de la lumière, de la chaleur, etc., ne sont que des conditions, que des états des corps, susceptibles de variations, de mutations, et qui ne peuvent en rien former la base des fausses doctrines dites humorisme et solidisme.

Un grand nombre d'hommes de progrès, et qui ont appartenu à l'école de Broussais, voient encore dans l'hypothèse de l'*irritation* une base propre à soutenir l'édifice de la médecine. Il y a eu deux choses fort différentes l'une de l'autre dans la doctrine du Val-de-Grâce, accueillie avec enthousiasme par les uns, attaquée avec furie par les autres : l'*idée de l'irritation* et l'*idée organique*. Ces deux ordres de pensées sont bien diversement jugés par les observateurs de notre temps.

Quelle qu'ait été l'idée primitive de Broussais sur l'irritation, bien qu'il l'ait déclarée un phénomène organique et physiologique, il n'en résulte pas moins que la plupart de ses adhérents ont fini par en faire une sorte d'entité morbide, qui était l'élément principal et souvent primitif des maladies. D'elle naissait l'inflammation ; on la faisait voyager dans l'organisme, on s'y opposait par de l'eau ou par des moyens qui la combattaient dans la trame cellulaire ou entre ses molécules ; on l'enlevait par des évacuations sanguines ; les homœopathes l'auraient augmentée pour la faire dissiper plus vite ; on l'appelait au dehors par des vésicatoires, par la chaleur, etc., au dedans par les excitants, etc. Eh bien ! cet être *irritation* est mort et bien mort ; en mourant, il a fait périr la doctrine, que Broussais a vue défaillir de son vivant ; on la cherche en vain, on ne la trouve plus. Elle a emporté dans la tombe l'*incitabilité* de Brown et le kasorisme italien. Tout cela n'existe plus que pour mémoire, et au fond, il n'y a pas plus de browniens, de rasoriens qu'il n'y a de broussaisiens purs ; la médecine marche scientifiquement et non pas avec les noms des chefs de doctrine contro-stimulisme.

La très-grande majorité des médecins de notre temps n'ayant pas de doctrine proprement dite, adopte les idées que Pinel a léguées sur les fièvres essentielles ; chacun les modifie à sa façon, soit avec les hypothèses de Bichat, relatives aux propriétés vitales, soit avec l'admission d'*une fièvre unique* à laquelle ils donnent le nom de typhoïde, et qu'ils colorent, suivant les cas, d'une teinte inflammatoire, bilieuse, muqueuse, putride ou adynamique, maligne ou ataxique.

Organiciens à demi, ils font pour la plupart un mélange confus des beaux travaux de Rœderer et Wagler, de Serres sur la lésion des plaques de Peyer, avec les vieilles théories sur les humeurs. Les hypothèses surannées et tout à fait illusoires sur le sang, la bile, la pituite, la putridité mal définie, la malignité, hypothèses revues, augmentées et corrigées par des copistes, sont encore, en effet, les bases des principales opinions émises sur les maladies aiguës qu'ils admettent, et beaucoup de gens qui attaquent avec colère une nomenclature utile, se contentent de substituer des mots grecs aux noms anciens. Forcés de sortir de divisions arbitrairement établies à l'égard des symptômes qui n'ont rien de fixe, ils cherchent à se rendre compte des variantes innombrables qu'ils observent entre des cas complexes, par *des formes* diverses du mal, comme si ce mal pouvait être une même chose alors que sa forme change. La voix puissante de Broussais n'a fait que momentanément sortir, en théorie, d'un ontologisme incroyable, le progrès des sciences naturelles, l'anatomie des organes malades, les découvertes dont s'honore la diagnose, ont été à peine appliqués aux études cliniques. On admet un rhumatisme incompris que l'on ne peut définir et qui embrasse dans son large cadre une grande partie des misères humaines! *Le*, *la*, *les* scrofules (1) planent encore comme un fantôme sur les *manifestations:* des engorgements chroniques, lymphatiques ou articulaires, sur le pathogénisme des tubercules pulmonaires ou mésentériques, etc.

Il y a encore des personnes qui croient à une maladie interne dite gale, alors que des *acarus* sont les agents des vésicules psoriques; d'autres supposent l'existence d'un *génie hémorrhoïdal*, quand les tumeurs dites hémorrhoïdes sont les résultats manifestes de circonstances locales ou d'une gêne habituelle survenue dans la circulation veineuse. Ailleurs on voit partout des épidémies, tandis que les médecins cliniciens en rencontrent assez rarement. A entendre certains écrivains, la médecine semblerait reposer entièrement sur la connaissance de ces épidémies qu'ils confondent entre elles sous une dénomination commune (épidémie), alors que les points de départ de celles-ci sont si différents, et que les unes sont causées par des circonstances de température, tandis que les autres sont dues à des agents toxiques.

Un grand nombre de pathologistes, très-partisans de l'essentialité et très-satisfaits d'apprendre qu'à la suite d'accidents névropathiques terminés par la mort, le scapel n'a *rien* fait découvrir d'anormal, triomphent et prononcent le mot névrose!

Un grand nombre de médecins plus ou moins spé-

(1) Certains auteurs écrivent; *le scrofule*; d'autres, *la scrofule* et la majorité dit *des scrofules*, de sorte qu'il est difficile de savoir en lisant certains livres si l'unité de scrofule est mâle ou femelle, simple ou multiple.

cialistes, amateurs des vieilles idées, étudient à part les maladies de la peau, des yeux, la syphilis, etc.; ils accusent des cliniciens de se servir de mots nouveaux pour désigner des états anatomiques qui n'ont pas reçu d'appellation, ou des virus qu'aucun terme n'exprime et que l'on confond sans cesse avec l'*idée de la maladie*, et cependant ces mêmes médecins abusent si étrangement du latin, du grec, des mots les plus barbares, qu'ils ont fait une langue à leur seul usage, à peine comprise par les autres praticiens, qui est devenue un mythe ontologique moins clair encore que les hiéroglyphes égyptiens et pour laquelle on ne trouve pas de clef étymologique qui puisse en donner l'explication !

Il est de toute impossibilité, dans un tel chaos, dans une telle anarchie, d'édifier une doctrine, c'est-à-dire une manière quelconque de coordonner, de systématiser les faits.

Il n'est pas un praticien, à commencer par l'auteur de ce travail, qui ne se croie et ne se dise éclectique, parce que l'éclectisme, d'après l'idée générale que l'on s'en fait, consiste à choisir et à adopter en tout et partout, sans opinion préconçue, ce que l'on croit être juste et raisonnable; or, chacun cherche la raison et le vrai; heureux ceux qui peuvent les trouver !

La tendance à se rendre compte de tout par la statistique est aussi ancienne que répandue ; tout le monde est statisticien d'une façon vulgaire, mais les seuls vrais statisticiens sont ceux-là qui commencent par déterminer les unités qu'ils comptent, et malheureusement *les médecins dits statisticiens ont additionné : soit les maladies qu'ils n'ont pu déterminer;* soit des causes de ces maladies trop complexes pour se plier à l'exactitude des chiffres, soit des symptômes qui sont toujours multiples et plus ou moins variables ; soit enfin des traitements qui se composent d'éléments les plus divers.

L'éclectisme, la statistique ne sont point d'ailleurs des doctrines, mais bien des manières logiques et positives de considérer les faits.

Il n'est pas de chimistes ni de physiciens modernes qui aient la folle idée de vouloir tout expliquer en médecine par des phénomènes chimiques ou physiques ; et quant aux ridicules explications par le *strictum* ou le *laxum*, le trop ou le trop peu, etc., certes, personne ne les adoptera d'une manière tant soit peu générale.

Discuter sans cesse sur les maladies générales et sur les maladies locales, c'est réveiller de vieilles idées qui ne sont plus de notre temps ; toute lésion partielle peut donner lieu à des phénomènes généraux, et, par exemple, une piqûre au doigt provoque parfois des altérations du sang, telles que l'hémite, la pyémie, la septicémie, qui sont des maladies générales, tandis que la présence de la fibrine en excès ou en suspension dans le sang est souvent suivie d'arthrite ou de pneumonite, lésions considérées comme locales ; il n'est pas de localisateurs exagérés tels qu'ont voulu les représenter les gens qui parlent sans cesse de diathèses et de cachexie, qui oseraient professer qu'il n'existe pas primitivement, dans un grand nombre de cas, des altérations du sang qui influent sur l'ensemble de l'organisme !

L'homœopathie est une mauvaise plaisanterie, une absurdité ou une jonglerie ; ce n'est pas là une doctrine.

Les bons esprits en médecine cherchent depuis longtemps à sortir de l'incroyable chaos où la pathologie se traîne, et le seul flambeau qui puisse éclairer la voie du progrès en médecine est, comme le dit Hippocrate, l'étude de l'homme en lui-même et dans ses rapports avec les objets du dehors.

DOCTRINES ORGANIQUES. — ORGANOPATHISME.

Il est facile de prouver, par les études historiques, que les médecins dont les noms ont été conservés et qui ont été entourés de l'estime de la postérité ont, pour la plupart, cherché, *autant que la science de leur temps le permettait*, à trouver dans l'étude organique de l'homme le moyen de déterminer le siége, les caractères, les causes, la nature, le traitement de ses souffrances ; et les plus belles pages d'Arétée établissent que la jaunisse ou ictère est communément liée à quelques lésions matérielles des voies biliaires. Les noms donnés dans l'antiquité à un grand nombre de maladies indiquent que c'était à tel ou tel organe que l'on cherchait dès lors à rapporter le mal ; exemples : arthrite (Hippocrate), cardiacie (Cœlius), gastrite, etc., etc.

Galien était, pour son temps, un anatomiste consommé et ses belles études sur les nerfs, les applications qu'il en a faites à la pathologie ne seront jamais oubliées. Déjà le livre admirable de Celse avait été écrit dans une pensée organique et physiologique.

Les Arabes eux-mêmes ont étudié organiquement avec le plus grand soin la peau atteinte de variole et de rougeole. Grâce à la connaissance anatomique profonde, négligée par les médecins du moyen âge, les chirurgiens, d'abord relégués à un rang infime, se sont élevés à une grande hauteur. Avant Vésale, il était presque impossible de se faire une idée un peu juste en pathologie : en effet, celle-ci ne peut être éclairée que par la connaissance des parties qui composent le corps de l'homme et que par les études physiologiques dont Haller recula les limites.

Les recherches de Bonet, de Valsalva, furent le point de départ de l'admirable livre de Morgagni, véritable chef de l'école moderne, école dont l'anatomie pathologique a été le flambeau et qu'animèrent en quelque sorte les travaux physiologiques de Harvey, de Hunter, de Bichat, de Magendie, etc.

De nouveaux signes constatant les états matériels furent bientôt donnés par la percussion, l'auscultation, etc., et rendirent évidentes les lésions profondes naguère encore inconnues; ils créèrent l'*anatomie des organes vivants* ; de là une science toute nouvelle qui se substitue, bien que lentement, aux élucubrations fantastiques de médecins qui supposent qu'avant la découverte de la circulation et de l'oxygénation du sang il pouvait exister une véritable pathologie.

Or, il ne faut pas croire que les médecins en général aient suivi les errements que leur indiquaient les grands travaux qui se succédaient et qui tendaient à imprimer à la médecine ce cachet de positivisme et de lucidité qui honore les sciences physiques.

Les uns enfantèrent des théories mensongères et ne firent que des divagations. Ce furent des fantômes qui les dirigèrent et ils tombèrent dans de fallacieuses hallucinations.

La plupart, amis de l'*otium dulce* du *far niente*, de la villégiature, restèrent plongés, non pas dans un empirisme raisonné, mais dans une routine aveugle protégée par le nom de Sydenham, que, le plus souvent, ils n'avaient pas lu.

Si ce même Sydenham, que l'on a tant prôné, avait étudié les malades à l'hôpital, s'il avait été anatomiste, si la physiologie ne lui eût pas complétement fait défaut, il se serait moins complu dans des considérations toutes d'imagination sur les épidémies de telle ou telle année, et il aurait beaucoup mieux étudié qu'il ne l'a fait, les organes et les altérations dont ils étaient le siége. Il n'aurait probablement pas alors avancé cette proposition étrange : que des moyens qui réussissent telle ou telle année, administrés quelques années après, dans des cas semblables régnant épidémiquement, cessent d'être utiles ou de guérir.

Des médecins, d'ailleurs recommandables, ont encore le tort de reprocher aux applications médicales de la physique et de la chimie modernes, les fautes qu'avaient fait commettre les connaissances physiques ou chimiques si incomplètes de l'antiquité, du moyen âge, et de là leurs attaques injustes, je dirais absurdes ou stupides, contre le progrès réel de la science.

La plupart des praticiens restent engourdis quand le mouvement scientifique marche autour d'eux ; ils ne veulent croire qu'à l'observation sèche des symptômes collationnés sous le nom de maladie ; et cela sans en apprécier la nature, le mode de développement, ou le symptomogénie. Ils se donnent garde d'appliquer à l'étude de l'homme malade les faits anatomiques et physiologiques dont jadis ils ont eu connaissance.

Descendant à la pratique d'une garde-malade ou d'un bon frère Chariton qui aurait lu quelques recettes de Rhasès, d'Avicenne ou d'Albucasis, ils appellent thérapeutique l'art de donner un médicament semblable à l'*élixir d'Abazaza* ou à l'*album græcum* pour combattre scientifiquement une maladie dont ils admettent gratuitement l'existence.

Cette médecine, *commode à pratiquer*, avilissante pour le talent, pernicieuse pour l'humanité, ennemie née de l'hygiène, salie le plus souvent par des théories stupides, est encore celle que veulent défendre et *même pratiquer* certaines gens qui feraient mieux de plaider la cause de la vérité que d'employer un magnifique talent oratoire à prôner la fantaisie par des sophismes qui se contredisent les uns les autres ; théories *qui se trouvent du goût* d'auteurs de feuilletons, lesquels attaquent par des plaisanteries déplacées une science qu'ils devraient mieux connaître, science qu'ils sont tellement loin de vouloir élucider qu'ils n'insèrent même pas dans leurs journaux les répliques polies que l'on fait à leur polémique acerbe (1).

Lorsque, de 1812 à 1830, les hypothèses de Broussais sur l'irritation, hypothèses qu'il décorait du titre de médecine physiologique, envahirent le monde médical ; lorsque les progrès de l'anatomie pathologique, la percussion, l'auscultation, conduisaient naturellement à rapporter aux lésions d'organes et aux altérations survenues dans les fonctions, les symptômes collationnés sous le nom de maladies, les médecins du bon vieux temps, qui étaient à la médecine ce que les

(1) Ce passage a été écrit pour la première fois il y a plusieurs années. On est maintenant plus juste et plus convenable.

partisans décrépits des anciens abus étaient à la liberté, relevèrent leur tête chauve et blanchie.

Ils attaquèrent avec passion dans leurs écrits, dans leurs discours, dans les luttes académiques, la doctrine de l'irritation et même l'ensemble des opinions organiques représenté par la nosographie de Pinel. On vit alors ressusciter des thèses sur les humeurs, sur les crises, sur les jours critiques, sur les diathèses et les cachexies.

Bientôt des polémiques brûlantes s'engagèrent, et, dans toutes ces discussions, la localisation des maladies et l'école du Val-de-Grâce étaient le point de mire de la réaction : celle-ci n'était pas sans utilité ; il n'avait pas été difficile de prouver que le solidisme presque absolu qui existait alors, que l'idée de l'irritation, considérée comme le point de départ des maladies, ne rendait pas compte d'un grand nombre de phénomènes morbides.

Les discussions interminables et passionnées sur la doctrine des fièvres essentielles conduisirent à faire voir clairement que ce n'était pas plus la lésion isolée des plaques de Peyer qui expliquait les symptômes dits généraux des fièvres continues, que ce n'était la phlegmasie de l'estomac qui occasionnait les ensembles de symptômes auxquels on donnait les noms de fièvres inflammatoire, bilieuse, muqueuse, putride, maligne, pestilentielle, hectique, etc., etc., ensembles que le *nomenclateur* Pinel appelait fièvres : angéioténique, méningogastrique, adénoméningée, adynamique, ataxique, adénonerveuse, etc., etc. Il devint non moins évident que les pyrexies intermittentes ne reconnaissaient pas pour cause des souffrances du tube digestif ; que la variole, la rougeole, la scarlatine, etc., n'étaient pas des gastro-entérites, et qu'il fallait aller chercher ailleurs que dans les solides la cause ou le siége d'un grand nombre de nos souffrances.

Les recherches expérimentales de Gaspard et de l'illustre Magendie sur les effets de la pénétration dans le sang, soit des matières putrides, soit du pus, soit des poisons; les expériences des chimistes et des toxicologistes démontrèrent qu'il suffisait de modifications dans les matériaux de ce même sang ou de l'addition de diverses substances à ce liquide pour produire des états fébriles aussi graves que variés.

Je cherchai à généraliser et à utiliser ces idées. En 1834, 35, 36, je publiai par livraisons mon *Traité des altérations du sang* ou anomémies. Étudiant dans cet ouvrage les principaux états anormaux que le sang peut présenter, je groupai les phénomènes d'expression auxquels chacun d'eux donnait lieu, et je fis voir que la fibrine en excès dans le sérum ou la *couenne dite inflammatoire* était l'agent producteur de la fièvre angéioténique de Pinel, fièvre que j'appelai alors hémite (inflammation du sang, et plus tard plasthydrémie).

J'établis aussi alors que, dans les fièvres éruptives, le sang n'est pas couenneux (1), et je classai donc ces affections parmi les toxémies; j'affirmai que la présence de matière septique dans la circulation est la cause des symptômes dits putrides, etc., etc.; en un mot, je démontrai qu'un très-grand nombre de maladies ou de symptômes reconnaissaient pour cause des altérations du sang.

Le mouvement général de la science se dirigea dans

(1) M. Andral a admis, dix ans après, ce même fait, et s'est donné garde, comme toujours, de me citer.

ce sens. La plupart des maladies considérées comme générales devinrent des affections locales, en ce sens que leur point de départ, bien que cessant de devoir être rapporté aux organes solides, devait l'être au liquide circulant.

Les partisans des opinions vagues et indéterminées, ceux qui se payaient de mots plutôt que de choses, ne se tinrent pas pour battus par les localisateurs devenus à la fois humoristes et solidistes; ils continuèrent à se servir d'une logomachie incroyable relativement aux mots : maladies générales, fièvres, épidémies, endémies, diathèses, cachexies, constitutions médicales, etc., etc., et se rabattirent sur les affections nerveuses qu'ils comprenaient mal et sur les fièvres intermittentes qu'ils ne comprenaient pas; mais là, ils ne furent pas plus forts de logique qu'ils ne l'avaient été ailleurs; on prouva, ce qu'ils ne voulurent pas avouer, qu'il n'est pas un symptôme dit nerveux qui ne parte de quelque point de l'appareil céphalo-rachidien et des nerfs qui en émanent, et que la plupart des accidents dits névroses ne sont autre chose que des modifications des états organopathiques des nerfs, états qui, au lieu d'être fixés sur un point, s'étendent de proche en proche à différentes parties du névro-système en donnant lieu successivement à des symptômes en rapport avec les nerfs où ils existent.

Quant aux fièvres d'accès, on leur démontra que des splénopathies sont les causes primitives des névroses dites accès de fièvre intermittente, etc., etc.

Il résulta de cet ensemble de faits, d'explications et de recherches nouvelles et vraiment scientifiques, que les mots de maladies générales et de maladies locales n'avaient plus de sens; qu'ils devenaient une source de confusion et de stériles discussions, et que ceux qui admettaient la localisation des maladies dans le sang et dans le système nerveux énonçaient les mêmes idées que les généralisateurs qui attaquaient les solidistes exclusifs; dès lors il eût été convenable d'étudier les faits avec calme et convenance, et de ne plus faire retentir la presse, la tribune académique et les écoles de mots surannés qui semblent être des anachronismes avec l'époque où nous vivons.

Il n'en fut malheureusement pas ainsi. Les véritables savants, les médecins consciencieux qui suivaient le mouvement général de l'esprit humain, les amis du progrès agirent, il est vrai, de cette façon; mais les gens superficiels, ceux qui ne craignent pas la poussière des bibliothèques, mais qui redoutent les émanations de l'hôpital ou des amphithéâtres, ceux encore pour lesquels l'expérimentation est un mythe, et les découvertes diagnosiques un X algébrique, voulurent aller par-delà l'organisation. Ils vinrent, par des métaphores ampoulées, par un ontologisme incompris, réveiller les cendres de Stahl, de Barthez, de Bichat, pour y chercher quelque esprit fantastique qui fût le siége principal de la maladie, qui en dirigeât la course, qui la généralisât, qui la conduisît du monde inconnu aux organes et qui fût le point de mire du médecin spéculateur! Ah! c'est alors que les grands mots retentirent; que, la presse aidant, on recula en médecine comme le progrès philosophique reculait devant les esprits frappeurs, et qu'à la place des idées organiques, on éleva la spéculation sans fondement au-dessus de l'observation rigoureuse des phénomènes pathologiques. Loin de chercher à élucider le symptologanisme on revint aux phrases à tiroir de la vieille nosologie, dans lesquelles on collectionne les phénomènes sans chercher à s'en rendre compte, et *demandant à un empirisme grossier* les remèdes *contre la maladie dont la vie* était supposée atteinte, on fut injuste pour les travaux utiles, et l'on resta dans une ignorance profonde des faits pratiques qui se multipliaient chaque jour !

Il devait donc arriver nécessairement qu'une lutte à mort s'engageât entre les partisans de la médecine organique et les vieux ou jeunes soutiens de l'empirisme fantastique. Chose incroyable ! c'est que ces derniers *se croyant encore en* 1823 *ou en* 1826, semblant n'avoir aucune connaissance des progrès modernes, ne cessèrent encore d'adresser aux praticiens qui appuient la pathologie et le thérapisme sur l'étude des anomémies et des névropathies ; *à ceux qui regardent l'influence du psychatome ou âme, comme l'agent primitif de l'organisme, ne cessèrent, dis-je, d'adresser le reproche de méconnaître les causes morales*, les influences épidémiques, les diathèses, les cachexies, lesquelles ne sont autre chose que des altérations du sang étudiées en 1834, 35 et 36, avec tant de soin par M. Piorry, etc. (1). *Leurs attaques ne diffèrent en rien de celles qu'ils dirigeaient contre les doctrines rétrécies de Broussais, tandis que les localisateurs modernes embrassent dans leurs idées l'organisation entière et les lois qui les gouvernent !*

Eh bien ! c'est dans l'imbroglio incroyable où les opinions contradictoires ont de nos jours placé la science, c'est quand les véritables praticiens de la ville, jetés dans le doute au milieu des discussions sans résultats, cherchent avec ardeur à sortir du

(1) *Traité des altérations du sang* ; *Traité de médecine pratique*, t. III : ANOMÉMIES (1847).

vague des choses, augmenté du vague des mots, qu'ayant beaucoup vu, beaucoup lu, beaucoup expérimenté, je crois pouvoir avec utilité pour les praticiens et pour les études médicales établir avec indépendance les doctrines qui me paraissent être le résultat non pas seulement de mes propres travaux, mais bien celles de la science entière. Mon drapeau est celui du progrès, sur lequel on peut lire les noms d'Hippocrate, de Vésale, d'Harvey, de Bichat, d'Avenbrugger, de Laënnec et des savants qui appellent la physique, la chimie et l'histoire naturelle pour débrouiller le chaos de la pathologie, et cela à l'effet d'asseoir le thérapisme sur des bases certaines.

CONSÉQUENCES DÉPLORABLES DES FAUSSES DOCTRINES; CERTITUDE DE LA MÉDECINE ORGANIQUE.

Avant d'exposer les idées qui me paraissent devoir être les points de départ de la pathologie et de la pratique, il est bon d'établir quelques considérations relatives aux conséquences qu'ont eues, sur l'exercice de la médecine, les fausses doctrines qui ont régné dans les écoles.

Une science n'est estimée qu'autant qu'elle consiste dans des connaissances solides assises sur des bases certaines. — L'astronomie, conjecturale dans le plus grand nombre de ses théories, est placée cependant à un rang élevé dans l'esprit des hommes, parce que, mesurant avec une merveilleuse exactitude le cours des astres, elle répond victorieusement à ses détracteurs, en annonçant, à une seconde près, le retour périodique des grands phénomènes planétaires. S'il se trouve encore des hallucinés qui, dans leurs élucubrations bibliques, veulent que le soleil et les étoiles tournent autour de la terre, s'il en est d'assez aveugles pour mettre en doute les lois de l'attraction, l'opinion publique, tenant peu compte de l'incertitude qui règne sur la nature et la marche des comètes, sur les taches du soleil, sur les étoiles filantes, proclame à haute voix les admirables résultats de la science qui prédit avec ponctualité, par le calcul, le retour et l'étendue des éclipses.

Les notions physiques relatives à la diagnose ont en médecine la même certitude que peuvent avoir les études astronomiques, et comme elles sont les bases de toutes les autres connaissances médicales, dont les unes sont positives, tandis qu'il en est encore d'hypothétiques, il devrait arriver que la médecine, comme exactitude, fût mise au niveau de l'astronomie, tandis que celle-ci étant considérée, très à tort, comme certaine, la médecine est regardée, par la très-grande majorité du public, comme éminemment conjecturale.

En vain mesure-t-on mathématiquement les organes ; en vain découvre-t-on avec assurance le cours, le siége et même la nature de beaucoup de lésions et de symptômes ; en vain, dans les cas malheureux, l'examen du cadavre démontre-t-il presque toujours la vérité des faits annoncés avant la mort : en vain les résultats heureux d'un thérapisme basé sur une diagnose sévère sont-ils évidents ; en vain les découvertes modernes permettent-elles de faire voir en quelque sorte, pendant la vie, la disposition exacte des organes profondément placés, on traite en général la science du médecin avec légèreté, on la nie, en quelque sorte ;

on la considère comme un art d'inspiration, qui n'a pour règle que l'intuition ou le hasard ; on répète jusqu'à satiété les plaisanteries de Molière et de Beaumarchais ; on rit au lieu de croire, et élevant sur le pavois un charlatan stupide, un médecin *noir* menteur, une somnambule éhontée ; oubliant le dévouement des médecins sous le feu de l'ennemi ou lorsque le souffle du choléra, de la fièvre jaune ou de l'angine couenneuse se fait sentir, on poursuit l'homme instruit et utile par des railleries que l'on dit être innocentes, mais qui frappent à mort sa considération et sa valeur aux yeux d'un monde tout à fait inhabile à se livrer aux études sévères et abstraites qu'exige une science aussi vaste et aussi difficile que la médecine ; la médecine qui, par son but et son importance, est placée au sommet des connaissances humaines !

Ce n'est pas au public qu'il faut rapporter la cause du jugement erroné qu'il porte sur notre science, sur notre art, sur notre profession et, par suite, sur ceux qui l'exercent. C'est un nombre trop grand de médecins, leur peu de confiance dans notre art qu'il en faut accuser !

Pour exalter une science, pour y avoir confiance, pour la défendre avec énergie, il faut y croire, et pour y croire il faut qu'elle soit croyable ; que les connaissances qui la constituent soient positives, certaines et qu'elles se lient les unes aux autres par un enchaînement logique ; il faut que la mesure, que le calcul donnent des preuves absolues de leur réalité ; or, la médecine, telle qu'elle est encore très-généralement comprise, ne présente en rien ces conditions désirables. C'est la tradition, c'est le caprice qui décident de l'admission de telle ou telle unité morbide ; c'est le hasard couronné du nom d'empirisme qui en règle le traitement; c'est la fantaisie qui, dirigée par la mode, prône les drogues en vogue, met l'imagination sur un trône en jetant un voile épais sur la raison. Le vitalisme, flottant dans une atmosphère nuageuse, couvre les yeux des faiseurs de livres et des discoureurs de salons. Ceux-ci, pour s'excuser de leur ignorance, attaquent, par l'arme sanglante du ridicule, les faits positifs et ceux qui les découvrent; ils sont heureux d'ébranler, par une saillie mordante, les résultats qui honorent le plus la science; ils élèvent les assertions de ceux qui sont morts pour abaisser les découvertes des vivants; ils nient tout parce qu'ils ne croient à rien et parce que leur prétendu vitalisme, fils bâtard du fanatisme, n'est qu'un vain mot qu'ils ne peuvent pas définir. Parlant devant un public incapable de juger, et qui préfère le blâme à l'éloge, le doute à la vérité, ils semblent s'attacher à anéantir toute confiance dans la profession.

Je ne crains pas de l'affirmer, c'est ce défaut de confiance né du défaut d'études sévères, ce sont les méchants discours des gens sans savoir, sans expérience et sans portée, qui rendent le monde si injuste et si ingrat envers les médecins.

Comment voulez-vous, en effet, qu'il les place haut, quand un grand nombre d'entre eux disent qu'ils ne croient pas à leur art?

Comment voulez-vous qu'il les considère, *alors qu'il les voit pratiquer professionnellement et si légèrement* une science *dont ils nient* si audacieusement et avec tant d'ignorance la réalité?

Comment voulez-vous que le public estime ces gens qui se dénigrent entre eux, dont l'envie inspire les paroles, et qui ne peuvent dormir quand ils entendent parler des succès d'autrui?

Et puis, voyez donc leur désaccord au lit du malade! Ils s'appellent entre eux bien plus pour sauver les apparences que pour s'éclairer mutuellement; car, comment s'éclairer les uns les autres quand ils redoutent ceux de leurs confrères dont la diagnose anatomique est regardée comme certaine, tandis qu'ils recherchent ceux qui n'ont rien de fixe dans leur esprit et qui se tirent des cas difficiles par les mots rhumatisme, scrofules, épidémies, cachexies, constitutions médicales, etc.? Trop souvent même le médecin superficiel, alors qu'il est appelé, regarde à peine le malade, songe peu aux moyens, je ne dis pas de le guérir, mais de le soulager, et, approuvant en tout point son confrère, se montre parfois plus empressé de recevoir ses honoraires que d'examiner son malade; souvent, aux yeux des familles, ce n'est pas de ce pauvre patient dont il s'est occupé. Il s'est bien donné garde de se servir de la mesure, de l'organographisme, cela lui aurait pris du temps, et de plus, il en nie l'utilité, il accuse autrui d'en exagérer l'importance, il croirait même diminuer sa propre personnalité s'il s'en servait. Il reste accroupi dans ces notions vagues qui ne décident rien, et, dans son langage approbateur, il ne manque pas d'attaquer ceux qui ne pensent pas comme lui.

C'est de cette façon, c'est encore en ne précisant pas la diagnose, c'est en envoyant au hasard à telles ou telles eaux minérales des malades dont on n'a pas constaté les lésions, que l'on commet les plus étranges erreurs; que l'on prend: la rate malade pour une pleurésie, une oxygastrie pour une maladie du foie; des tubercules pour les pâles couleurs; des attaques épileptiques pour des hémorrhagies encéphaliques, etc.; et c'est ainsi que les fantaisistes, n'étant presque jamais d'accord entre eux sur le caractère du mal, déconsidèrent et la science et eux-mêmes.

Ah! ce n'est pas ainsi que les organiciens procèdent; se fondant sur des notions précises, ils constatent les états matériels existant sur les malades, et ce que l'un d'entre eux a observé, les autres le voient aussi ; le public lui-même est souvent frappé de la lucidité et de la certitude de leur diagnose ; comme ils croient à la science, ils la défendent et la proclament une des plus belles parties des connaissances humaines ; presque jamais l'événement ne vient démentir leur prognose, et ils trouvent dans la force de leurs études des arguments puissants pour la défense de leur science contre les banales plaisanteries des sots et contre les attaques des méchants !

Si nous voulons que la science soit considérée et placée au rang qu'elle mérite, étudions donc avec persévérance et courage les bases sur lesquelles elle est appuyée, c'est-à-dire la diagnose anatomique, physiologique, physique, chimique, etc.; au lieu de nous arrêter à la vaine conception sur les maladies unitaires, recherchons avec un soin extrême les lésions existantes, remontons à leurs causes, apprécions leurs caractères, leurs coïncidences, leurs corrélations, leurs conséquences et leurs modifications successives ; tenons compte des effets des agents hygiéniques ; mesurons, calculons l'action des médicaments sur les organes ; *aimons nos malades plus que nos intérêts et notre vraie gloire plutôt que notre éclat :* alors la médecine, science humanitaire avant tout, positive plus que la plupart des autres connaissances humaines, sera placée dans l'opinion à la place élevée qu'elle mérite, et ceux qui l'exercent seront considérés comme les plus utiles et les plus recommandables des hommes.

EXAMEN ET INTERROGATION DES MALADES.

Il convient actuellement d'agiter des questions pratiques et de s'occuper tout d'abord de la chose la plus importante en clinique, c'est-à-dire de l'examen et de l'interrogation des malades.

Cet examen comprend : soit l'étude des causes et de la marche du mal ; soit l'appréciation des symptômes ; soit la constatation des caractères physiques propres à faire reconnaître les lésions.

Ce sujet avait été largement indiqué dans le premier volume de mon *Traité de diagnostic* ; mais, depuis que ce livre a paru, la majorité des praticiens ne s'est guère écartée de la méthode que j'avais conseillé de suivre et qui différait sous beaucoup de rapports de celle qui avait été proposée par mon regretté collègue M. Rostan. Bien des années se sont écoulées depuis ; la science a progressé; bien des systèmes sont tombés et il a fallu considérablement modifier l'ordre de l'interrogation. C'est un tort très-grand que de commencer celle-ci par l'étude de ce qu'on appelle les antécédents ou les circonstances commémoratives. Un juge qui veut instruire à fond une affaire constate d'abord les faits et tous les indices qui peuvent tomber sous les sens. Les principales pièces d'un procès, lorsqu'il s'agit d'assassinat, sont l'expertise des blessures et l'exhibition des instruments qui ont été employés lors de la perpétration du crime. Pour apprécier la manière dont l'électricité se dégage il faut d'abord s'occuper des appareils qui servent à la produire. — Ainsi en est-il de la recherche de la maladie et de ses causes.

Lorsque rien de fixe et de précis ne conduit à interroger sur les circonstances commémoratives, l'esprit flotte incertain, et, dans l'énormité des questions qui peuvent être posées et des réponses qui y sont faites, il arrive que l'on est jeté dans le vague le plus grand, que l'on ne peut faire un choix convenable, et, par exemple, en demandant d'abord quelles ont été les circonstances d'hérédité, d'âge, d'habitation, de maladies antérieures, etc., d'un pauvre patient, il arrive que l'on a passé dix minutes avant d'avoir pu saisir un seul document qui ait quelque rapport avec le mal actuel. Il en est ainsi de l'étude primitive des symptômes, et si, avant de préciser les états morbides existants, on s'avise d'écouter les discours du malade (qui souvent se complaît à donner au médecin une foule d'inutiles détails), ou encore si l'on questionne indéfiniment : sur la manière dont le mal a commencé ; sur les phases par lesquelles il a passé ; sur ses périodes; sur tout ce que le malade a ressenti depuis qu'il souffre; si enfin l'on détaille tous les symptômes : toux, dyspnée, crachats, douleur, vomissement, courbature, fièvre, etc., etc., on tombe dans un incroyable embarras, et l'on devient tout à fait inhabile à distinguer les circonstances qui peuvent faire reconnaître les lésions existantes et les phénomènes caractéristiques qui leur sont propres.

Que si, pour chercher à se tirer d'embarras, on vient à s'enquérir des causes, voilà de nouvelles perplexités, des hésitations sans nombre, car, dans ces recherches, comme on n'a pas précisé l'effet, on ne peut que s'égarer dans l'investigation étiologique.

Combien de fois ne voit-on pas à l'examen clinique, ou dans les concours, les élèves ou les candidats passer tout le temps qui leur est donné dans des interrogations inutiles et n'oublier qu'une chose : la détermination des lésions existantes, s'arrêter tout tremblants dans une diagnose douteuse, et conclure (quand ils parviennent à le faire) par énoncer les plus incroyables erreurs! Parfois, après s'être livrés à de telles excentricités, ils se décident enfin à interroger physiquement l'organisation, et finissent par reconnaître le mal principal; alors, n'ayant plus le loisir de la réflexion, ils se rendent à la salle d'examen ou de concours, n'ayant ni ordre dans l'esprit, ni méthode dans leurs réponses, ni lucidité dans l'indication des moyens hygiéniques ou pharmaceutiques qu'il s'agit d'employer!

Et ce que l'on voit dans les hôpitaux ou sur les bancs de l'école, on le retrouve encore chez les médecins de la ville et principalement dans leurs exposés de l'histoire des maladies! Trop souvent il arrive que les interminables discours d'un praticien, d'ailleurs très-recommandable, sur les symptômes d'une maladie ou sur ses causes, jetteraient le médecin consulté dans les plus étranges doutes si des phénomènes physiques bien constatés ne venaient éclairer son investigation. Cette mauvaise méthode de procéder conduit au moins à une grande perte de temps, et l'usage reçu force tout d'abord le médecin honnête, qui consulte pour s'éclairer sur la diagnose, à se placer, comme on le dit, sur la sellette, et à rendre un compte servile de ce qu'il a vu et de ce qu'il a fait, choses dont il ne doit compte à personne, et cela, au lieu de chercher à diriger simplement son confrère dans la détermination des lésions existantes. Quatre phrases et quelques minutes suffiraient pour dire ce qu'il y a d'essentiel, on en dépense indéfiniment pour se perdre, en hésitant, dans d'interminables digressions.

Pour éviter ces énormes inconvénients, qui, en définitive, retombent non-seulement sur le médecin, mais encore sur le malade, l'école organique indique clairement ce qu'il convient de faire, et voici la méthode constamment suivie, soit dans ma clinique, soit dans ma pratique particulière, méthode qui rend la diagnose prompte, lucide, méthodique et surtout exacte et positive.

Avant tout il convient de jeter un coup d'œil général et très-rapide sur le facies du malade, qui donne ainsi des caractères anatomiques précieux; sur l'attitude de celui-ci, sur ses gestes, sur les circonstances qui l'entourent, sur les actes auxquels ils se livre, tels que la toux, l'expectoration, le vomissement, etc., et d'inspecter les crachats s'ils sont conservés par avance. Ces documents premiers sont d'une utilité extrême soit pour reconnaître une maladie éruptive, soit pour apprécier la coloration du sang, soit pour diriger dans l'étude de certaines lésions névriques ou encéphaliques, soit pour conduire à des recherches plus positives sur l'état des poumons. Certes, l'examen du facies isolé ferait souvent commettre d'immenses erreurs; mais il est fréquemment, pour le médecin qui a beaucoup vu, d'une extrême importance, et à tel point que, passant dans une salle d'hôpital devant un grand nombre de lits, j'affirme que, d'après la seule inspection de la face et des symptômes apparents, je jugerais assez sainement les principales lésions que la plupart des malades présenteraient; mais de tels documents sont bien incomplets et ils ne précisent rien; c'était sur eux que les médecins des temps passés fondaient habituellement leur principale diagnose, et, trop souvent une appréciation aussi superficielle exposait aux plus étranges méprises. L'examen du facies et des circonstances extérieures d'un malade sert plutôt à diriger dans les recherches ultérieures qu'à fixer l'opinion du médecin.

La première question à poser au malade est celle-ci : Où souffrez-vous? ou encore cette autre : De quoi vous plaignez-vous? En effet, certaines gens, prenant le mot souffrance comme synonyme de douleur et n'éprouvant pas de douleur réelle, disent ne pas souffrir alors qu'ils sont très-malades; tandis que, si on leur demande de quoi ils se plaignent, on arrive tout d'abord à savoir approximativement quel est le point ou la partie vers lesquels existent des symptômes morbibes. Il faut alors leur faire préciser ce point ou cette partie en leur recommandant de porter, non pas la main entière, qui serait trop large pour cette précision, mais un seul doigt sur la région affectée. Une telle précaution est d'une extrême utilité dans tous les cas où existe une douleur aiguë. S'il s'agit seulement d'un symptôme non douloureux, il est indispensable : de l'étudier avec un soin extrême ; de le faire bien expliquer par le rapport du malade; de voir quel est l'organe ou la série d'organes auxquels il se rapporte et de se servir alors, soit de la particularisation de la douleur, soit de l'étude organique du symptôme pour apprécier par les caractères physiques, quel est l'état matériel des parties où la souffrance a lieu.

INSPECTION, PALPATION, AUSCULTATION A DISTANCE.

Il est bien difficile d'exposer avec méthode et d'une manière générale l'ordre qu'il convient de suivre dans l'examen de la partie où le malade accuse une douleur ou une souffrance quelconque ; en effet, les causes, le caractère, le siége, la nature de cette douleur ou de cette souffrance sont si variables, que les conseils pratiques relatifs à l'exploration dans un cas donné pourraient ne pas convenir dans un autre. Ainsi, dans mainte affection, il suffit de voir le point où le mal existe pour apprécier l'état organique recherché (il en est ainsi pour un furoncle, une dermite périasique, une variodermite), tandis que, dans tel autre cas, l'inspection n'a qu'une très-médiocre utilité, et que le plessimétrisme et l'auscultation spécifient seuls la lésion, son degré, son étendue, son siége et sa nature (exemples : les congestions et les inflammations des poumons, du cœur, du foie, de la rate, etc.). Dans les considérations qui vont suivre, je vais donc me borner à établir des généralités ; le lecteur, aidé des études cliniques, suppléera facilement à ce qui, dans cet exposé, sera incomplet ou peu applicable.

Inspection. — Le premier soin doit être de déterminer par la vue quel est l'aspect du point où l'endolorissement existe. Faute de cette précaution, on court les risques de commettre les plus grossières erreurs. M. Rostan, avec cette loyauté qu'on lui connaissait, a avoué que, pour ne pas l'avoir mise en pratique, il lui arriva de prendre pour une maladie d'organes profonds un zona (ou plutôt un hémizona) dont un côté était le siége. Il ne faut pas se contenter, alors que le cas est supposé présenter quelque gravité, d'un examen à travers les vêtements ou même du linge ; certes, on doit suivre les lois des convenances et d'une décente réserve, et c'est là un devoir auquel trop souvent certaines gens négligent de se conformer ; mais, en vérité, il est déjà assez difficile de constater directement l'état des parties malades pour laisser à la surface de celles-ci des vêtements plus ou moins opaques et épais qui gênent non-seulement le palper et l'inspection, mais encore le plessimétrisme et l'auscultation.

La coloration, la tension, l'apparence enfin de la surface cutanée se constatent en général du premier coup. S'il s'agit cependant d'une dermopathie, il ne faut pas se contenter de la vue simple, mais s'armer l'œil d'une forte loupe. Cette précaution est particulièrement utile dans les lésions de la peau dont le caractère est douteux, ainsi qu'il en arrive pour les éruptions variolique (variodermite), morbilleuse (rubiodermite), scarlatineuse (scarliodermite), psorique, etc. — Cette inspection pour les affections des organes des sens, de la bouche, du pharynx, du larynx, de l'utérus, du rectum, etc., et qui mérite, dans ces cas, une extrême attention, a des règles fixes et exige des instruments et des procédés spéciaux (spéculums, laryngoscopes, ophthalmoscopes, etc.), et des méthodes de s'en servir qu'il est impossible d'indiquer ici avec détail et qui sont d'une immense utilité. Il ne s'agit, en effet, dans ce travail que de considérations très-générales (1). *L'inspection peut même être pratiquée*

(1) Pour les détails, consultez mon *Traité de diagnostic.*

utilement avec la médiation d'une tige interposée entre les organes qui exécutent un mouvement et une plaque sonore sur laquelle l'extrémité de cette tige vient frapper. C'est de cette façon que je suis parvenu à apprécier les mouvements du cœur et le nombre de vibrations que, dans un certain espace de temps, produisent les tremblements : fébrile, mercuriel ou sénile.

Il est utile de considérer ensuite d'une manière attentive la forme des organes où la douleur est accusée, exemple : l'aspect arrondi du ventre, qui porte à croire à l'existence d'une accumulation de gaz, de liquides, etc., dans l'abdomen ; la saillie de l'hypogastre, qui est fréquemment en rapport avec la plénitude de la vessie, de l'utérus, et parfois avec une ovarocélie, etc. Autres exemples : la dilatation des espaces intercostaux, faible indice d'un épanchement thoracique ; la dépression des côtes sous les clavicules. que j'ai vue si fréquemment être liée à la présence de cavernes pulmonaires.

Il est non moins indispensable de tenir compte des mouvements qui se passent dans la partie dont le malade se plaint : c'est ainsi que l'on constate par la vue, pour le thorax et l'abdomen, la manière dont le malade respire, et que l'on s'aperçoit de contractions spasmodiques qui peuvent donner des documents utiles sur l'existence de certaines névropathies, etc.

C'est seulement quand on a exploré par l'inspection les parties où le mal a son siége et parfois lorsque l'odorat, par la manière dont il est affecté, a fait distinguer certaines odeurs caractéristiques (celles d'une partie gangrenée, d'une pneumo-nécrosie, de l'urine ou de fèces salissant le lit, du sang qui vient de s'écouler ou de se pourrir, des enduits linguaux putréfiés, du pus altéré, du lait acidifié, etc., etc.) qu'il convient, pour déterminer l'état des parties malades, d'avoir recours à la palpation. Or, cette palpation est d'une difficulté extrême et exige des précautions infinies dont j'ai déjà parlé dans mon *Traité de diagnostic*.

Avant de palper, de percuter ou d'ausculter les points du corps où le malade éprouve une douleur ou une souffrance quelconque, l'esprit doit se rappeler avec exactitude quels sont les organes qui le plus souvent correspondent à cette partie; il faut se rappeler quels sont les tissus qui, de dehors en dedans, forment des couches successives, et à quelle profondeur chacune des couches est située. Malheureusement les études anatomiques de l'explorateur n'ont pas toujours été assez sévères pour qu'il puisse en être ainsi, et cette cause fait que bien des gens aiment mieux s'en rapporter aux élucubrations de la pure fantaisie et aux hypothèses surannées qu'aux recherches sévères de la diagnose organique.

Palpation. — Pour palper convenablement la peau, il convient de la presser d'abord superficiellement, puis profondément, c'est-à-dire en appuyant davantage et de façon à pratiquer des mouvements de va-et-vient; on apprécie ainsi : la chaleur ou le refroidissement, la tension, la mollesse, la sécheresse ou l'humidité, l'endolorissement du tégument et des parties immédiatement sous-jacentes, ainsi que l'étendue et la circonscription des espaces où ces phénomènes ont lieu. De cette sorte, et en pratiquant successivement des pressions plus ou moins fortes, on saisit parfois le déplacement de liquides par la *fluctuation*.

S'agit-il d'apprécier l'état sain ou maladif des

muscles ? On cherche à les soumettre alternativement au repos ou à la contraction, et l'on peut constater par la palpation leur consistance, leur flaccidité, la douleur que la pression détermine en eux, les contractions spasmodiques auxquelles ils se livrent, ou encore leur paralysie.

Pour tirer parti de telles recherches, la position du malade varie suivant les cas; et il serait impossible d'entrer ici dans les détails que ce sujet comporterait.

La palpation des nerfs sous-cutanés, tels que la branche frontale de la cinquième paire, le temporal, le sous-occipital, le médian, le nerf cubital, les intercostaux, le grand et le petit sciatique, est très-importante. *Il faut presser assez pour éveiller la douleur de ces parties alors qu'elles sont malades et indiquer sur la peau par l'organographisme les points endoloris*, de telle sorte que l'on dessine ainsi d'une manière vraiment remarquable le trajet de l'organe affecté et que toute méprise sur le siége du mal devienne alors impossible. (Voyez mon Mémoire lu à l'Institut sur ce sujet.)

Pour constater par la palpation l'état des organes sous-périostiques, il faut en général presser assez fortement la main sur la partie que l'on veut explorer, et tantôt lui faire exécuter des mouvements d'allée et de venue, en même temps que la pression a lieu profondément. C'est de cette façon que l'on doit palper l'abdomen, dont les parois doivent être mises dans le relâchement à l'effet que l'on puisse parvenir à saisir l'état matériel des organes non superficiels. *Un bain tiède, dans lequel on fait plonger le malade pendant plusieurs heures, ramollit les parois et permet de palper convenablement les parties les plus profondément situées.*

On doit se défier de la dureté que prennent très-fréquemment les muscles abdominaux (surtout le sterno pubien) contractés, car sans cela très-souvent on serait exposé à prendre ces organes pour des tumeurs abdominales.

Un autre point important qu'il faut aussi noter et qui ne l'a pas été, *c'est que le volume des parties solides placées sous les parois du ventre paraît, par la palpation, plus considérable qu'il ne l'est réellement. Il est augmenté de toute l'épaisseur de la paroi qui le recouvre. Lors, en effet, que l'on examine avec la main les bords d'un organe abdominal dont on cherche à apprécier la disposition, il arrive nécessairement que l'on palpe ses bords à travers une couche pariétale épaisse qui augmente le volume apparent de la partie explorée.* Ce fait est rendu manifeste par la comparaison que l'on établit entre la mensuration de cet organe par le plessimétrisme d'une part, et par le palper de l'autre.

Quand il s'agit d'apprécier les mouvements des organes thoraciques, la main doit en général être appliquée avec un certain degré de force, de manière à l'identifier en quelque sorte avec les parties sous-jacentes. C'est de cette façon qu'il faut s'y prendre pour juger : 1° du rhythme, de la force, de l'étendue que présentent les battements du cœur; 2° du frémissement tactile (frôlement, frémissement cutané); 3° de certains caractères diagnosiques donnés par les poumons (sensations tactiles correspondant à des ronchus larges auxquels donne lieu l'auscultation, etc.).

Dans d'autres cas, la main sera légèrement appliquée sur la poitrine, pour saisir tel ou tel phénomène qu'en diagnose il est important de connaître; c'est ce qui doit se faire pour apprécier les vibrations des parois qui accompagnent la respiration d'un homme sain, etc., etc., etc.

Si nous ne limitions de telles considérations, il faudrait transformer ces lettres en un traité complet de diagnose. (Voir mon *Traité de Diagnostic.*)

Remarquons seulement encore que *le palper des artères superficielles peut faire soupçonner, dans certains cas de maladies du cœur*, qu'il existe des concrétions dans les vaisseaux ou dans les valvules des orifices cardiaques, et cela a lieu lorsque l'on presse légèrement l'artère avec le doigt dans une direction longitudinale et que l'on y constate la présence d'inégalités plus ou moins dures.

Je renvoie pour l'étude du pouls aux ouvrages spéciaux qui en traitent et à mon *Traité de Diagnostic.*

La palpation, pour certains organes, doit, comme il en arrive parfois pour l'inspection, être pratiquée avec la médiation de divers instruments; exemple : les cathéters et les sondes, si utiles pour apprécier l'état du canal de l'urèthre, de la cavité utérine, de l'œsophage, du rectum, et pour reconnaître l'existence des urolithes, des carcinocélies, etc. (1). Autre exemple : les stylets boutonnés, *aussi indispensables pour sonder les plaies profondes que le plessimètre pour déterminer, par des sons provoqués, l'état matériel* des organes profonds ou superficiels (Velpeau, lors d'un examen), etc. Il est de toute évidence que ce n'est pas ici le lieu de s'occuper en détail de ces modes d'exploration qui ne peuvent être bien étudiés qu'à l'occasion de la diagnose de chaque organe considéré en particulier.

(1) Consulter l'intéressant travail de M. le docteur Souligoux, *Du diagnostic et de l'utilité des moyens physiques en médecine.*

Quand on a démontré par l'inspection et par la palpation ce que les méthodes précédentes peuvent apprendre, il faut, pour découvrir ce qu'elles n'avaient pu faire connaître et pour préciser les lésions que l'on a cru trouver, interroger l'ouïe, qui donne des résultats d'une extrême importance, résultats qui peuvent être obtenus de diverses façons :

Auscultation à distance. — Il suffit parfois de prêter son attention à des bruits auxquels donne lieu l'organe que l'on suppose être malade pour saisir certains caractères qui mettent sur la voie de la monorganie existante. Il en est ainsi : 1° du murmure produit par la respiration altérée et des ronchus trachéaux ou même pulmonaires entendus à distance (surtout alors que l'on approche l'oreille de la bouche du malade) ; 2° des borborygmes que le ventre fait entendre ; 3° de la crépitation produite entre les fragments au moindre mouvement imprimé aux os fracturés ; 4° du bruit de flot qui a lieu dans de vastes cavités (estomac, intestin, plèvre, larges abcès, etc.), alors que le patient exécute des mouvements et qu'il y a simultanément des gaz et des liquides contenus dans les mêmes cavités. Parfois il faut provoquer ces bruits, et c'est ce qui a lieu : 1° pour mieux obtenir la crépitation dans les fractures, alors que l'on imprime des mouvements aux membres qui en sont frappés ; 2° pour le gargouillement intestinal, qu'il faut se donner garde de provoquer dans les iléospilosies suivies d'ulcérations (et cela dans la crainte de déterminer une perforation mortelle).

PERCUSSION, PLESSISME, PLESSIMÉTRISME, ETC.

C'est lorsque l'on a consulté ces divers moyens de diagnose qu'il faut, pour obtenir des documents suffisants sur l'état des organes, sur les sons et les impressions tactiles qu'ils donnent, avoir recours à la percussion.

L'examen par la percussion de la partie où le malade accuse une douleur, une souffrance ou une altération fonctionnelle, est tellement complexe et difficile, qu'il exige les études les plus suivies, soutenues par une extrême attention (1).

Bien souvent, il est utile de pratiquer d'abord le *plessisme*, c'est-à-dire la percussion directe dans laquelle aucun corps intermédiaire n'est placé entre la main qui frappe et la surface du corps qui reçoit l'impulsion. Parfois se prononce alors une douleur qui, si l'on n'avait pas eu recours à ce moyen d'exploration, ne se serait pas manifestée ; il en est ainsi de certains cas obscurs de névralgies intercostales. La force avec laquelle ce *plessisme* est exécuté, et qui jamais ne doit être très-grande, varie en raison de la profondeur et de la délicatesse des organes que l'on veut examiner ; on tire de cette méthode un parti très-avantageux, alors qu'il s'agit d'explorer le rachis pour constater si l'axe nerveux est le siége de quelque souffrance.

(1) Voyez mon *Traité de Plessimétrisme* publié en 1866, contenant 752 pages et 90 figures représentant des dessins d'organes tracée au moyen de la percussion médiate, chez Adrien Delahaye, place de l'École-de-Médecine, 28, et chez tous les libraires.

Le plessisme destiné à obtenir des sons propres à caractériser les états organiques, n'est guère utile que dans le cas où se trouve au-dessous de la peau un corps solide, tel qu'un os, un cartilage ou un muscle contracté, et encore les résultats qu'il donne dans ces mêmes cas sont-ils insuffisants.

C'est presque toujours avec la médiation d'une plaque solide, élastique et sonore que la percussion doit être pratiquée, et alors elle mérite le nom de *placoplessisme*. Les instruments dont on se sert pour l'exécuter sont très-différents les uns des autres sous le rapport des avantages ou des inconvénients qu'ils présentent. Dans cet aperçu général, je me donnerai garde d'entrer dans des détails, *je n'écris ici que pour les praticiens*. Je les prie de s'en rapporter à moi dans un tel sujet ; je crois le connaître autant que qui que ce soit ; car j'ai eu le bonheur scientifique et le malheur de rapports confraternels, d'inventer la percussion médiate soit sur le doigt (dactyloplessisme), soit sur toutes les plaques possibles (placoplessisme), soit sur une plaque graduée et servant de mesure (plessimétrisme). Eh bien, on me suppose une dextérité exceptionnelle, que chacun pourrait avoir, et que l'on n'acquiert pas parce que l'on se sert du doigt comme médiateur et que l'on ne s'exerce pas. On parle de recherches délicates, difficiles à constater, tandis qu'on les ferait facilement soi-même si l'on voulait s'en donner la peine.

Il faudrait que j'eusse un orgueil bien étrange pour en croire certaines gens qui me disent chaque jour que moi seul puis obtenir les innombrables faits d'investigation plessimétrique qui se succèdent à la vue de tous dans mon service. Tous ceux dont l'intelligence sera saine, dont les sens ne seront pas paralysés, qui auront un peu d'adresse, qui prendront le temps et la patience d'apprendre, qui de plus suivront les règles tracées pour bien percuter en se servant des instruments et des méthodes que j'emploie ; tous ceux, dis-je, qui auront dans l'esprit des notions suffisantes d'anatomie et de pathologie, arriveront aux mêmes résultats que moi.

Il faut donc percuter sur le plessimètre ; il faut donc s'abstenir de se servir du doigt comme médiateur ; il faut donc ne pas frapper la plaque d'ivoire avec un marteau ; il faut donc étudier le procédé opératoire indispensable pour apprendre et suivre en percutant les lignes tracées dans le *Traité de Plessimétrisme* et pour parvenir à circonscrire les organes et les diverses parties qui les forment ; il faut donc : exercer les doigts et l'oreille, se familiariser avec les sensations tactiles et acoustiques, savoir varier l'application et la percussion profondes et superficielles du plessimètre ; en un mot, connaître à fond la méthode qui, en définitive, enseigne pendant la vie à tracer extérieurement par un dessin exact (*organographisme*) l'état des organes sains ou malades, et les modifications qui surviennent en eux, par suite de l'action des médicaments, des agents hygiéniques, de la marche du mal ou de l'accomplissement des fonctions.

Tel qui négligerait d'apprendre ce qui pourrait soulager un malade ou diriger dans l'emploi des moyens propres à le soulager, et parfois à le guérir, serait aussi coupable que celui qui, par paresse, voyant un malheureux se noyer, ne chercherait pas à trouver quelque moyen pour lui tendre une main secourable (1).

(1) Voyez encore pour l'étude du plessimétrisme : 1° le Traité de la

Or, pour plessimétriser convenablement la partie que l'on explore actuellement, il faut d'abord se représenter avec soin quelles sont les parties qui, à l'état normal, sont situées au-dessous du lieu où la percussion est pratiquée ; quelle est leur profondeur ; quelles sont leurs diverses épaisseurs ; leurs rapports probables ; les variantes que les états pathologiques supposés peuvent déterminer dans ces circonstances ; et quand l'esprit a bien saisi ces grandes notions, alors le plessimétrisme et l'organographisme deviennent faciles. S'il n'en est pas ainsi, si les connaissances manquent, si l'on a fait de l'anatomie pour la forme, de la pathologie pour divaguer sur le vitalisme et non pas pour éclairer l'histoire des organes malades ou des fonctions *altérées*, ah ! alors que l'on ne tente pas des recherches exactes sur la percussion, que l'on ne cherche pas à dessiner les organes ; car dans ce cas les peines que l'on prendrait seraient perdues et l'on ne sortirait parfois du vague de la fantaisie que pour tomber dans les erreurs d'un organopathisme mal compris.

Ceci étant bien entendu, on doit s'y prendre, pour percuter, de la manière suivante :

C'est par les faces externes concaves et quadrillées des auricules du plessimètre gradué en ivoire, semblable à celui dont je me sers, que l'on saisit cet instrument avec l'index et le médius de la main gauche.

percussion médiate et son procédé opératoire ; 2° l'Atlas de plessimétrisme ; 3° le Traité de diagnostic ; 4° le Traité de médecine pratique ; 5° les écrits de MM. Maillot, Favre, etc., — et surtout étudiez à la clinique et dans les amphithéâtres d'anatomie, sur tous les corps qui tombent sous vos mains, les sensations tactiles et acoustiques que le plessimétrisme peut donner.

On le fixe ainsi sur la partie à explorer de manière à ce qu'il fasse, pour ainsi dire, corps avec elle; on appuie sur l'instrument, de manière à le porter plus ou moins en dedans, s'il s'agit d'explorer l'état d'organes extérieurement placés (la peau, le tissu cellulaire, les muscles, les membranes pariétales ou encore des couches superficielles des viscères, etc.); tout au contraire, on déprime peu le tégument alors que l'on veut constater la disposition des parties situées dans la profondeur d'une grande cavité (l'abdomen, le bassin); il faut alors que le plessimètre repose légèrement avec la médiation des parois sur la partie explorée. Ces précautions sont indispensables à mettre en pratique, et tel qui ne les suit pas ne peut tirer de la percussion les avantages qu'elle présente, et s'expose même à commettre de graves erreurs.

C'est alors que le plessimètre doit être parfaitement maintenu, soit superficiellement, soit profondément et qu'on le serre assez entre les doigts (et cela pour retenir le choc, qu'il convient de percuter); pour pratiquer ce choc, on se sert ordinairement de trois doigts, quelquefois de deux, et rarement d'un seul, en évitant de frapper avec l'ongle qui ne devra pas être assez long pour qu'il touche à la plaque d'ivoire. Quand on se sert de trois doigts, l'index et le médius sont fortement appliqués l'un près de l'autre au moyen d'une pression énergique, exercée latéralement sur l'indicateur par le pouce. Le mouvement de percussion exécuté par la main doit être léger et se passer principalement dans le poignet, ainsi qu'il est utile de le faire pour obtenir des sons convenables des touches d'un piano ou d'un orgue; et suivant les résultats que l'on veut obtenir, la manière dont on percute est différente : si l'on veut apprécier les phénomènes en rapport avec les sensations tactiles que donne le plessimétrisme, le doigt ou les doigts qui frappent, doivent rester appliqués un espace de temps plus ou moins long après que le choc est donné ; s'il s'agit d'obtenir des sons très-manifestes, il faut que la pulpe de l'index et du médius, après avoir donné un coup sec, soit relevée avec rapidité. Ces considérations sont, en pratique, de la plus haute importance.

Il y a de bien nombreuses manières de percuter : la première est de le faire perpendiculairement au plan de la surface frappée, et si l'on imprime alors un choc léger on obtient des notions sur l'état des organes superficiels. Vient-on à mettre plus de force à cette impulsion, on donne lieu à des sensations acoustiques en rapport avec des parties plus profondément placées, et plus ce même choc est rapide, élastique et énergique, plus on obtient de documents utiles sur la disposition d'organes plus profonds ; suivant la force de la percussion et la manière dont elle est pratiquée, on parvient à faire vibrer presque isolément des parties situées les unes au-dessous des autres, telles que la peau, les muscles, les os, les viscères, etc. ; chacune de ces parties constituant ainsi, par rapport aux autres, une véritable placoplesse. (Voyez encore une fois le *Traité de Plessimétrisme.*)

Lorsque l'on veut apprécier la disposition, soit d'organes superficiellement placés, soit de leurs couches les plus extérieures, il convient de percuter tout autrement ; c'est-à-dire en frôlant, en effleurant la surface explorée, en la frappant obliquement et en dédolant pour ainsi dire. C'est exclusivement de cette façon que l'on distingue très-bien la présence d'un muscle au devant d'un os, d'une paroi recouvrant un viscère, du cœur situé antérieurement au foie, du foie formant une couche extérieure au tube digestif, de l'intestin placé en avant d'une tumeur, etc. Les ressources diagnostiques que l'on tire de ce mode d'investigation sont très-grandes et faciles à obtenir; aussi ce n'est pas sans un grand étonnement que j'ai appris que des médecins avaient nié, en haut lieu, les avantages et même la possibilité de la percussion latéralisée. En vérité, quand on ne sait pas une chose, on devrait s'abstenir d'en parler.

La conséquence logique de ce qui précède est que pour pratiquer convenablement le plessimétrisme sur la partie où la souffrance a son siége, il faut, suivant le cas, *tantôt* appliquer le plessimètre de diverses façons et percuter de manières variées, et qu'un nombre très-grand de combinaisons entre les modes d'application de l'instrument et les variantes de percussion, doivent avoir lieu pour que l'on tire du plessimétrisme tout le parti désirable.

Tout aussitôt que l'on a constaté que, sur une surface déterminée, il existe un son spécial et une sensation tactile propres à faire reconnaître la présence, soit d'un organe, soit d'une lésion dont il importe de déterminer le siége, le volume ou la forme, il faut marquer avec le crayon les points où ces caractères existent et ceux où ils ne se rencontrent plus. C'est de cette façon que l'on parvient à limiter les parties saines ou malades et même que l'on apprécie exactement la disposition des diverses parties qui, par leur ensemble, forment la totalité d'un viscère. Pour parvenir à ce résultat, dont l'importance est si grande, il convient, par exemple, de procéder, pour la surface limitée du cœur, de la même manière qu'on l'avait fait pour la région du thorax où il se trouve, et de se rappeler l'anatomie exacte de ce même cœur, de ses diverses cavités et de ses rapports avec le foie, les poumons et les gros vaisseaux. En procédant ainsi il m'est facile de limiter et il me sera non moins aisé de faire limiter à qui le voudra : 1° la forme et le volume du cœur; 2° ceux de l'oreillette droite, du ventricule droit, du ventricule gauche et même de l'*oreillette gauche* ; 3° des vaisseaux qui partent des ventricules ; 4° l'épaisseur de la paroi ventriculaire gauche, les points où les poumons recouvrent le cœur et où celui-ci correspond au foie ou au tube digestif, etc. Certes ce n'est pas en un jour que l'on parvient à acquérir l'habitude nécessaire pour obtenir de tels résultats, mais avec de la persévérance, de l'attention et de la bonne volonté, ce genre d'étude est bien moins long que l'on aurait pu le croire. Ce sera avec un grand empressement que j'aiderai, *par moi-même*, mes confrères dans ces recherches, et leur volonté seule fera défaut s'ils ne veulent pas se mettre à cet égard au niveau de la science : ma clinique est ouverte à tous et ma bienveillance est acquise au travail ; il n'y a que la mauvaise foi et la prévention qui me blessent. (*Traité de Plessimétrisme.*)

Après avoir percuté avec un soin extrême le point où le malade accuse une souffrance ou une altération fonctionnelle, il faut apporter la même exactitude et la même attention dans les recherches d'auscultation, c'est-à-dire dans l'action d'écouter les bruits que l'accomplissement des mouvements organiques (et par conséquent *physiques*) détermine. On peut facilement, pour la plupart des parties du corps, se passer de mon stéthoscope (qui est si généralement employé), tout aussi bien que de l'énorme morceau de bois de forme cylindrique que Laënnec avait proposé et qu'il avait tourné lui-même à l'imitation du cylindre de papier roulé dont il s'était primitivement servi. Le stéthoscope n'augmente pas le volume du son communiqué à l'oreille et n'en fait pas préciser davantage les caractères. Ce n'est guère que pour éviter la malpropreté, que pour favoriser l'étude de parties sur lesquelles l'oreille doit être placée (l'aisselle, le cou, le bas-ventre, etc.), ou encore pour parfaitement limiter les points où l'examen est pratiqué, que l'on éprouve le besoin d'utiliser cet instrument d'exploration. Presque toujours il suffit de se servir d'un linge interposé entre l'observateur et la surface des téguments du malade. Il est bon de ne jamais placer entre la partie explorée et l'oreille un tissu de laine et même un vêtement quelconque qui, par les bruits qu'ils produisent à l'occasion du frottement, donnent lieu à certains frôlements qui pourraient être pris pour des phénomènes pathologiques. L'oreille doit être appliquée avec exactitude sur la surface examinée, et cela de la même manière que le plessimètre est appuyé sur les organes (voyez page LXXX). Il ne faut pas que cette apposition soit assez énergique pour gêner les mouvements des parties situées au-dessous du lieu exploré, mais elle doit être assez forte pour que, si la conque acoustique est portée directement sur la peau, il en résulte une empreinte rouge qui la représente. Tantôt on ausculte le malade sans lui faire exécuter aucune action fonctionnelle, tantôt il faut lui recommander de respirer, de tousser, de parler, de se mouvoir, et cela à l'effet de provoquer la production de certains bruits propres à éclairer la diagnose. Ce n'est pas seulement aux poumons, au cœur, à la plèvre, au péricarde, au larynx, à l'utérus, que cette admirable méthode est applicable ; en général on a le très-grand tort de ne pas l'utiliser pour le tube digestif et pour la plupart des autres parties du corps de l'homme (au moins dans divers états pathologiques dont elles sont souvent susceptibles). Les faits que l'auscultation révèle sont en général trop particuliers à telle ou telle partie du corps pour qu'ils se prêtent à des généralités, et je me bornerai à dire, si l'on veut connaître au juste l'état du malade, qu'elle doit être faite avec la plus grande attention.

Comme il en arrive pour le plessimétrisme, l'organographisme est applicable à l'auscultation, et, par exemple, il est très-souvent utile de limiter par le crayon les points où l'on trouve, au moment de l'examen, le ronchus crépitant, le souffle bronchique, des râles humides et très-larges, de telle sorte que le lendemain et les jours suivants on peut apprécier avec exactitude les changements en bien ou en mal survenus dans l'état pathologique observé. S'agit-il d'une hydropleurite? Si l'on a limité la veille, au moyen de l'auscultation, les points où la respiration ne s'entendait pas, et si le lendemain on constate les bruits respiratoires sur une surface plus étendue que la ligne de circonscription de la veille, on en déduit de la façon la plus positive qu'un changement avantageux a eu lieu dans la partie malade. Est-il question d'une pneumorhémie pendant laquelle on a trouvé et exactement dessiné, à l'aide du plessimétrisme, et par l'absence du bruit respiratoire (que dans l'état normal l'auscultation révèle), une accumulation de sang épanché dans une partie des poumons, s'il advient que, dans le lieu correspondant à cette lésion, on constate la présence de ronchus humides, il est plus que probable que du sang a été expectoré et que de l'air a pénétré dans la masse engorgée, etc.

Ce qu'il faut encore, dans cet examen par l'auscultation, ne jamais oublier : c'est de chercher à saisir toutes les espèces de bruits que des organes supposés malades peuvent fournir, et que donnent l'exploration de la respiration, celle de la voix, du râle, du rhythme, de l'impulsion des bruits de toutes sortes que les mouvements spontanés ou provoqués dans les organes peuvent produire.

ÉTUDE DES ALTÉRATIONS FONCTIONNELLES.

Lorsque l'on a constaté, par chacun des moyens physiques précédents, l'état matériel des organes situés sur le point où la douleur se fait sentir ; lorsque l'on a établi autant qu'il est possible de le faire, la lésion anatomique existante, il convient d'étudier avec le plus grand soin les altérations fonctionnelles des parties où cette lésion existe : soit, par exemple, un malade qui présente dans la région iliaque gauche une matité plessimétrique dans un espace qui présente la forme d'un intestin distendu, il faut s'enquérir de la manière dont les selles s'accomplissent, il faut s'informer si les matières excrétées ont été abondantes ou rares, solides, molles ou liquides ; si des gaz sont habituellement évacués; si les évacuations sont en proportion des aliments ingérés, etc., etc. Soit encore un cas où la rate a présenté un volume supérieur à celui de l'état normal, c'est le moment de rechercher : s'il existe des accès de fièvre intermittente caractérisés par des frissons, de la chaleur ou de la sueur; si une céphalalgie sus-orbitaire (pentanévralgie) a lieu ; si les stades ou les accès se déclarent à des époques régulières, etc., etc.

Arrive-t-il que les caractères matériels et anatomiques observés ne soient pas assez positifs pour démontrer quelle est la partie affectée et pour permettre de déterminer exactement quel est, parmi les organes correspondants, le lieu où le mal existe, et quel est celui de ces organes qui est le siége réel des accidents, alors on doit interroger avec un soin extrême les fonctions de chacun d'eux et s'aider ainsi des phénomènes physiologiques pour éclairer la diagnose précise sans laquelle il n'y a que des doutes et des incertitudes sur le traitement ; si l'on suppose, par exemple, le cas où l'on reste incertain sur le siége et la nature d'une matité observée dans l'abdomen au-dessus du pubis et si l'on conserve des doutes sur la question de savoir s'il s'agit de la distension de la vessie par l'urine, d'une rétention des matières dans l'intestin grêle, ou d'une hydropéritonite circonscrite, on arrivera à déterminer le caractère du mal en s'informant de la manière dont l'urine coule et de la façon dont les selles s'accomplissent, bien entendu que, dans de tels cas, le cathétérisme urétral et les effets des purgatifs donneront encore à la diagnose beaucoup plus de positivisme que la connaissance des phénomènes fonctionnels ne pourrait le faire.

C'est surtout en étudiant les rapports physi-pathologiques existant entre les états matériels observés et les symptômes donnés par les fonctions, que l'on peut parvenir à apprécier la disposition des parties où le malade accuse une douleur ou un trouble de fonction quelconque.

Quand un organe, tel que le cerveau, donne à peine des caractères matériels de lésion, on est réduit à commencer l'interrogation par l'examen des signes fonctionnels.

Lorsqu'on a convenablement étudié l'état morbide dont le malade s'est d'abord plaint, il faut s'enquérir s'il ne souffre pas ailleurs, et dans le cas où il accuse une ou plusieurs autres douleurs, une ou plusieurs autres altérations dans les fonctions de quelque point du corps, on ne doit pas manquer d'étudier ces nouveaux états organopathiques de la même façon et avec le même soin que le premier.

C'est alors seulement qu'il convient : de questionner avec un soin extrême le malade sur les faits antérieurs qui peuvent avoir eu des rapports avec la série de phénomènes matériels et physi-pathologiques actuellement reconnus; de rechercher la manière dont ils ont débuté, leur ordre de succession ou leur marche, leur type, les causes probables, simples ou multiples qui ont présidé à leur manifestation, et alors toutes les questions que l'on pourra faire porteront et ne seront pas oiseuses et inutiles, ainsi que le sont ces interrogations complexes et interminables que font certaines gens avant de commencer l'examen des malades. Vous voyez, en effet, ces mêmes personnes, n'étant en rien fixées sur les lésions ou les maux que les patients éprouvent, remonter jusqu'à Noé pour parler du temps présent, ou se noyer dans une foule de minuties qui font perdre du temps et n'éclairent en rien le sujet.

Quand l'on s'est utilement livré (dans certains cas) à des recherches cliniques et microscopiques, — lorsque toutes ces choses ont été examinées, séparément et en détail, — il convient de s'élever jusqu'à la recherche de leurs rapports, de leurs relations de causes à effets.

COMPARAISON ENTRE LA PRATIQUE D'UN MÉDECIN UNITAIRISTE ET CELLE D'UN MÉDECIN ORGANICIEN.

En théorie, la médecine n'est bonne qu'autant qu'elle est appuyée sur la pratique et qu'elle est logiquement déduite des faits observés au lit du malade; or, rien ne fait mieux juger de la valeur des doctrines que de voir des médecins d'opinions différentes chercher, soit à reconnaître la maladie ou les lésions dont un ou plusieurs patients sont atteints ; soit à s'élever au traitement le plus convenable à opposer aux souffrances qu'ils sont appelés à pallier ou à guérir.

Tout d'abord nous allons supposer auprès d'un fébricitant deux praticiens expérimentés : l'un d'eux a conservé les anciennes idées sur l'unité morbide assaisonnée de quelques vues à horizon étroit sur les complications organopathiques; car, au temps où nous vivons, on ne peut admettre qu'il y ait des gens assez stupides pour ne pas tenir quelque compte des troubles anatomiques et physiologiques; l'autre attache à l'étude des modifications organiques une immense importance, et, procédant comme on le fait en chirurgie, il croit que l'état de l'os fracturé des parties blessées donne lieu à la série d'accidents locaux et généraux que l'on observe dans les fractures; il scrute minucieusement chaque circonstance organique qu'il prévient, à force d'étude, à découvrir; il en pèse physiologiquement la valeur, en apprécie, autant que la science le permet, les influences pathologiques, voisines, éloignées et d'ensemble, et, sans s'arrêter à de vieilles dénominations de maladies, il envisage le malade dans les particularités et dans les généralités de ses souffrances et finit par harmoniser les grands traits du tableau qu'il trace.

Le premier de ces médecins généralise arbitrairement et s'occupe des détails comme de hors-d'œuvre; le second fait d'abord de l'analyse réfléchie, et, réunissant ensuite les éléments de cette analyse, il les unit en corps pour considérer de haut l'organisation de l'homme malade.

Le premier d'entre eux, le médecin n° 1, si l'on veut, est appelé près d'un homme alité depuis quatre jours. Jetant sur lui un coup d'œil rapide, il s'informe de son âge et des circonstances commémoratives qui le concernent. Il demande ensuite qu'elles ont été les influences auxquelles le malade a été soumis immédiatement avant le début des accidents, et il s'informe de la marche de la maladie. Tout d'abord il trouve vingt causes possibles à l'action desquelles le mal peut être rapporté : telles que des indigestions, des excès de boissons, l'abus des plaisirs de l'amour, la fatigue, le travail excessif, les chagrins, etc., etc. Ne rencontrant dans tout ceci rien que du vague et un chaos inextricable, il s'accroche à un ou deux symptômes qu'on lui signale, tels qu'une hémorrhagie nasale, un peu de diarrhée, etc., puis il recherche quelques sudamina ou taches pétichiales, soit sur la poitrine, soit au dos; s'il en distingue quelques-unes (qui peuvent fort bien n'être autre chose que des piqûres d'insectes), son opinion est faite et il s'agit pour lui d'une *fièvre typhoïde*, qu'il admettra encore quand ces circonstances manqueront; *car pour les amateurs du goître exophthalmique, une maladie peut exister virtuellement quand les symptômes qui la caractérisent manquent complétement.* Peu importe pour le médecin n° 1 de savoir si la rate est volumineuse; il note bien, il est vrai, comme fait clinique, des redoublements qui surviennent le soir, mais cela ne lui sert pas à établir l'indication des fébrifuges, qu'il n'admettra pas, car il est évident qu'il ne s'agit pas d'une fièvre intermittente tranchée. — Il sait bien qu'il y a des évacuations, mais, ne constatant pas organiquement si les intestins contiennent ou non des matières, il ne voit pas de raisons pour donner des purgatifs, et s'il le fait, c'est la routine scientifique, ce sont les allégations des empiristes qui le conduisent à les administrer. — Les fera-t-il prendre par la bouche ou par l'intestin inférieur? Ce sera encore l'hypothèse, l'habitude, le préjugé, des commérages de médecins qui le guideront dans le choix de ces deux manières d'agir. — Il faudra que le malade tousse ou ait la respiration gênée pour s'enquérir de l'état du poumon. Si la bouche est ouverte, si le malade est à la diète, si la langue est couverte d'enduits jaunâtres, le médecin n° 1 fera vomir par l'émétique, tandis que, s'ils sont blanchâtres, il prescrira l'ipécacuanha; et en ceci il fera du diagnostic organique, mais du diagnostic inutile et mauvais, qui le conduira à supposer à la fièvre typhoïde une forme bilieuse ou muqueuse. — Y a-t-il de la douleur de tête, un peu de somnolence, de la rêvasserie, quelques légères contractions musculaires, ou encore de la difficulté à parler, l'épithète maligne ou ataxique sera tout d'abord ajoutée à la dénomination de fièvre typhoïde, et cela sans que l'on recherche s'il ne s'agit pas d'une pentanévralgie, d'une encéphalie produite par une altération du sang, par l'abstinence, par une splénopathie ou même d'une simple sécheresse de la langue gênant l'articulation des mots, etc., etc. Au milieu de tous ces symptômes, le médecin unitairiste flotte incertain sur la *nature de la maladie*, et en change quotidiennement ou hebdomadairement le nom. Aujourd'hui, c'est une *synoque inflammatoire* à laquelle il a affaire ; demain elle prend la forme bilieuse ; trois jours après, les évacuations continuant, un peu de toux survenant, elle prend le caractère muqueux ou catarrhal ; mais, comme la langue devient noire et que les forces déclinent, la forme adynamique est admise, et les accidents nerveux ultimes des derniers moments sont déclarés fièvre ataxique pour les non-organiciens et fièvre cérébrale pour ceux qui le sont un peu plus.

C'est en constatant ainsi arbitrairement une maladie unitaire et spéciale dite forme de fièvre typhoïde, que le praticien vitaliste ou à demi organicien s'efforce d'établir la thérapeutique qui, devenant mobile et vague comme la forme est variable et incertaine, ne peut reposer que sur des abstractions, des hypothèses, des connaissances théoriques puisées dans des compilations, etc., etc.

La diagnose : fièvre typhoïde, étant posée, quelle

doit être la médication employée ? Voilà le problème que le médecin unitairiste se pose. Or, pour le résoudre, il en appelle à l'expérience d'autrui, et comme les anciens et les praticiens du moyen âge ne s'élevaient pas à la connaissance de l'unité fièvre typhoïde, ce n'est pas dans leurs livres qu'il peut trouver des documents utiles sur la thérapeutique convenable dans le cas observé. Il faut donc qu'il s'en rapporte au traitement employé par les modernes; mais voici que les diverses autorités médicales de notre temps recommandent les moyens les plus divers : l'un prône les purgatifs doux, l'autre veut que l'on emploie d'abord les vomitifs ; celui-ci a recours, dès le principe et dans le cours de la maladie, aux saignées, aux sangsues, aux ventouses ; tel insiste fortement sur la quinine et le vin de quinquina, tandis que tel autre administre largement le chlorure de sodium ; il en est qui portent la diète jusqu'à l'inanition, tandis que d'autres qui, suivant moi, sont infiniment plus raisonnables, *donnent des aliments dans une maladie qui doit inévitablement durer*. A Dieu ne plaise que je cite ici des noms propres, car les individualités sont chatouilleuses, et les personnes gardent rancune contre les gens qui, très-justement, ne partagent pas leur avis. L'unitairiste, ne sachant à quoi s'en rapporter, consulte la statistique, qui ne fait qu'augmenter ses doutes ; il s'informe bien s'il n'existerait pas quelque épidémie de fièvre typhoïde dans laquelle tel traitement réussirait mieux que tel autre ; mais les livres lui disent, depuis Sydenham, que telle médication, qui réussit dans telle épidémie, ne réussit pas dans l'épidémie d'une autre année, de sorte qu'il reste plus embarrassé que jamais; il voudrait bien *traiter le mal d'après ses formes*, mais chaque forme change ou n'est pas bien définie, et il ne sait à quoi s'en tenir ; s'il adopte une méthode thérapeutique, voici que la moindre complication organique (qui finit par lui frapper les yeux) déconcerte tout son plan de traitement et le fait parfois agir en sens inverse de sa première médication. Alors, fluctuant au milieu de toutes les suppositions, de toutes les allégations, de toutes les tentatives, il finit par se jeter dans la négation de tout thérapisme, par entrer dans la phalange des naturistes, ou plutôt des nihilistes, et par laisser guérir ou périr son malade, heureux sans doute celui-ci s'il n'est pas torturé dans sa convalescence ou dans son agonie par des sinapismes ou des vésicatoires, ou s'il n'est pas empoisonné par l'opium ou la belladone.

Le second médecin, que j'appellerai le médecin n° 2, examine à son tour le malade, et suivant de la manière la plus scrupuleuse le mode d'interrogation et d'examen indiqué précédemment, ayant aussi jeté un coup d'œil d'ensemble sur l'état organique du fébricitant, après avoir étudié minutieusement les parties dont souffre le patient et les troubles fonctionnels dont elles sont le siége, il précise et mesure chacun de ces états pathologiques ; recherche les causes physiques, chimiques ou organiques de chacun d'eux ; s'informe de la marche et de la succession des phénomènes morbides, et apprécie les relations qui existent entre eux. Il n'oublie ni l'état du système nerveux, ni les modifications que le sang a pu subir, primitivement ou secondairement, sous le rapport de sa quantité comme de sa constitution physique et chimique, ou encore des proportions de ses éléments constituants, et parvient ainsi à se faire une juste idée du malade, des causes qui ont influencé les organes et des corrélations anatomiques et physiologiques qui unissent les divers éléments du mal, lequel est ainsi étudié et dans ses détails et dans son ensemble. *Ce n'est pas l'existence d'une fièvre typhoïde de telle ou telle forme qui est la conclusion de ses investigations sévères*, mais il constate une réunion d'états morbides, dont les uns sont les causes, dont les autres sont les effets, lesquels s'enchaînent, se succèdent, s'enchevêtrent et forment un labyrinthe où la science véritable porte, pour en faire connaître les détours, un fil plus intelligent encore que celui qu'Ariane donnait à Thésée.

Le médecin n° 2 ne s'occupe donc guère du nom de la maladie nommée fièvre bilieuse : muqueuse, catarrhale, putride, adynamique, malihne, ataxique, typhus, fièvre typhoïde ou typhode. Appelez-la synoque *putris* ou *imputris*, fièvre épidémique, peste, etc., peu lui importe, car tout cela n'éclairera en rien le traitement et ne conduira qu'à d'inutiles discussions. Ce qu'il veut : c'est apprécier les états organiques ; les désigner, s'ils ne le sont pas convenablement, par des termes expressifs et justes ; remonter aux agents physiques, chimiques, organiques, virulents, cryptogamiques ou étiozoïques qui leur donnent naissance, et sans négliger l'étude de l'endémie ou de l'épidémie, sa méthode est de constater les faits, de faire le moins de suppositions possibles et de s'élever à la véritable philosophie de la science.

Le thérapisme du médecin n° 2 a presque toujours pour base les faits cliniques, de détail et d'ensemble, parfaitement constatés. Ce n'est pas *le nom d'une maladie* qui le conduira à saigner un malade, mais la concordance qu'il trouvera entre les proportions considérables du sang et les symptômes dits congestifs ou inflammatoires observés. S'il purge, c'est qu'il trouvera les intestins remplis de matière fécale ou de gaz ; s'il prescrit de la quinine, ou de l'*extrait de berberis*, c'est que l'expérience lui a appris que ces moyens puissants diminuent la rate, remédient à la périodicité, et qu'il existe chez le malade une splénomégalie, une névralgie intermittente ou une fièvre d'accès ; s'il donne de l'émétique, c'est que l'estomac ou l'intestin contiennent des substances délétères ou que les bronches sont emphraxiées. Il ne se borne pas à étudier les enduits linguaux comme indices de formes fantastiques de telle ou telle fièvre, mais il les fait enlever pour empêcher leur dangereuse et dégoûtante putréfaction; il sait bien, en effet, que ces enduits ôtent l'appétit et gênent les mouvements de la langue ; soigneux au dernier point, il s'oppose, par une bonne position du corps, à l'hypostase pulmonaire; divers moyens d'une extrême utilité préviennent l'inflammation, les ulcères, les escarres de la région sacrée ! Les irrigations ou douches du rectum qu'il prescrit lavent l'intestin contenant des liquides septiques qui empoisonnaient le malade, etc., etc. Toutes les méthodes proposées contre la fièvre typhoïde peuvent avoir, suivant lui, des cas d'application, mais c'est à l'organisme profondément étudié et non à des préoccupations théoriques ou hypothétiques à déterminer quand elles sont convenables. Le positivisme est sa gouverne et la mesure la règle de sa conduite. Il n'est pas indécis dans ses prescriptions, car il a sous les yeux les indications organiques. Sa conscience est pure, car il ne hasarde rien ; et tandis que d'autres se perdent ou plutôt perdent le malade en s'occupant des grandes théories, lui, plus modeste, mais évidemment utile, épluche en quelque sorte les faits de détail, y remédie par des moyens simples et arrive au traitement rationnel de l'ensemble morbide par une étude approfondie et judicieuse.

Ces deux médecins, qui ont vu le malade séparément, étant supposés excellents confrères (ce qui parfois se rencontre), recherchant chacun la vérité de bonne foi (ce qui certes a lieu pour la grande majorité des praticiens) ; disposés à faire, pour l'intérêt du fébricitant, le sacrifice de l'amour-propre personnel (ce qui est une bonne action), se trouvent ensuite en consultation auprès du pauvre patient : le premier appelé, le n° 1, prend la parole et établit les raisons étiologiques, symptomatiques et pathogéniques sur lesquelles il se fonde *pour admettre l'existence d'une forme spéciale de fièvre typhoïde*, et quand il arrive au traitement, il se trouble, balbutie, parle de son expérience, cite des autorités et propose, *suivant ses préoccupations :* des purgatifs, des saignées, du quinquina, des vésicatoires, et même de s'en rapporter à la nature, ou encore il recommande le remède à nom sonore prôné par la mode médicale du jour.

Le médecin n° 2, loin de blâmer son confrère, l'écoute avec la plus scrupuleuse attention, et s'efforce de trouver en tout ceci une conclusion pratique qui soit propre à éclairer le traitement du malade observé; mais il voit bientôt que le remarquable exposé qu'il vient d'entendre n'est appuyé sur aucune base solide et ne conduit qu'à des notions vagues et sans portée utile. Il s'aperçoit bientôt que le médecin n° 1 n'a aucune opinion arrêtée; quant à lui, il commence à établir la sienne de la façon suivante, qu'il entoure des formes les plus polies : « Admettons, dit-il, l'existence de la fièvre dite typhoïde, puisque vous le faites ; mais convenons tous les deux, ce que nous démontrent les signes physiques : 1° qu'il y a des matières et des gaz fétides dans l'intestin ; 2° que la rate est augmentée de volume, ce qui est en rapport avec les paroxysmes observés le soir ; 3° que le poumon est mat et respire mal dans ses parties déclives, ce qui se rapporte avec l'hypostase sanguine ou séreuse ; 4° que le cœur, le foie sont fort petits, que le pouls est débile, la face et les capillaires sont pâles, et que par conséquent il y a fort peu de sang en circulation ; 5° que la région sacrée présente des dermocélites légères (1), mais d'un rouge violacé, qui exigent un pansement méthodique et une variation fréquente dans la position du malade, qu'enfin tous les symptômes prouvent qu'il existe des ulcérations de l'intestin, résultats probables d'une septicémie ; d'après ces considérations, tout en avouant que vos idées sur ce malade sont tout à fait en rapport avec la manière de voir de la très-grande majorité des médecins de notre temps, permettez-moi de vous proposer la médication que voici, et en faisant correspondre, chiffre par chiffre, les éléments du mal aux moyens destinés à les combattre :

« 1° L'usage de purgatifs légers et d'irrigations abondantes et réitérées par le rectum ;

« 2° Le sulfate de quinine en dissolution ou l'extrait de berberis à doses suffisantes pour diminuer le volume de la rate ;

« 3° De faire en sorte que la partie postérieure des poumons ne reste pas toujours déclive ;

(1) Tumeurs inflammatoires de la peau.

« 4° D'alimenter le malade autant que l'état du tube digestif permettra de le faire et de donner du vin, et même du vin de quinquina, en proportion dosée sur les effets des premières doses de ces substances ;

« 5° De soigner les ulcères, les escarres de la région sacrée par les moyens que M. Piorry a proposés ;

« 6° De placer le malade dans une atmosphère salubre où circule un air pur, et de veiller de la manière la plus attentive aux soins de la propreté la plus minutieuse.

« Quant à ceux de vos remèdes qui n'ont pas d'inconvénients et que vous croyez pouvoir être utiles, je vous les accorde de grand cœur, car votre expérience est pour moi d'un grand prix. »

Le médecin n° 1 (s'il n'est pas opiniâtre jusqu'à l'entêtement, si son esprit n'est pas faussé par des opinions préconçues, s'il est ce que j'ai supposé être, un homme de sens et de conscience), verra tout d'abord qu'il ne s'agit pas, dans le cas actuel, de citer les épidémies, les constitutions médicales, la vitalité, et que tous ces grands mots que l'on ne répète guère que dans un certain nombre de maladies aiguës et qui ne sont pas invoqués pour expliquer les affections chroniques, influent fort peu sur le traitement du malade. Il voit encore qu'il ne peut résister à l'évidence, se rend aux faits et aux excellentes raisons de son confrère. Je l'affirme avec sincérité, sur le très-grand nombre de médecins avec lesquels j'ai eu l'honneur de me trouver en consultations depuis 40 ans, qu'ils soient organiciens ou vitalistes, qu'ils admettent ou non l'unité morbide, à peine pourrais-je en citer trois ou quatre (M. L. G..., connu par son extrême prétention, M. A. D..., qui avait condamné pendant trente jours son malade à une diète portée jusqu'à l'inanition, etc.), qui, du côté pratique, aient, après la consultation, différé d'opinion avec moi, au moins au point de vue du thérapisme, tant il est vrai que la vérité est une, que l'on ne peut y résister, et que les médecins, quand des intérêts personnels ou l'amour-propre ne les aveuglent pas, sont des gens de savoir, de probité et de bonne foi !

Ici se termine l'exposition de ma manière de considérer la science et celle de mes doctrines ; je n'ai plus, pour terminer ces considérations générales, qu'à faire connaître en très-peu de mots aux lecteurs de celles qui ont précédé, les principes et le système de la nomenclature, laquelle est le complément et le langage presque obligé pour exprimer les idées que j'ai défendues. J'espère qu'une lecture attentive de ce qui va suivre suffira pour faire apprécier et adopter le mécanisme de l'onoma-pathologisme, aussi simple que facile à apprendre et à retenir, mais auparavant et pour prouver l'utilité extrême de cette nomenclature, revenons encore sur l'unité morbide, sur les éléments de la maladie et sur les corrélations organiques.

CORRÉLATIONS ORGANIQUES ET FONCTIONNELLES.

C'est encore une fois lorsque l'on a constaté avec le plus grand soin, les états organiques divers que présente un malade ; c'est alors que l'on a jeté un coup d'œil d'ensemble sur son organisation et que, par conséquent, on a tenu compte de la coloration, des mouvements, de l'expression du facies et des apparences qu'offrent les diverses parties du corps qu'il convient de s'élever à des notions générales sur l'idée que l'on doit se former de la souffrance ou des souffrances dont se plaint le malade.

Il est ici deux manières de considérer les faits :

Dans l'une, qui est généralement suivie, on cherche à rapporter à *une maladie déterminée*, à *une unité morbide*, les phénomènes que l'on a particulièrement étudiés, et, rapportant la série de lésions et de troubles fonctionnels observés à quelque partie d'un cadre nosologique quelconque, on baptise l'ensemble d'accidents, groupés tant bien que mal, du nom assigné par tel ou tel auteur à la maladie qu'il a décrite. Bien entendu que l'on tient compte des causes supposées du mal et de la marche des phénomènes.

Dans cette manière de faire on ne s'occupe guère des circonstances anatomiques qui ont donné lieu à tel ou tel symptôme ; on rattache ceux-ci, ainsi que les lésions qui y donnent lieu ou que l'on observe, non pas aux relations d'organe à organe, non pas aux influences physiologiques ou pathologiques qu'ils exercent les uns sur les autres, mais bien à la maladie elle-même qu'ils constituent en se réunissant ou en se succédant, et l'on ne voit plus, l'on n'étudie plus et l'on finit par ne plus traiter que l'unité morbide dont on a fait choix.

Parfois, cependant, on voit bien qu'il y a coexistence de divers états qui ne font pas partie de la *maladie* que l'on a admise ; mais alors on se tire d'affaire en disant que deux ou trois *maladies* existent en même temps, et en les considérant comme des complications ou des connexions de l'affection primitive.

Dans une autre manière de considérer les faits, on commence, comme nous l'avons dit, par étudier avec un soin extrême, et par tous les symptômes physiques et fonctionnels dont il a été parlé, chacune des lésions observées, et l'on recherche, à l'aide des notions anatomiques et physiologiques, les relations qu'elles peuvent avoir entre elles, et quelle est l'influence qu'un organe affecté peut avoir eue sur la manifestation d'un phénomène observé, soit sur un point, soit sur un autre; en un mot, on fait alors de la physiologie à la façon de Bichat, on étudie les organes formant l'ensemble du corps de l'homme, comme ce grand physiologiste découvrait, par l'observation et par son intelligence d'élite, les rapports fonctionnels du cœur, du poumon et du cerveau dans l'accomplissement des phénomènes de la vie.

C'est précisément cette manière de comprendre la pathologie que j'ai suivie dès les premiers temps de ma carrière médicale, et c'est, je dois le dire, le livre de Bichat sur la vie et la mort qui m'a servi de modèle. Les idées que j'avais sur ce sujet ont été publiées dans le *Dictionnaire des sciences médicales* (articles *Mutuelle* et *Physiologie*) et ont inspiré le cours de physiologie que j'ai professé pendant vingt ans et dont j'ai donné le plan dans ma thèse de concours de 1834.

Dans l'étude des états morbides ainsi considérée, loin de les séparer les uns des autres, on les rattache à l'admirable mécanisme de l'organisation, et rien n'est plus injuste, rien n'est plus absurde, rien n'annonce davantage une ignorance absolue des doctrines défendues dans mes écrits ou dans mes leçons que de m'accuser de voir dans les monorganies que présente un malade des cases de damier séparées et qui ne sont réunies par aucun lien. *J'ai répliqué à cette pitoyable assertion, que ce n'étaient pas seulement les compartiments de l'échiquier que j'étudiais, mais encore la marche des pièces du jeu d'échecs qui le composaient, et qui, exerçant l'une sur l'autre une action spéciale, devaient être parfaitement connues et utilisées pour arriver à l'entente générale de ce jeu et au gain de la partie.*

Dans les doctrines que je professe, on s'élève donc à des données d'ensemble, mais ces données sont bien différentes de celles des partisans de l'unité morbide.

Ces derniers médecins partent d'une conception : *maladie*, qu'ils disent émanée de l'observation, mais qui n'est qu'un résultat de leurs lectures et d'un empirisme routinier. Oubliant que jamais on n'a pu s'entendre sur les genres et les espèces de ces maladies ; que les uns, comme Sauvages, en ont admis par milliers, tandis que d'autres n'ont voulu en spécifier qu'un petit nombre ; ne voyant pas que les maladies reconnues par les uns ne le sont pas par les autres ; que ceux-ci reconnaissent pour simples des affections que ceux-là considèrent comme très-compliquées ; ne s'apercevant pas que les hypothèses régnant dans un temps ont fait admettre telle maladie qui, plus tard, a été considérée comme une *chose*, alors que la supposition qui lui a donné naissance a été démontrée absurde, ils prennent comme point de départ de leur arrangement de symptômes, *cette unité morbide de convention* et qui n'a rien de fixe. Relatant les phénomènes d'une façon symptomatique, ils disposent leurs tableaux comme le faisait Pinel. Ils font de ces phrases à tiroir qu'ils appliquent aux causes, aux symptômes, et qui, comme dans les nosologies, parfois brillantes dans les leçons, ne servent souvent qu'à embrouiller les idées et à éloigner les esprits de la pathologie basée sur l'étude de l'organisme.

En vain leur dirait-on : Les maladies que vous admettez ne sont plus celles que reconnaissaient vos prédécesseurs ; la fièvre putride de Fernel n'est plus la fièvre adynamique de Pinel, ou la fièvre typhoïde de Genest ; vous ne pouvez dire au juste ce qu'était la fièvre dont parlent Hippocrate ou Thucydide ; vous ignorez ce qu'était la cardiacie de Cœlius et la maladie de Périclès d'Abdère signalée par Hippocrate ; vous ne considérez plus comme goutte le rhumatisme, qui en a été séparé par Baillou, et chaque petit progrès de l'anatomie et de la physiologie, de la physique et de la chimie, vous force à modifier vos cadres morbides ; l'apoplexie de la première édition de Pinel n'est plus l'apoplexie de la troisième, et chaque jour vous fait proposer des maladies nouvelles, que les uns admettent et que les autres récusent. Pour les uns, c'est un symptôme (l'albuminorrhée) qui constitue la maladie; pour les autres, c'est une collection de phénomènes qui, variant en nombre et en rapports, composent toujours l'unité morbide ; ici la marche de cette unité est fixe et régulière, là elle est variable et presque jamais la même. Dans tel cas il y a une *triade* symptomatique, qui devient, suivant le caprice, une *monade*, une *polyade* ou une *zériade*, et cependant c'est autour de cette hypothèse : *maladie*, que vous prétendez grouper des symptômes disparates et former des ensembles. Ne voyez-vous pas que vos opinions sur la maladie ne sont pas supportables et que vous les admettez parce que vous êtes inhabiles à comprendre l'organisme et les lois de mutualité qui le dirigent ?

Mais, direz-vous, au-dessus de la maladie nous reconnaissons un être qui en dirige la marche, un ressort primitif qui, présidant aux fonctions, peut être altéré, et dont les modifications constituent spécifiquement cette affection dont les symptômes peuvent varier. Ce ressort, ce lien commun, c'est la vie, et c'est contre les altérations, les modifications de la vie que le médecin doit agir. Les organiciens, dites-vous, ne tiennent pas compte de cette influence primitive, et tous leurs travaux organiques n'étant que des choses de détail, sont bien au-dessous des vastes considérations d'ensemble que les vitalistes ont établies.

Mais ne savez-vous pas que les organiciens ne nient en rien le point de départ dont vous parlez ? Seulement, ils le rapportent au *psychatôme* ou *âme*, et ils disent : que, puisqu'il est impossible d'admettre que ce psychatôme soit composé, puisqu'il doit être unique dans son essence, il ne peut être malade et, par conséquent, devenir le point de départ des collections symptomatiques réunies sous le nom de maladies. Quand il serait complexe et susceptible d'éprouver un mal, il n'agirait que par la médication organique et l'on ne pourrait rien sur ce point de départ supposé que par les organes.

Le lien vital admis par les médecins spéculateurs consiste pour moi dans l'influence psychatômique et ne peut donc être la base de l'étude pathologique ou nosologique.

Pour sortir de ces données, toujours plus ou moins obscures, *revenons aux faits* et voyons comment un partisan de l'unité morbide et un organicien, de la façon dont je le suis, je crois l'être, considéreront quelques malades, et cherchons quelle sera l'idée que chacun d'eux se formera de leurs souffrances.

Doit-on classer l'examen des liquides dans l'étude des symptômes physiques ou dans celle des phénomènes fonctionnels? C'est là une question que l'on peut résoudre par l'affirmative comme par la négative. Le fait est que les troubles survenus dans la formation naturelle des humeurs sont dus à ce que l'on appelle *des modifications dans les fonctions;* mais il n'en est pas moins vrai aussi que les qualités physiques des liquides explorés par nos sens sont du ressort des procédés matériels de diagnose. Quoi qu'il en soit, l'utilité de cet examen est extrême, et avant de nous élever à la coordination des documents qui résultent de l'étude des signes physiques et fonctionnels convenablement recueillis, nous devons parler de l'exploration des liquides.

Tout organe dans lequel s'opère une exhalation ou une sécrétion, par cela même qu'il est malade, est le siége, au moins momentané, d'une altération de structure, d'un trouble circulatoire, d'une modification dans la manière d'être des vaisseaux, des nerfs ou du parenchyme qui le constituent; dès lors les actions qui s'y passent et qui sont en rapport avec la formation des liquides se trouvent modifiées, et cela de telle sorte que les produits formés par exhalation ou par sécrétion (1) sont modifiés d'une manière plus ou moins complète. Cette proposition est vraie de la membrane séreuse, qui se laisse traverser par la fibrine suspendue dans la sérosité (*Traité de médecine*

(1) *Dictionnaire des sciences médicales*, article *Transpiration.*

pratique); de la membrane muqueuse qui forme, étant malade, soit des liquides clairs et aquiformes, soit des mucosités épaisses et opaques, soit des humeurs pyoïdes; du tissu cellulaire enflammé, qui donne lieu à la formation du pus; des reins phlogosés ou altérés qui se laissent traverser par l'albumine du sang, etc., etc.

Or, il y a *certainement* un rapport exact entre l'altération de structure existant dans l'organe et la proportion quantitative, l'apparence, le degré de consistance, la composition, etc., des liquides formés. C'est ainsi que la membrane des cellules pulmonaires ou des ramuscules bronchiques produit, dans la pneumonémite (premier degré de la pneumonie des auteurs), des mucosités visqueuses (viscosité en rapport avec la présence de la fibrine du sang), jaunâtres, teinte d'abricot, rougeâtres, rouillées, etc. (circonstances dues à des globules rouges disséminés dans les crachats et qui, suivant leurs proportions, les colorent plus ou moins), adhérentes au vase, mucosités liées à un travail dit phlegmasie qui s'opère dans les parties profondes de l'arbre aérien; c'est encore ainsi qu'une entérémie (hémorrhagie par l'intestin), a principalement lieu alors que sur quelque point de la surface interne du tube digestif ou angibrôme, il y a des dénudations, des blessures, des ulcérations, etc., etc.

On est donc fondé à croire à l'existence d'une lésion d'organe, quelle qu'elle soit, alors que telle ou telle altération de liquides liée à cette lésion vient à se manifester, et c'est de cette façon que, par l'examen des crachats, on reconnaît, presque à coup sûr, une pneumo-émite (premier degré de la pneumonie), une scléropneumonite (deuxième degré de la pneumonie) ou une pneumonito-pyoïte (troisième degré), et que des selles contenant du sang rouge font penser que la dernière partie de l'intestin est excoriée ou ulcérée, tandis que du sang noir rendu par l'anus fait supposer qu'il existe une lésion dans un point du tube digestif assez éloigné de l'orifice anal pour que le sang ait séjourné dans la cavité intestinale.

Si les liquides extravasés, exhalés ou sécrétés, si les substances sorties du tube digestif doivent être étudiées avec soin, il en est à plus forte raison ainsi des fluides qui fournissent les matériaux des liquides formés par exhalation ou par sécrétion, c'est-à-dire du sang et du chyle ou de la lymphe, qui servent bientôt à constituer ce liquide. Comme on ne peut se procurer que difficilement, sur un malade, les liquides blancs qui circulent, c'est le sang seul qui sort spontanément ou celui que l'on voit à travers des tissus diaphanes qu'il est possible de soumettre à un examen réfléchi.

Or, la constatation des lésions locales ou générales exige d'abord que l'on apprécie à travers les vaisseaux de la conjonctive, des lèvres, de la langue, de la peau en général, la coloration, l'abondance du sang et la manière dont il circule (1). Il faut ensuite, *quand il est important pour le malade* qu'on le fasse, obtenir un peu de ce sang pour apprécier ses qualités et les phénomènes dont il peut être le siége (2). Certes, je

(1) Voyez mon mémoire sur l'examen des veines dans le procédé opératoire et mes travaux sur l'hypémie et l'hydrémie dans les traités de diagnostic et de médecine pratique. On ne conçoit pas comment il se fait alors qu'une pression faite sur la veine démontre si évidemment la direction du cours du sang au-dessus et au-dessous du point comprimé, que tant de siècles se soient écoulés sans que l'on ait découvert les lois de la grande circulation.

(2) Voyez les nombreux articles du *Traité de médecine pratique* sur les diverses anomémies ou altérations du sang.

n'entrerai pas dans les détails importants que comporte cette étude, et je me borne à dire : 1° qu'il faut explorer successivement : la manière dont le sang coule, les phénomènes de sa coagulation, ceux qui ont lieu lors de la formation de la couenne, alors qu'elle se forme; le parcours, la disposition, la structure et la consistance du caillot ; la proportion relative du coagulum et de la sérosité ; 2° qu'il faut bien rechercher de quelle façon le malade supporte une perte de sang ; 3° qu'il est utile d'apprécier exactement les proportions relatives de la fibrine et des globules ; et 4° qu'il faut se donner garde de négliger l'examen diagnosique, par le microscope et l'analyse, de ces mêmes globules et des autres éléments constituants du sang.

Quand il s'agit de l'affection d'un organe quelconque, il faut aussi, d'après ce qui a été dit, examiner par l'inspection simple, par l'inspection avec la loupe ou avec le microscope, enfin par les expérimentations d'analyse chimique et par la pondération, les diverses qualités des liquides exhalés ou sécrétés par cet organe. Ces propositions sont vraies : 1° pour les crachats dans les maladies des poumons ; 2° pour l'urine dans les néphropathies ; 3° pour les matières évacuées dans les souffrances du tube digestif ; 4° pour les matières formées par la peau ou par les tissus sur les parenchymes étendus ; 5° pour les liquides s'écoulant de fistules diverses, etc.

En procédant de cette façon, en tenant compte de la manière dont les actions encéphaliques, myéliques, névriques et musculaires s'accomplissent, de leur degré d'énergie, on a les moyens de s'élever par la synthèse pathogénique à la diagnose des monorganies simples ou multiples qui peuvent exister, et il ne reste plus à connaître, pour le médecin, que les corrélations qu'elles peuvent avoir entre elles et dont il vient d'être parlé.

ONOMAPATHOLOGISME

NOMENCLATURE ORGANOPATHOLOGIQUE OU PATHONOMISME (1)

Je me suis souvent servi, dans ce livre, de mots consacrés par la nomenclature nouvelle ; mais je ne l'ai fait qu'après avoir employé des locutions reçues et dont ces mots sont l'expression. Je dois aux lecteurs une explication à ce sujet.

La plupart des mots généralement employés en médecine consacrent des idées fausses, désignent des *maladies* dont l'existence individualisée ne repose, ainsi qu'il vient d'être démontré, que sur des hypothèses, sur des idées abstraites, spéculatives et fondées sur des théories dont l'anatomie, la physiologie, le bon sens ont fait justice. *La science positive a donné le progrès ; les termes qui rappelaient d'anciennes erreurs se sont mis en travers et ont paralysé sa marche.* A mesure que les faits ont été mieux connus, et que l'étude de l'homme a remplacé les divagations de l'empirisme et de la fantaisie, on a composé des mots qui exprimaient ces faits ; on les a pris, en général, dans les racines grecques, quelquefois dans des termes latins, et une partie du langage médical est devenue logique et raisonnable ; mais la vieillerie et la routine sont

(1) Tous ces mots désignent plus ou moins bien l'idée de ma nomenclature.

restées debout ; on a conservé les mots celtiques, tudesques, saxons, arabes, scandinaves, les locutions que les patois des différents pays faisaient surgir, et de tout cela on a fait un affreux gâchis, un tohubohu, une sorte de pandémonium composé de grec, de latin, de vieux gaulois, d'alchimie, de vitalisme ; et ce jargon grossier, composé absurde de toutes les langues, a obligé les auteurs à consacrer presque autant de pages pour spécifier la signification d'un mot qu'ils en employaient pour l'étude de la maladie dont ils voulaient traiter (1).

Mais c'est là le moindre inconvénient de ces malheureux mots. Si l'on s'entendait sur leur valeur actuelle, rien de mieux : on accepterait une signification commune ; mais il n'en est rien. Chaque peuple, chaque école, parfois chaque médecin, veut exprimer, par tel nom, une idée différente de celle qu'y attache son voisin. En France, l'apoplexie est une hémorrhagie, et, en Allemagne, on en admet, comme on le fait parfois encore à Paris, de *nerveuses*, de *séreuses*, sans matière, etc. ; l'ictère, qui a pris son nom de la couleur jaune des yeux d'une sorte de belette, est, pour les uns, une simple pénétration de la bile dans le sang, et pour d'autres, une maladie spéciale ; l'expression : choléra, qui signifie Di e, se dit d'une souffrance aiguë de l'estomac qui, n'étant en rien due à la bile, a lieu dans nos climats, tout aussi bien que du mal affreux dont l'Inde paraît avoir été l'origine : les uns donnent le nom de peste à un grand nombre de maladies infectueuses ou contagieuses; les utres réservent cette expression pour le

(1) Voyez, dans le *Dictionnaire de médecine* et dans le *Compendium*, la synonymie des noms des maladies.

mal épidémique qui prend sa source sur les bords du Nil; personne ne s'entend sur le mot : rhumatisme, pas plus que personne ne peut comprendre cet être fantastique.

Le catarrhe, pour tel médecin, est une entité à part qui règne sur le corps de l'homme et cause certaines maladies des bronches, de l'intestin, de la vessie, etc., tandis que, pour d'autres, il n'est plus qu'une bronchite; tel fait de l'asthme une affection spéciale, presque spécifique, et tel autre n'y voit qu'une simple difficulté à respirer produite par des lésions anatomiques. Le typhus est pris par ceux-ci pour une maladie à forme déterminée, tandis que ceux-là le considèrent, ainsi que cette expression l'indique, comme le symptôme *stupeur*, qui manque si fréquemment dans certaines affections appelées typhus. On s'est servi du mot fièvre pour désigner quelques centaines de collections arbitraires de symptômes, et cette locution : *fièvre, qui signifie brûler*, a été appliquée *au frisson qui rend l'idée de froid*, et pour comble de logomachisme l'adjectif *algide, qui désigne un refroidissement extrême*, a même été ajouté à ce mot *fièvre*.

Les Français donnent le nom de constipation à cinq ou six états morbides qui se rattachent *à des troubles dans la défécation*, tandis qu'en Espagne on applique ce même terme à un *rhume du nez et des bronches*, etc., etc.

Les mots dont on se sert ont souvent, comme étymologie, une signification presque opposée à celle que l'usage a consacrée. Ici, c'est le catarrhe sec qui renferme l'idée d'un *écoulement sec* ; là, le terme asphyxie (sans pouls) est appliqué à un état dans lequel le pouls est souvent énergique; ailleurs, aux coliques, qui devraient être rapportées à l'intestin côlon, on ajoute les épithètes : néphrétiques, hépatiques, utérines, ce qui signifie qu'elles ont les reins, le foie, la matrice pour siége ; d'autres fois ce sont des mots qui, au delà de tout, choquent l'euphonie, ainsi qu'il en est arrivé pour ceux que Molière a stigmatisés et pour tant d'autres du même genre. Certes : cachexie, cacochymie, pédarthrocace, etc., dépassent en étrangeté les termes des nomenclatures modernes qu'une systématisation utile force à admettre, et si la longueur des mots significatifs était un reproche sensé que l'on pût faire à ces derniers termes, la vieille nomenclature en fournirait un grand nombre qui blesseraient l'oreille si l'on n'avait l'habitude de les entendre.

Le langage médical ancien est tellement déplorable que la plupart des modernes ont émis des vœux pour qu'il soit rectifié ; on peut lire dans mon *Traité de médecine pratique* les nombreuses citations que j'ai faites à l'appui de cette assertion ; mais ces auteurs, malgré leur science, *ne pouvaient pas faire la réforme qu'ils jugeaient si utile d'effectuer ;* ils admettaient des maladies unitaires, complexes et hypothétiques, auxquelles les noms des choses réelles n'étaient en rien applicables ; l'existence de ces affections, leur nombre, leurs caractères, étant tous de convention, encore une fois, certains médecins en admettaient très-peu, tandis que les autres en voyaient des milliers.

A ce qui n'a rien de fixe, on ne peut donner un nom raisonnable ; et ce n'est qu'en se fondant sur les faits anatomiques et physiologiques qu'une nomenclature est probable et exécutable.

Le pathonomisme n'a donc été possible qu'à cause de la doctrine sur laquelle il est fondé ; si l'on n'avait pas renversé d'abord les vieilles idées, il eût été impossible de faire un système de mots expressifs et justes. *Il fallait qu'un 89 scientifique passât sur la médecine pour qu'elle devînt raisonnable*, pour qu'elle pût se servir d'un langage digne d'elle et dont les nomenclatures botanique, chimique, anatomique, décimale (1), lui avaient fait voir les admirables modèles.

Les langues ne sont que l'expression de l'état des connaissances ; telle science, sans bases, sans fixité, sans systématisation, ne peut avoir un langage significatif et correct ; et l'on peut dire sans crainte que Vesale, Winslow, Harvey, Haller, Morgagni, Avenbrugger, Corvisart, Bichat, Laënnec, Duméril, Chaussier, Bayle, Broussais, etc., sont les vrais fondateurs du pathonomisme, et que M. Piorry n'a fait que rassembler leurs idées, les réunir, les systématiser et emprunter aux anciens et aux modernes des racines grecques (dont l'usage est entré dans le génie de notre langue) pour exprimer les pensées des grands maîtres.

(1) Les nomenclatures botanique, décimale, chimique, etc., de ce qu'elles sont composées souvent fort mal, de termes latins, grecs, etc., n'en sont pas moins reçues à cause de leur indispensabilité par les hommes de science et le public intelligent. Les reproches faits au pathonomisme de consacrer des mots fort irrégulièrement formés est d'autant plus injuste qu'ils le sont beaucoup mieux que ceux des autres nomenclatures, et que, puisque aucun d'entre eux n'est hybride, défaut que présentent les autres systèmes de dénominations, que si les termes de ma nomenclature ne sont pas toujours composés dans la forme grecque, c'est que si l'on se fût toujours servi pour arranger leurs éléments, de l'usage grec, ils eussent été démesurément longs. D'ailleurs, l'idée utile du pathonomisme est de placer le nom de l'organe au milieu du mot, celui de la cause avant, le mot de la lésion ou l'affection à la fin de ce terme. J'ai préféré l'idée médicale à la forme grammaticale, et je crois que l'on ne me blâmera pas.

Or, c'est là ce que l'on n'a pas assez vu ; on a attaqué tout d'abord le pathonomisme avec une sorte de furie ; on a dirigé contre lui des attaques de toutes sortes : l'ironie la plus sanglante, le ridicule et le méchant sourire ont été les armes de gens qui n'avaient pas de bonnes raisons à opposer à une doctrine qui reposait sur les travaux des anatomistes, des physiologistes, des médecins les plus illustres ; les livres, les journaux, les académies ont retenti d'articles ou de discours, où parfois l'on composait des mots ridicules que l'on attribuait faussement à l'auteur du pathonomisme. L'excellent dictionnaire de MM. Robin et Littré contenait une partie des termes de ma nomenclature. Cet ouvrage si utile eut un succès bien mérité. On fit si bien que l'on exigea des auteurs que cette nomenclature médicale fût retranchée d'une nouvelle édition.

Qu'est-il résulté de toutes ces petites menées? Que chacun fait en particulier ce que M. Piorry a systématisé en grand ; que l'esprit du siècle, comme l'a dit un grand publiciste, a pénétré dans la tête des gens qui y pensaient le moins, et que ceux-là mêmes qui, dans leurs cours ou leurs écrits, ont le plus attaqué la nomenclature organo-pathologique, ceux qui ont le plus déclamé contre l'usage des mots grecs, ceux qui se sont servis de locutions françaises renouvelées des patois des Gaules pour éviter d'employer des termes déjà admis partout, font des efforts incroyables, aussi inutiles que malheureux, pour désigner, par des expressions grecques, des symptômes de peu d'importance pratique. Exemple : goître exophthalmiques, ataxie locomotrice, etc. Ah ! si ceux qui ont déclamé si parfaitement contre la nomenclature en avaient été les auteurs, combien l'eussent-ils trouvée admirable! (Voyez la *Médecine du bon sens*, pages 422, 423.)

Le jour est arrivé où l'on peut sans crainte parler nomenclature, parce que le progrès anatomique, physiologique, étayé par les connaissances physiques et chimiques, permet de le faire, et c'est parce que l'auteur de cet écrit est convaincu de cette vérité qu'il ajoute à cet ouvrage le tableau suivant du pathonomisme.

Il suffira d'étudier pendant une heure ce même tableau pour le comprendre parfaitement, *et pour apprendre à composer soi-même des mots significatifs* et sur lesquels il est à peu près impossible de se méprendre.

Bien entendu qu'un grand nombre de noms d'organes, de lésions ou d'antécédents ne se trouvent pas dans ce coup d'œil général sur le pathonomisme; mais le besoin de la science et l'intelligence des médecins permettront facilement d'ajouter aux termes qu'il contient des dénominations nouvelles.

TICULES ITIALES n place avant lquefois après rps du mot ajoutant alors sinence *ic* (1)	SIGNIFICATION dans la NOMENCLATURE	NOMS DE L'ORGANE du liquide, etc.	SIGNIFICATION dans la NOMENCLATURE	PARTICULES finales OU DÉSINENCES	SIGNIFICATION des PARTICULES FINALES dans la NOMENCLATURE
....	degré élevé.	organo.........	organe.	isme...........	action norm. méca
....	faible degré.	hémo..........	sang.	pathie 4.........	souffrance, affectio
....	partout.	cardio..........	cœur.	topie...........	lieu, siége.
....	droit.	pneumo.........	poumon.	célie...........	tumeur.
ro.........	gauche.	pleuro..........	plèvre.	morphie.........	forme.
....	changement.	gastro..........	estomac.	trophie.........	volume, texture.
....	intérieur.	entéro..........	intestin.	mégalie.........	grosseur.
....	à l'entour.	iléo............	iléon.	œdésie..........	tuméfaction.
....	en haut.	hépato..........	foie.	microsie........	petitesse.
....	en avant.	spléno..........	rate.	sténosie........	resserrement.
....	sur.	néphro..........	rein.	ectasie ou asie..	dilatation, extensio
....	en grand nombre.	utéro...........	matrice.	sclérosie.......	induration.
....	un seul.	ovaro...........	ovaire.	malaxie.........	ramollissement.
....	ensemble.	péritono........	péritoine.	traumie.........	blessure, plaie.
....	absence de.	céphalo.........	encéphale.	diastasie.......	écartement.
....	normal.	rachisomyélo....	moelle rachidienne.	clasie..........	rupture, fracture.
....	action difficile.	névraxo 2.......	axe nerveux.	trésie..........	trou, perforation.
mo.........	force.	myélo...........	moelle.	emphraxie.......	obstruct., embarras
....	stase.	méningo.........	méninge, membrane	hémie ou émie...	congestion sanguine
....	aigu, rapide.	rhino...........	nez.	stasie..........	stase.
no.........	chronique.	angio...........	vaisseau.	hématosie.......	hématose altérée.
....	eau, sérosité.	adéno...........	glande.	oxémisme........	oxygénation du sang
gazo......	air, gaz.	acino 3.........	glandule.	ite.............	inflammation.
....	oxygène.	ophthalmo ommo	œil.	crinie..........	sécrétion.
bo.........	fer.	blépharo........	paupière.	rhémie ou rhagie.	écoulement de sang
....	sang.	dacro...........	larmes.	rhée............	écoulement blanc.
....	sueur.	oto.............	oreille.	pyoïe...........	formation de pus.
....	graisse.	arthro..........	articulation.	aphrosie........	écume.
....	bile.	ostéo...........	os.	cystie..........	kyste.
....	urine.	myo.............	muscle.	elcosie.........	ulcère.
....	salive.	ethmo...........	tissu cellulaire.	ostéi...........	maladie de l'os.
....	mucosité.	phlébo..........	veine.	lithie..........	concrétion.
lo, galo....	lait.	phlébartéro.....	artère pulmonaire.	phymie..........	tubercules.
....	fèces.	angioleuco......	vaisseau lymphatiq.	spéie (Bally)...	caverne.
ico, plasto..	plastique, fibrineux.	angiairo........	conduit de l'air.	syphiosie.......	syphilis.
....	pus.	angibrômo.......	tube digestif.	hématoïdie......	hématoïde.
o ou toxi....	poison.	angicholo.......	appareil biliaire.	cyrrhosie.......	cyrrhose.
co.........	septique.	cysticholo......	vésicule biliaire.	hydatidie.......	hydatide.
....	pierre, calcul.	augiosialo......	conduit salivaire.	carcinie........	cancer.
intho......	ver.	angiuro.........	voies urinaires.	cancroïdie......	cancroïde.
....	animal.	angiospermo.....	voies spermatiques.	mélanosie.......	mélanose.
....	végétal.	angiove.........	appareil ovarique.	scirrhosie......	squirre.
no.........	couleur.	élythro.........	vagin.	encéphaloïdie...	encéphaloïde.
o..........	cloison.	embryo..........	embryon.	névrie..........	action nerveuse.
....	ouverture, bouche.	diaphro.........	diaphragme.	pallie..........	vibration, oscillation
o..........	aliment.	dermo...........	derme.	esthésie........	altérat. de la sensib.
....	virus.	chorio..........	chorion.	myosalgie.......	douleur de muscles.
....	marais.	thélo...........	papille.	myosie..........	maladie de muscles
....	miasme des marais.	tricho..........	poil.	myosismie.......	altération fonction.
no.........	miasme.	spiloso.........	tache, plaque.		des muscles.
....	rougeole.	mnémo...........	mémoire.	dynamie.........	puissance.
....	scarlatine.	psycho..........	intelligence.	sthénie.........	force.
ose........	virus du cheval.	psychatome......	principe de l'instinct	loïmie..........	peste en général.
ose........	virus, vaccin.		et de l'intelligence.	nécrosie, etc....	mort partielle.
etc., etc..	chien, etc.	biosismo, etc....	action vitale.		

L'idée principale du pathonomisme est de placer le nom de l'organe au milieu du mot, ui de la lésion à la fin de ce mot, et de faire précéder celui-ci d'une particule initiale qui igne le degré, le siége, la marche, la cause, l'agent producteur de la lésion, etc.

Autant que possible, on n'a conservé, dans le pa- misme, que les éléments essentiels des radicaux

Voyez pour les noms des divers organes qui font du névraxe le nº 11521 du *Traité de médecine que.*

Voyez pour les noms des diverses parties de l'ap- de la vision, le nº 11401 du *Traité de médecine que.*

Pathie, ou, par abréviation, *ie* (souffrance, affection). sque l'euphonie le demande et que *le sens n'est ltéré*, il est bon de supprimer une voyelle ou une syllabe. — Exemple : gastrentérite pour gastro-entérite; sialadénie pour sialoadénie ; hépathie pour hépathopathie ; péritonite pour péritonipathie ; anomorphie pour anomomorphie. — On placera la lettre H devant isme, émie, ite, etc. (hisme, hémie, hite, halgie, etc.), pour en faire les substantifs : action régulière, congestion, inflammation, etc.; et cela de la même façon que l'on met un H devant émorrhagie pour en faire hémorrhagie. On substitue un E à un O quand les particules désignant des organes sont placées à la fin des mots ; exemples : angiaire et non pas angiairo, entéro-spilose et non pas entéro-spiloso, etc.

SYNORGANOPATHISME

:TRINE FONDÉE SUR LA COMPLICATION ET L'ENCHAINEMENT DES MONORGAN OU ÉTATS PATHOLOGIQUES

L'admission des maladies simples, considérées comme des unités, n'est c ne ni à la raison, ni à l'expérience de chaque jour. *La cause du mal primiti effets immédiats* constitueraient bien, par leur ensemble, *une maladie*, mais t sitôt que ces effets immédiats sont produits, des causes invariables pour cha ividu viennent à agir, des résultats divers ont lieu, et ils modifient tellement nptômes, les phénomènes organiques, leur durée, leur marche, leur gravit tout le traitement qui leur est applicable, que l'idée de l'unité morbide, t on la comprend en général, et à laquelle on opposerait une curation unitair ciale, une sorte de recette fixée par avance, n'est pas soutenable.

Il faut *au lit du malade* étudier les différents états pathologiques des orga monorganies, états dont il est impossible de former des groupes désignés s om de maladie, parce que sur chacun des malades dits atteints de la *même* *e*, il y a impossibilité de trouver le même nombre d'états organopathiques a même ordre de succession, le même degré d'intensité, etc.

En vain dira-t-on qu'il y a une maladie principale, il est trop évident que, même individu, la maladie principale d'aujourd'hui ne sera pas celle de dema

On est donc forcé de laisser de côté ces *maladies* complexes qui n'ont rien cis, comme le prouvent les tableaux de complications tracés par les auteur pos de chacune d'elles! Il faut aussi oublier les noms qui les désignent. ns, le plus souvent, ne sont en rien les synonymes de ceux qui sont consa le pathonomisme; car ces derniers se rapportent à des organies spécifiées, ves, tandis que les premiers ont pour but d'exprimer des unités morbides in ssibles.

Les états pathologiques des organes doivent être d'abord isolément étudiés et te simultanément considérés; ils ont chacun leur cause dont il faut tenir com r diagnose que l'on doit établir, leur traitement, but de la science du méde aut rechercher leur nombre, leur degré d'intensité, et surtout leur filiation, le luences réciproques, afin de déterminer ceux qui parfois sont le point de dé s autres, quand cela est possible; car souvent on est forcé d'attaquer les o pathies consécutives sans pouvoir atteindre l'état morbide primitif qui use.

Ces organopathies ou organies ont besoin d'être nommées par des mots s expriment telles qu'on les conçoit dans l'état actuel de la science. Il faut d e nomenclature nouvelle qui ne soit pas une pure fantaisie, un simple dési umettre à la forme grecque les dénominations des groupes complexes dits *lies*, mais qui soit la conséquence nécessaire du synorganopathisme. Si les r optés par M. Piorry paraissent être insuffisants ou mal choisis, on leur en ituera d'autres; mais il faut toujours les composer d'après les mêmes princi

En somme, le seul médecin digne de cet honorable nom, est celui qui oyant un homme malade, se demande et parvient à savoir en quoi ce ma ffère de l'homme sain, et qui détermine, au moyen des connaissances anat ues, physiologiques et cliniques, en s'étayant aussi de l'expérience des autr e lui-même, quels sont les moyens les plus convenables pour le ramener a ne possible à l'état de santé. Le panthonomisme n'est que l'expression par des r e cette idée.

P.-A. PIORRY et le Dr DUCLOS (de Rouen).

EXPOSÉ

DE LA PLUPART

DES OUVRAGES PUBLIÉS JUSQU'A CE JOUR

PAR M. P.-A. PIORRY

— 1818 - 1868 —

BULLETIN CLINIQUE (1834). Un grand nombre d'observations qui ont été en partie reproduites dans le tome 3e du *Traité de médecine pratique.*

BULLETIN DE L'ACADÉMIE IMPÉRIALE DE MÉDECINE. Un très-grand nombre de Mémoires, Rapports, etc. (De 1824 à 1868.)

CLINIQUE MÉDICALE DE LA PITIÉ ET DE LA SALPÊTRIÈRE, et Collection de Mémoires sur la fièvre typhoïde, le choléra, l'ophthalmie, l'érysipèle, etc. (Paris, 1833.)

DE LA PERCUSSION MÉDIATE (1827), en 1 volume couronné par l'Académie des Sciences en 1828. Il traite de la partie expérimentale de cette méthode de diagnostic.

DE LA DOCTRINE DES ÉTATS ORGANOPATHIQUES, de la Nomenclature organopathologique, du traitement de la Variole, suivi de deux Mémoires, l'un sur *la Folie et le Délire*, l'autre sur *la Dérivation et la Révulsion.* (Paris, 1855.) Le travail dont il s'agit est l'ensemble de quelques-uns des discours que M. Piorry a prononcé à l'Académie impériale de médecine pour la défense de ses doctrines.

DE L'IRRITATION ENCÉPHALIQUE (fièvre cérébrale), chez les enfants (1823).

DICTIONNAIRE DES SCIENCES MÉDICALES (de 1818 à 1822), un grand nombre de Mémoires.

DIEU, L'AME ET LA NATURE, poëme, suivi d'une épître sur la médecine moderne et de fragments poétiques sur Napoléon et sur la Révolution (1854), d'une Épître à Barthélemy sur la médecine et les médecins, en 1 volume de 2,400 vers, avec des notes. Une nouvelle édition de ce poëme avec de nombreuses additions est sous presse.

EXPOSÉ ANALYTIQUE des principaux travaux d'anatomie, de Physiologie, d'Hygiène, de Chirurgie, de Diagnostic, de Médecine pratique et de Littérature philosophique de P.-A. Piorry, à l'appui de sa candidature à l'Académie des Sciences. 1 vol. in-4°. Seconde note du même genre sur les travaux de M. Piorry, de

1854 à 1867. Ces deux exposés forment par leur ensemble 200 pages.

LA MÉDECINE DU BON SENS. De l'emploi des petits moyens en médecine et en thérapeutique. 1 volume de 560 pages. 2e édition. — La seconde édition est presque épuisée.

PROCÉDÉ OPÉRATOIRE A SUIVRE DANS L'EXPLORATION DES ORGANES PAR LA PERCUSSION MÉDIATE (1832 et 1834). Ouvrage destiné à décrire les procédés qu'il faut suivre pour pratiquer convenablement le plessimétrisme. Il est suivi de Mémoires sur les pertes de sang, les organes respiratoires et digestifs.

TRAITÉ DE MÉDECINE PRATIQUE. Cette édition est épuisée. Paris, 1841-1851. 9 volumes dont chacun a de 600 à 800 pages, et dont le premier constitue : UN TRAITÉ DE PATHOLOGIE GÉNÉRALE, dont 150 pages consacrées à l'*Étude de l'anatomie pathologique*, contiennent l'exposé des faits principaux qui résultent des innombrables nécroscopies que l'auteur a pratiquées. Le neuvième volume, paru en 1851, contient : UN ATLAS DE PLESSIMÉTRISME, avec 42 planches représentant plus de 250 dessins plessimétriques gravés sur bois. (On ne trouve plus cet ouvrage dans le commerce.)

TRAITÉ DE DIAGNOSTIC ET DE SÉMÉIOLOGIE. Paris, 1837, 3 volumes in-8° de 600 à 700 pages. Cet ouvrage est le plus complet qui existe sur ce sujet. Il a été traduit en allemand, contrefait en Belgique, et même en France, au moyen de Manuels de diagnostic composé presque exclusivement avec les matériaux qu'il contient. (On ne trouve plus cet ouvrage dans le commerce.)

TRAITÉ DE PLESSIMÉTRISME ET D'ORGANOGRAPHISME. *Anatomie des organes sains et malades*, établie pendant la vie au moyen de la percussion médiate, et du dessin à l'effet d'éclaircir le diagnostic. 1 volume de 752 pages (1866).

TRAITÉ DES ALTÉRATIONS DU SANG, en 1 volume de plus de 700 pages (1843).

L'ÉVÉNEMENT MÉDICAL, journal hebdomadaire dont M. Piorry est le rédacteur en chef. Chaque numéro contient un article de clinique de M. Piorry.

Une multitude d'autres mémoires ont été insérés par M. Piorr dans des thèses de concours, dans divers recueils scientifiques ou médicaux, dans les *Archives*, dans la *Gazette des Hôpitaux*, dans la *Clinique* de M. Crosf, à Vienne, dans le *Courrier médical*, etc.

CONSIDÉRATIONS GÉNÉRALES

SUR LES OUVRAGES MÉDICAUX-CHIRURGICAUX

DE M. PIORRY

Parmi les travaux les plus utiles de M. Piorry, il en est plusieurs qu'il convient particulièrement de citer, parce qu'ils ont eu sur la pratique générale une influence ncontestée.

Mémoires de physiologie appliquée à la pathologie et au thérapisme.

Le premier de ces mémoires, publié dans le *Procédé opératoire de la percussion médiate*, est relatif aux pertes de sang et à l'influence de la pesanteur sur la circulation et cela soit en santé, soit en maladie. Ce travail est appuyé sur une multitude d'expériences sur les animaux vivants et sur des observations sans nombre. Il a prouvé : 1° Que l'on pouvait, dans certains cas, soustraire de grandes proportions de sang sans qu'il en résulte d'accidents graves; 2° que le pouls devenait de plus en plus fréquent à mesure qu'il y a moins de sang et que ce n'est pas toujours, et à beaucoup près, l'irritation qui l'accélère; 3° la similitude existant entre les symptômes des congestions cérébrales et de l'absence du sang vers le cerveau; 4° que pour reconnaître lequel de ces deux états existe, il suffirait de tenir la tête du malade élevée ou abaissée; 5° que l'on peut rendre à la vie des individus anémiés qui paraissent morts, en abaissant leur tête et en élevant leurs membres, de là de nombreuses applications au traitement de l'apoplexie, de la syncope, des hémorrhagies, des inflammations, et d'une multitude de maladies, etc., etc. Ce mémoire a eu sur la doctrine de l'irritation et des saignées, alors pratiquées à outrance, une iufluence qui a contribué à la renverser.

Le second travail, conséquence logique du premier, a eu pour titre : *De l'Abstinence, de l'alimentation insuffisante et de ses dangers*. Publié dans un temps ou la privation d'aliments était cruellement imposée à presque tous les malades, il fut l'un des principaux écrits qui firent cesser ce déplorable abus.

Puis sont venus : 1° tous les travaux successifs sur *la présence des liquides dans les voies de l'air*, et, par exemple, ceux qui ont pour titre : *Des Signes de la mort par submersion* (thèse latine pour le concours de l'agrégation, 1826). Ce mémoire exigea des expériences très-nombreuses sur les animaux. *De l'Insufflation pulmonaire et de l'emphysème du poumon; de l'Asphyxie par l'écume bronchique* (travail qui prouve que presque toujours la mort a lieu par l'accumulation de liquides souvent écumeux, dans les voies de l'air). *Mémoire lu en 1866 à l'Institut sur les respirations profondes et réitérées* (*hyperpnéisme*), etc., etc.

2° Les études suivies : sur *les névralgies, les névrores*, que M. Piorry démontra être souvent les résultats de vibrations nerveuses, ou *névropathies*; sur les affections cérébrales et myéliques, etc., etc.

9

Ces divers travaux, suivis d'une infinité de mémoires sur les *maladies du système nerveux*, permirent à M. Piorry de compléter en quelque sorte, aux points de vues pathologiques et thérapeutiques, les magnifiques recherches de Bichat sur l'influence qu'exercent les uns sur les autres : le cœur, le cerveau et les poumons.

Les médecins qui ne tiennent pas compte des faits précédents ne peuvent pas avoir en médecine pratique des idées justes et positives.

3° Les innombrables mémoires relatifs *aux épidémies :* de choléra, de fièvre dite typhoïde, de variole, d'ophthalmie purulente, de fièvre puerpérale, de gangrène d'hôpital, de septicémie, etc., qui combinées avec l'encombrement et la respiration des matières putrides, donnaient aux maladies les plus légères, un caractère des plus graves; M. Piorry a prouvé par des recherches que le choléra simple (cholérine, etc.), est peu grave, probablement contagieux, mais que, s'il vient à se compliquer de l'action des miasmes septiques, il est souvent mortel. La thèse pour le professorat, en 1838, sur *les Habitations privées* (ouvrage publié sous forme de volume et qu'il serait utile de réimprimer), deux mémoires sur *les épidémies* lus à l'Académie impériale de médecine, démontrent l'exactitude de ces propositions.

4° Le *Traité des altérations du sang ou Anomémies*, publié en 1834, et par conséquent bien des années avant que M. Andral ait lu à l'Académie des sciences un mémoire sur ce sujet, *mémoire qui a été pris en très-grande partie dans l'ouvrage de M. Piorry* (1), est un des écrits qui a ramené davantage les idées vers l'admission des maladies dites générales et si singulièrement désignées sous les noms de diathèses ou cachexies. C'est en vérité bien peu connaître les travaux des médecins qui ont écrit de 1826 à 1840, que de ranger M. Piorry au nombre des localisateurs quand même, lui qui a donné, en 1834, des noms spéciaux à chacune des anomémies établies dans les travaux précédents.

Traité de médecine pratique.
Traité de diagnostic.

Les traités *de diagnostic et de médecine* pratique renferment une multitude de mémoires originaux, qui ne sont presque jamais des compilations et qu'il n'est pas possible d'analyser. Ces mémoires ont toujours un but utilitaire et les douze volumes qui les composent traitent de toutes les parties de la pathologie, de l'anatomie pathologique, de la diagnose et du thérapisme. Il est inconcevable que l'on répète chaque jour que les organiciens négligent la pratique; il n'y a qu'à lire les ouvrages dont il s'agit pour voir que toutes les études de M. Piorry ont eu un seul but : le traitement des maladies; c'est-à-dire l'art de les prévenir, de les pallier et de les guérir. Le *Traité de Diagnostic* a été généralement lu et surtout pillé; si le *Traité de Médecine pratique*, que l'on ne trouve plus dans le commerce, avait été davantage médité, on aurait beaucoup moins

(1) Les expériences sur les proportions comparatives des divers éléments du sang appartiennent à M. Gavarrit. M. Piorry avait seulement pesé approximativement le sang en général et étudié les proportions considérables de fibrine ou de couenne existant dans le sérum, lors des maladies inflammatoires.

contesté les idées de M. Piorry, dont les opinions sont toujours basées sur l'observation et ses inductions logiques. Plusieurs médecins se proposent de rééditer ces livres, dont l'étendue rend une nouvelle publication, — qu'il serait utile de faire, — à la fois très-pénible et dispendieuse.

Traité de Plessimétrisme et d'Organographisme.

La connaissance exacte de l'état dans lequel se trouvent les organes profonds et des variations de siége, de forme, de volume, de consistance, de contenance qu'ils présentent en santé et en maladie, est la base la plus sûre de la diagnose et du thérapisme. Que peut-on penser de gens se disant médecins et qui administreraient des médicaments, souvent dangereux, sans pouvoir dire qu'elles sont les circonstances anatomiques ou physipathologiques qui en exigent l'emploi ? Que peut-on dire de ceux qui prennent la routine pour règle de conduite, le hasard pour boussole, et un traitement empirique pour base de leurs opinions? Ne verrait-on pas en eux des hommes dangereux et comparables aux plus déplorables charlatans? Les méthodes qui font, en quelque sorte, voir l'intérieur du corps de l'homme, et étudier l'anatomie des organes pendant la vie, doivent donc être et sont donc d'une indispensable utilité, elles doivent être étudiées jusque dans leurs moindres détails; c'est là un devoir que la conscience impose, et tel qui ne l'accomplit pas est coupable, et il l'est encore : lorsqu'il traite légèrement, en les taxant d'exagérations, des travaux sérieux, dont les moindres recherches lui démontreraient le positivisme.

Parmi ces moyens le Plessimétrisme, l'Organographisme, ou le dessin des organes à l'extérieur, tiennent le premier rang. Ces deux méthodes sont *des découvertes* de M. Piorry; ni les travaux assidus, ni les oppositions de mauvaise foi, ni le dédain de gens qui se disent des confrères, ni des plaisanteries dont le ridicule tombait sur leurs auteurs n'ont pu, pendant quarante ans, entraver ses recherches et paralyser son zèle.

Ce sont les résultats de ces investigations innombrables, c'est l'art de pratiquer la science et l'art de la médio-percussion et de l'organographisme, c'est le manuel bien moins difficile qu'on ne le croit et que, grâce au *Traité de plessimétrisme,* chacun peut, avec un peu de bonne volonté et de persévérance, apprendre en peu de temps, qui constituent ce laborieux ouvrage dont la forme est scientifique et sévère et qui apprend à constater et à dessiner à l'extérieur, soit la plupart des organes du corps, alors même qu'ils sont très-peu volumineux (les ovaires, les capsules surrénales, les troncs artériels, etc.); soit des lésions profondes et situées derrière les os, etc., etc., etc.

Quatre-vingt-dix figures que l'auteur a tracées lui-même, et qui sont plus remarquables au point de vue de l'exactitude des résultats plessimétriques indiqués que sous celui de l'apparence du dessin, rendent sensible, évidents pour le lecteur les faits que la médio-percussion permet de recueillir, et le manuel nécessaire pour la paratiquer (1).

(1) Une nouvelle édition du *Traité de plessimétrisme,* en deux volumes, doit être bientôt publiée chez Adrien Delahaye.

La médecine du bon sens, ou de l'emploi des petits moyens en médecine.

Les convictions de M. Piorry sont fondées sur une immense pratique, datant de plus de cinquante ans, et dont les hôpitaux et les malades de la ville ont été les bases. Cette pratique a été guidée: soit par des études historiques et pathologiques; soit par les connaissances anatomiques, physiologiques, physiques, chimiques, etc., et par cet esprit sévère d'observation que Descartes a si bien recommandé, et que la science moderne a pris pour drapeau. D'après cette science, l'utilité, l'efficacité réelle d'un nombre assez limité de médicaments est constatée; beaucoup d'entre eux exerçant une action thérapique plus que douteuse. Il en est beaucoup de dangereux et même de pernicieux; ces derniers ne doivent être employés que par des praticiens consommés et avec une prudence infinie; l'abus que l'on en fait de notre temps est déplorable et peut faire, d'un honnête médecin, le plus terrible empoisonneur; les moyens qui réussissent le mieux en médecine sont en général les plus simples; l'hygiène les fournit. La manière de diriger l'alimentation, d'éviter les circonstances qui entretiennent le mal; de disposer ses vêtements et son habitation, de faire en sorte de respirer l'air le plus pur possible, d'éviter l'action du froid humide, des matières putrides, et des causes innombrables de maladies, etc., etc. Voilà ce qui guérit le mieux, ce qui soulage le plus, ce qui fait vivre plus heureux et plus longtemps.

Ce sont de telles convictions qui ont conduit M. Piorry à publier son livre sur les petits moyens en médecine, livre écrit pour les médecins, et qui est lu aussi par le public. Heureusement qu'il en est ainsi, car ce public n'y trouve pas les conseils de se servir de médicaments dangereux, ni de faire de la médecine ; car la difficulté d'exercer celle-ci y est démontrée à chaque page, mais il y voit au contraire, quelles sont les immenses études auxquelles le médecin se livre, et combien la science véritable progresse. M. Piorry a établi, il est vrai, en 1818, dans le dictionnaire des *Sciences médicales*, que la lecture de la plupart des livres de médecine est dangereuse pour les lecteurs, mais il ne croit pas qu'il en soit ainsi pour les ouvrages dont le bon sens et l'hygiène fournissent les matériaux. Le succès du livre sur les petits moyens a prouvé qu'en pensant ainsi, il ne s'était pas trompé.

Poëme sur Dieu, l'âme et la nature.

Je ne sais si ce poëme est vraiment de la poésie ; mais que les vers qu'on y lit soient ou non poétiques, on ne peut nier qu'ils soient scientifiques, et que les idées qu'ils défendent soient dirigées par la philosophie humanitaire. Leur auteur a voulu, en les publiant, prouver par l'examen de la nature, de l'organisation et de la conscience, et indépendamment de toute opinion préconçue, l'existence de Dieu et d'une âme immortelle (1).

(1) Une seconde édition de ce poëme, avec de nombreuses addinios, est actuellement sous presse.

AUX LECTEURS !

A L'OPINION PUBLIQUE !

Après une vie consacrée à une multitude de travaux utiles, à un enseignement pratique continué de 1817 à 1866 avec une persévérance et une exactitude extrêmes et à des services hospitaliers qui ont duré de 1826 à 1866 ; — après avoir été honoré d'abord de quatre médailles successivement décernées pour des soins donnés aux cholériques, puis de la médaille d'or proposée à Athènes par le roi Othon pour un travail sur la quinine, et ensuite de trois prix ou mention honorable à l'Institut (concours Monthyon) ; — après la publication de plus de vingt-cinq volumes in-8o et d'innombrables Mémoires éminemment pratiques et originaux (1),

(1) Voir : *Dictionnaire des sciences médicales*, 1819 ; — *Journal de la Société de médecine*, 1817, 1818, 1819, etc. ; — *Mémoires et Bulletin de l'Académie impériale de médecine* ; — *Revue et Gazette médicales* ; — *Archives de médecine* ; — *Gazette des Hôpitaux* ; — *Journal hebdomadaire* et *Journal médico-chirurgical* ; — *Abeille médicale* ; — *Courrier médical* ; — *Événement médical*, etc., etc.

dont l'ensemble formerait quarante autres volumes; — et surtout après la découverte du Plessimétrisme, méthode admise par tous, en France comme à l'étranger, et reconnue comme un moyen positif de diagnose tout à fait indispensable alors qu'il s'agit de diriger le thérapisme et de lui donner de la certitude, — M. Piorry croyait mériter, sinon de la reconnaissance, du moins des égards.

On verra, dans les pages qui vont suivre, quelle récompense lui a été donnée.

HISTORIQUE

DE

MA DÉMISSION DE PROFESSEUR DE CLINIQUE MÉDICALE

A LA FACULTÉ DE MÉDECINE DE PARIS

SUIVI DE

PIÈCES JUSTIFICATIVES

Mes confrères, mes élèves, les médecins étrangers se sont demandé quelles pouvaient avoir été les raisons qui m'avaient conduit à donner ma démission de la chaire de clinique médicale à la Faculté de Paris, démission dont la conséquence forcée était la cessation de mes fonctions à l'Hôtel-Dieu (1).

Comment, se disait-on, avait-il pu se faire, que M. Piorry, qui s'était livré avec tant de persévérance à des travaux pénibles et innombrables auxquels il avait dû sa place de professeur; lui qui avait concouru deux fois pour les hôpitaux, deux autres fois pour l'agrégation, et qui n'avait obtenu qu'après cinq concours la chaire de pathologie; que M. Piorry, qui, pendant vingt ans, avait enseigné la physiologie et l'anatomie pathologique, M. Piorry, dont la clinique médicale, fréquentée par des médecins

(1) En effet, d'après un règlement dont l'utilité des malades n'a pas dicté les arbitraires décisions, tout médecin ou qui n'est pas professeur ou qui cesse de l'être, parvenu à l'âge de soixante-cinq ans, doit inévitablement sortir des hôpitaux de Paris.

Je ne crains pas de l'affirmer, tant qu'il conserve *ses aptitudes physiques et intellectuelles*, le médecin rend d'autant plus de services que son existence se prolonge davantage.

Exiger que les hommes *de science pratique*, lorsqu'ils sont arrivés à une période avancée de la vie, et alors même qu'ils possèdent toute la vigueur et toute l'énergie mentale de l'adulte, cessent d'accomplir leurs fonctions hospitalières, est une mesure déplorable; car l'expérience et l'étude de chaque jour ajoutent des connaissances

français et étrangers et par des élèves nombreux qui s'empressaient d'étudier, sous ses yeux, le plessimétrisme dont il était l'inventeur, plessimétrisme dont, plus que tout autre, il pouvait apprendre aux autres le manuel, et la méthode, faire apprécier les services et étendre les applications pratiques; comment, disait-on, était-il arrivé que M. Piorry ait pu renoncer si promptement à une carrière qui semblait être inséparable de son existence?

Ce médecin, ajoutait-on, ne pouvait arguer, pour excuser son désir du repos, du dépérissement de sa santé et de ses forces, il était plus énergique et plus travailleur que jamais; ses publications se succédaient sans cesse; il tenait trop peu à des questions de lucre pour sacrifier la science à l'augmentation d'une clientèle nombreuse, qu'il lui était si facile d'étendre sans renoncer pour cela à un enseignement qu'il aimait, à ses malades de l'hôpital auxquels il était si dévoué. Comment avait-il pu chercher à partager la mise à la retraite de collègues dont l'un se faisait remplacer depuis des années à la Faculté, tandis que les autres étaient frappés de maladies ou de lésions incurables et mêmes mortelles? Est-ce qu'il n'avait pas depuis longtemps appris à braver le mauvais vouloir, l'injustice et même la persécution de gens qui avaient

nouvelles et humanitairement applicables à celles qu'ils avaient précédemment acquises.

Tant qu'aucune lésion (appréciable ou non) de l'encéphale ou du système nerveux n'a pas porté atteinte, soit aux sensations, à la mémoire et à l'intelligence; soit aux sentiments affectueux ou à l'énergie de la volonté; tant que les mouvements existent, libres et faciles, l'âge ne fait qu'améliorer l'état moral de l'homme et qu'augmenter la somme de son instruction et de sa science.

Grâce aux années qui s'accumulent, les faits récemment observés et que l'on compare à ceux dont on avait été témoin, régularisant ces derniers, permettant de les vérifier, de les contrôler, d'en tirer de logiques conséquences, donnent à l'entendement une extension de plus en plus grande. Le médecin encore robuste et actif est donc, dans un hôpital comme ailleurs, d'autant meilleur clinicien, d'autant plus sûr de sa diagnose et de l'efficacité de son traitement qu'il a vécu davantage.

C'est donc un tort extrême à l'administration que de priver les indigents des services que leur rendent les praticiens mûris par l'expérience et le jugement, et cela au moment où, plus que jamais, ils deviennent capables de leur être utiles.

Seules, les infirmités du corps et de l'esprit qui frappent un médecin, de n'importe quel âge, exigent, non pas sa démission forcée, mais sa mise à la retraite avec indemnité *suffisante* pour honorer souvent répondu à ses politesses ou aux services qu'il leur avait rendus par l'inconvenance ou l'ingratitude? Pourquoi, enfin, avait-il pu renoncer aux prérogatives de fixité que les concours avaient dû, nécessairement, donner à sa position professorale?

La réponse à ces questions est facile et se réduit à ceci :

M. Piorry n'a pas voulu donner sa démission, il a énergiquement résisté à la demande qui lui en a été faite, et cette démission lui a été en quelque sorte arrachée.

Je venais de publier (1866) la deuxième édition de mon livre pratique sur l'emploi des petits moyens en médecine, et mon ouvrage sur le plessimétrisme qui était le fruit de quarante ans de travaux, d'expérimentations anatomiques, physiques et cliniques, relatives à la méthode de diagnose dont il est impossible de me contester l'invention (la percussion médiate ou médiatisée); plus de cent élèves et une multitude d'étrangers fréquentaient les salles de ma clinique, un plus grand nombre d'autres

ses longs services. Il est, il faut le dire, honteux, pour la ville de Paris et l'administration des hôpitaux et pour les communes, de congédier sans une pension honorable, des praticiens qui ont passé la plus grande et la plus belle partie de leur vie à soigner les pauvres malades, à s'exposer chaque jour aux suites de piqûres anatomiques et à des affections épidémiques, telles que la variole, le choléra, le typhus, le farcin et la morve, etc., etc. Certes, c'est une dette sacrée pour le pays que de donner des moyens de subsistance à celui qui, devenu vieux, avait dans sa jeunesse, pour défendre sa patrie, bravé les dangers des batailles; mais n'est-il pas indigne d'éconduire, sans un traitement convenable, le médecin infirme ou âgé des hôpitaux, qui, devenu nécessiteux, avait trop souvent oublié, pour les malades, les soins de sa propre fortune (*)!

Ces mêmes règlements, qui éloignent des hôpitaux des médecins âgés, mais actifs, studieux, capables de soigner les indigents et d'instruire pratiquement les élèves, conservent comme titulaires des adultes impotents, paralytiques et impossibles, parce qu'ils n'ont pas encore soixante-cinq ans.

(*) J'ai d'autant plus le droit de parler ainsi que, d'après les règlements qui avaient été promulgués avant ma réception dans les hôpitaux, on m'a donné une pension que mes collègues plus récemment nommés que moi ne reçoivent pas, alors qu'ils ont atteint l'âge fatal; ce n'est donc pas pour mes intérêts personnels que j'écris cette note.

venaient encore écouter mes leçons dans l'amphithéâtre de l'Hôtel-Dieu; directeur du *Courrier médical*, je publiais chaque semaine une observation que, le plus souvent, je recueillais et rédigeais moi-même, en la faisant suivre de réflexions pratiques; défenseur convaincu et énergique des doctrines organiques et physiologiques qui avaient eu leur point de départ dans les travaux d'Arétée, de Galien, de Vésale, de Winslow, de Morgagni, de Stoll, de Haller, de Hunter, de Bichat, de Broussais, de Laënnec, etc.; ne négligeant en rien les applications *utiles* de la chimie et du microscopisme à la pratique médicale; restant actif et toujours laborieux, sain d'esprit et de corps, je voyais mon école s'étendre de plus en plus en France et à l'étranger, qui accueillait une grande partie de mes doctrines.

Ma clientèle progressait de plus en plus : Trousseau se mourait, M. Andral ne paraissait plus dans la carrière médicale, Cruveilhier était souffrant et Natalis Guillot agonisant; mon collègue à l'Hôtel-Dieu, ami intime du ministre, et qui ne pouvait me pardonner d'avoir donné, dans les concours, ma voix à des médecins que je croyais être plus méritants que lui, venait d'être frappé d'une hémorrhagie encéphalique, laquelle avait paralysé la moitié de son corps, ainsi que son aptitude au professorat; Velpeau vieillissait rapidement, etc.

Professeur et médecin à l'Hôtel-Dieu, du reste, je n'avais jamais failli à mes devoirs, à mon service hospitalier, dans lequel je ne manquais jamais d'interroger les élèves; jamais non plus je n'avais fait défaut à un examen, et je ne pouvais supposer que ma position officielle, acquise par neuf concours, pût être un moment attaquable; elle fut plus qu'attaquée, l'intrigue la renversa.

Au moment où j'arrivais d'un voyage en Normandie, au mois d'octobre 1866, je fus invité par le doyen, au nom de mes plus chers intérêts, d'avoir, dans son cabinet, une conférence avec lui. Je déférai à son désir. Alors la plupart de mes collègues étaient absents; presque tous les élèves étaient encore en province; un congé, pendant les vacances, m'avait été *offert* et donné, et je n'allais pas à l'Hôtel-Dieu où un agrégé faisait le service. Aussi n'avais-je eu aucune connaissance des intrigues qui se tramaient, des conciliabules qui se tenaient, et ni la Faculté, ni l'administration des hôpitaux, ni le ministère ne m'avaient fait la moindre communication ou le plus léger reproche ; on avait procédé contre moi dans le plus grand silence, et précisément comme le faisaient jadis les inquisiteurs. Quelle ne fut donc pas ma surprise lorsque M. Wurtz me fit la proposition inqualifiable de donner volontairement ma démission ! Je lui répliquai avec énergie; je rappelai mes droits de toutes sortes, mes travaux, mes découvertes, mon zèle, mes concours, mes nombreux ouvrages, le succès de mon enseignement, et je refusai de la manière la plus formelle et la plus absolue de céder à ses instances.

On m'assaillit de lettres, de démarches officieuses. Le doyen de la Faculté multiplia ses visites et les témoignages de *son affection*, à laquelle je devais d'autant plus avoir créance que, peu de semaines auparavant, l'hospitalité la plus cordiale m'avait été donnée par M. Wurtz.

Or, ce même M. Wurtz, cherchant à obtenir ma démission s'exprimait à peu près en ces termes :

« Vos collègues, disait-il, sont on ne peut plus malveillants à vos doctrines et à votre nomenclature. M. Husson vous est hostile, le ministre refuse de vous recevoir, et vous n'avez de soutien nulle part ; vous pouvez tenir pour certain que tous les désagréments possibles vont vous atteindre; c'est au nom de *mon affection pour vous* que je vous parle. La séance d'ouverture de la Faculté va avoir lieu dans trois jours, il faut absolument que votre décision soit prise *immédiatement*, ou sans cela on va agir immédiatement contre vous. Que vous acceptiez ou que vous refusiez la proposition que je vous fais au nom du ministre, *vous n'en sortirez pas moins de l'Ecole ;* vous n'avez pas le temps nécessaire de service pour obtenir le maximum de la retraite ; vous n'aurez que le minimum, si vous l'avez (1). Hâtez-vous donc ! plus tard il ne sera plus temps ; *les témoignages de la plus haute*

(1) Si ma confiance dans l'affection de M. Wurtz n'avait pas été si complète, si je n'avais pas eu une foi aussi entière et si aveugle en lui; si, comme je le fis plus tard, j'avais pris quelques informations dans les bureaux du ministère, j'aurais su que le ministre n'avait pas plus le droit de fixer le chiffre de ma retraite que de m'imposer la cessation de mon enseignement.

considération vous seront donnés (1); vous les méritez si bien ! N'êtes-vous pas parvenu au plus haut degré de réputation et d'estime publique? Vous avez, il est vrai, conservé une vigueur exceptionnelle, mais on ne s'aperçoit pas soi-même que l'on faiblit, et, quoique beaucoup plus jeune que vous, *je sens bien que mon aptitude au professorat décline;* vous ne pouvez échapper à la loi générale de l'âge; profitez de ce moment de splendeur pour laisser des regrets, et ne faites pas comme ces artistes qui ne savent pas se retirer à temps et qui s'exposent aux sifflets, alors que naguère ils étaient couverts d'applaudissements. D'ailleurs, vous êtes ici compris dans une mesure générale; MM. Andral, Cruveilhier, Jobert et Trousseau donnent leur démission; je puis vous donner l'assurance formelle que M. Bouillaud est dans le même cas, et qu'au mois de mars prochain, plusieurs autres professeurs vont, par une mesure semblable à celle qui est prise à votre égard, cesser de faire partie de l'École (2). Ne vaut-il pas mieux partager le sort de collègues aussi honorables que d'être frappé par une décision personnelle, qui, aux yeux du public, serait considérée comme un blâme officiel? »

Ce discours fut reproduit sous toutes les formes. En vain la réplique fut-elle aussi énergique que juste ; en vain je démontrai que les collègues opposants, dont on me parlait, n'étaient pas en majorité à l'École, mais en petit nombre; qu'ils étaient hostiles, non pas à ma personne, mais à mes doctrines et à mon enseignement; que ces oppositions systématiques au plessimétrisme, à la limitation linéaire des organes, à l'étude des éléments organiques des maladies, à la nomenclature dont j'étais l'auteur, étaient du même genre que celles qui n'ont cessé de se prononcer entre les médecins depuis l'école de Cos jusqu'au temps de Guy Patin et de Broussais ; que dans les sciences, la liberté devait être respectée et en général l'était toujours, et qu'il ne fallait en rien tenir compte de rivalités mesquines ; que, d'ailleurs, les élèves

(1) C'est sans doute pour remplir cette promesse que l'on ne m'a pas gratifié du titre de professeur honoraire.

(2) Est-ce le scandale qu'a fait naître ma démission, qui a prévenu l'exécution de ce projet?

m'étaient on ne peut plus bienveillants et que je ne voulais pas m'en séparer; d'ailleurs une proposition telle que celle que vous me faites, disais-je, exige au moins quelques jours de réflexion. Avant d'y acquiescer, je veux être sûr que M. Bouillaud se retire, que M. Velpeau ne reste pas à la Faculté. Si M. Cruveilhier consent à cesser d'être titulaire, c'est que, fatigué par les veilles et le travail, il veut prendre du repos; sa retraite ne peut être que volontaire, car sa chaire a été instituée en sa faveur par Dupuytren, qui avait légué les fonds nécessaires pour les honoraires du nouveau professeur. M. Andral, depuis plusieurs années, ne paraît plus à la Faculté ; car, par une dérogation incroyable aux règlements, ce n'était pas un agrégé qui assistait pour lui aux examens, mais bien nous, les professeurs de pathologie interne et de clinique médicale, qui avons rempli *bénévolement* ses fonctions; il s'était, par conséquent, depuis longtemps retiré de l'École sans se faire remplacer. Le triste état de Jobert, tout à fait incurable, rend sa destitution inévitable. M. Trousseau est en proie à des souffrances qui ne lui permettent pas de faire son service hospitalier. Qu'y a-t-il de commun entre la position de ces messieurs et la mienne? Encore une fois, je vous le répète, je ne veux pas donner ma démission ; *vous, monsieur Wurtz, vous vous sentez affaibli, je me sens plus fort que jamais ;* chaque jour me fait découvrir quelques particularités en diagnose et même en thérapisme que je ne connaissais pas ; croyez-vous qu'il soit très-facile de me remplacer comme clinicien et que les élèves n'ont pas quelque besoin d'être exercés au plessimétrisme dont je suis l'inventeur et à l'auscultation, que j'ai apprise sous les yeux de Laënnec? Plus que personne je suis partisan des recherches microscopiques, de certaines applications chimiques; j'ai peut-être fait plus d'un travail utile dans cette direction ; mais ce n'est pas ce genre d'investigations qui a encore fait avancer la pratique: c'est l'observation au lit du malade dont les élèves ont le plus besoin; c'est l'interrogation clinique qui en fait des médecins; c'est vers leur instruction dans ce sens que j'ai dirigé et consacré la plupart de mes études, et c'est là le moment où vous venez me demander ma démission! Je ne vous la refuse que par amour pour la science, pour conserver une position qui me permet de défendre les faits et les opinions que l'expérience a consacrés mille fois. Assez d'autres interrogeront les élèves sur les excentricités microscopiques, sur les faits cliniques actuellement sans application, sur les spéculations de cabinet ! Laissez-moi donc inculquer dans l'esprit de la jeunesse la nécessité des études pratiques, *car le devoir et la mission de la Faculté sont de faire des médecins utiles, et la science si difficile de la connaissance et de la curation des maladies est ce qu'elle doit, avant tout, enseigner*. Sans doute, les docteurs que nous formons doivent être lettrés et savants, mais avant tout, il faut qu'ils soient d'excellents médecins. Tout ce que vous me dites sur ma personne, sur le repos qu'il est prudent de prendre avant de devenir vieux ; toutes les promesses, tous les gages de la faveur du pouvoir me touchent peu, et je l'ai dit dans d'autres temps au ministre, comme je le dis à vous-même, je ne demande qu'une chose, c'est que l'on se rappelle que nous vivons dans un temps où la liberté des opinions est dans nos lois, et qu'on me laisse enseigner la science médicale dans une chaire que les concours m'ont fait conquérir, et dans une clinique où j'ai été appelé par l'unanimité de mes collègues.

M. Wurtz ne se découragea pas ; il renouvela l'assurance que, si je ne cédais pas, le ministre prononcerait mon exclusion de l'École ; que l'on porterait l'atteinte la plus grave à mes intérêts ; que l'opposition de tous mes collègues et même de ceux qui se disaient mes amis était d'une telle violence qu'il fallait ne pas résister ; cette assurance me fit plus de peine et influa davantage sur ma détermination que toutes les menaces ; ce fut alors que je cédai, mais avec une forme qui devait faire voir au ministre combien ma volonté avait été méconnue. Je dis au doyen *qu'il eût à écrire de sa propre main ma démission;* il le fit. On va voir plus loin que j'ai conservé cette pièce importante. J'exigeai qu'il y ajoutât que *je faisais ainsi un très-grand sacrifice !...* Dans mon ingénuité, je croyais que le ministre, en ayant ainsi la preuve de ma résistance absolue, changerait d'opinion ; peut-être l'eût-il fait, mais il y avait près de lui : des ambitieux qui voulaient des places, des ennemis auxquels dans les concours, obéissant à ma conscience, je n'avais pas donné ma voix ; des rivaux jaloux : les uns frappés par la maladie, les autres qui redoutant l'extension croissante de ma position médicale et de mon enseignement, étaient beaucoup plus habiles à intriguer qu'ils ne l'avaient été, alors qu'il s'était agi de défendre, à la tribune académique, leurs opinions scientifiques.

Une heure après avoir quitté M. Wurtz, je rentrai chez moi et, immédiatement, j'écrivis *officiellement* au doyen que je retirais ma démission, et que je le priais de ne pas la remettre à M. Duruy; mais on me répondit qu'il était trop tard et qu'elle était déjà au ministère.

Alors : visites nouvelles et réitérées du doyen auprès de moi; supplications, menaces alternant avec les promesses ; je réunis quelques amis; la majorité d'entre eux me conseilla de céder, et c'est alors que je finis par comprendre que je devais le faire ; j'avoue que j'avais la croyance qu'il se trouverait encore à Paris assez d'élèves pour demander la conservation de leur professeur, et assez de médecins qui me devaient leur instruction pratique pour protester contre ma démission : il n'en fut rien.

On m'invita à la séance d'ouverture de l'École, je craignis que ma présence y fût une occasion de troubles et de scandale, je ne m'y rendis pas ; il n'y en eut pas moins de bruyantes manifestations pour moi, et mon nom fut cent fois prononcé par l'auditoire. Ce n'était pas du bruit qu'il fallait faire ; c'était une pétition paisible qu'il convenait d'adresser au ministre ; les cris tumultueux ne font pas gagner une cause ; c'est la raison et l'équité qui assurent le succès ; que fût-il arrivé si, présent à la séance, j'eusse été le prétexte de troubles plus sérieux et de la nature de ceux qui, le lendemain, se déclarèrent à l'occasion des évènements du boulevard Saint-Michel? Je ne puis le deviner ; mais ce que je sais mieux, c'est que j'eusse été désolé si un seul de mes élèves, alors qu'il avait seulement l'intention de manifester l'estime et la reconnaissance dont il m'honorait, avait été compromis.

Le décret relatif à la démission de MM. Andral, Cruveilhier, Jobert, Piorry et Trousseau fut, deux jour, plus tard, publié dans le *Moniteur*. Par une exception ausss injuste qu'elle paraissait au premier abord inexplicable, on y donnait le titre d'*honoraire* à quatre professeurs, et 'on désignait M. Piorry par les mots : *ancien* professeur !

Quel était le motif de cette inqualifiable distinction?

Certes, ce n'était pas pour m'infliger un blâme quelconque que l'on agissait ainsi; car, en même temps que l'on me décorait de la croix d'officier de la Légion d'honneur, on m'adressait encore de splendides remerciements pour les longs et importants services que j'avais rendus à la science et à l'enseignement.

Ce n'était pas non plus pour me donner un titre relatif à un droit d'ancienneté. En effet, MM. Andral et Cruveilhier *avaient été nommés sans concours*, l'un vers 1826, l'autre à peu près à la même époque; M. Jobert avait, sans épreuves préalables, obtenu seulement en 1868 la chaire de clinique; mais M. Trousseau avait dû sa nomination au concours en 1839, et ce n'est qu'en 1840 que j'obtins, malgré de détestables intrigues, le titre de professeur de pathologie médicale et aussi par le concours, la chaire de pathologie médicale.

Les professeurs *anciens* étaient donc MM. Andral, Cruveilhier et Trousseau; relativement à eux, j'étais un nouveau professeur; MM. Velpeau et Bouillaud restaient titulaires, et cependant, ils étaient de beaucoup plus anciennement reçus que moi.

Il serait indigne du pouvoir et de moi-même de supposer que ce soit par animosité contre ma personne, contre mes opinions libérales et philosophiques ou contre le plessimétrisme, ou encore contre mes utiles tentatives imitées des nomenclatures botaniques, chimiques, décimales ou anatomiques (tentatives qui avaient pour but de rectifier le ridicule langage de la médecine ancienne et moderne), que l'on ait pris une décision qui me blessait comme savant et comme professeur.

Les vraies causes de cette mesure, nouveauté sans aucun précédent, étaient à coup sûr les élections que l'on se proposait de faire incessamment à la Faculté. Il faut pour en être convaincu, savoir que *l'honorariat donne le droit de voter lors de la nomination des nouveaux professeurs*.—Or, on connaissait toute mon indépendance à l'endroit des recommandations autoritaires ou aristocratiques; j'avais donné trop de preuves que ni le doyen, ni mes collègues, ni les liens de famille, ni mêmes mes amis ne pouvaient faire fléchir les déterminations que m'imposait ma conscience; on n'ignorait pas que toutes les fois que j'avais eu l'honneur d'être juré dans les concours, je n'avais jamais tenu compte que des épreuves, et que j'avais publié un mémoire sur les moyens d'assurer, par ces mêmes concours, le succès aux plus dignes.

On n'avait peut-être pas oublié qu'aussitôt promu à la place de médecin du bureau central, j'avais, en 1826 et en 1827, étant juge du mérite des épreuves pour l'externat ou l'internat, pris chaleureusement la parole pour demander qu'à l'avenir les médecins des hôpitaux fussent nommés au concours, et que M. Portal, qui m'affectionnait, d'après mes pressantes sollicitations, seconda mes efforts bientôt couronnés de succès (1).

On était convaincu qu'à la Faculté mes opinions, comme honoraire, eussent été les mêmes que celles du professeur titulaire; on savait bien, à l'École et ailleurs, que l'homme qui n'avait jamais déserté la cause d'une sage liberté et de la justice, ne fléchirait pas devant le devoir. On avait fait des choix par avance; on voulait nommer tel ou tel; ma voix pouvait compromettre les nominations que l'on se proposait de faire; on craignait que, dans la séance de l'assemblée, je ne parlasse plus que jamais du rétablissement du concours pour le professorat; et que je ne défendisse avec énergie les doctrines organiques et une sage pratique, etc.

Voilà à coup sûr les causes qui m'ont privé du titre d'honoraire (lesquelles auraient dû me le mériter) et que je regrette seulement parce que j'aurais pu attaquer devant mes collègues les abus qui existent à la Faculté, et soutenir les justes droits des praticiens laborieux et instruits!

La décision consignée dans le *Moniteur* était irrévocable; j'avais été contraint de céder. Je dirigeais depuis longtemps un journal qui appartenait à l'éditeur de mon livre sur la *Médecine du bon sens* (livre éminemment pratique, qui dès lors était presque arrivé à la seconde édition), et de mon *Traité de plessimétrisme* (ouvrage dont on aurait bien voulu, à la Faculté, empêcher le succès); je croyais avoir, dans le *Courrier médical*, une tribune qui me permettrait: de défendre des doctrines qui, chaque jour, faisaient de nouveaux prosélytes et de continuer mon en-

(1) Voyez le compte rendu des séances des prix donnés aux élèves des hôpitaux, en 1827 ou 1829.

seignement! Vaine croyance! le journal, à mon insu, fut vendu, et la position de directeur me fut enlevée! A d'autres de s'enquérir des motifs qui ont fait acheter à un très-haut prix ce recueil périodique, et à rechercher quels sont les hommes qui ont donné les fonds nécessaires, dans l'intention peut-être de m'enlever sa direction principale. Ce qu'il y a pour moi de certain, c'est qu'il me fallut cesser d'écrire dans le *Courrier médical*.

Je n'ai pas l'habitude du découragement; les malheurs, les persécutions ne m'abattent pas. Le *Justum et tenacem propositi virum*, d'Horace, est et sera toujours ma devise. Au moment où, attendant la loi dont on parlait dès lors sur le droit de réunion, je pensais à publier mensuellement des fascicules cliniques et pathologiques; un éditeur honorable, M. Marchand, me proposa de fonder avec lui un journal dont je serais, exclusivement au point de vue scientifique, et en aucune façon sous le rapport industriel et des annonces, le rédacteur en chef. J'acceptai cette offre, et de là résulta la création (mars 1867) de l'*Événement médical*, qui devint alors ma tribune professorale. Je me réservai le droit de publier à part les observations et les mémoires que j'y insérerais, sous la forme de volumes successifs, et c'est le premier de ces volumes de clinique et de pathologie médicale que je publie actuellement. — Mais continuons l'exposition des faits : probablement, l'*Evénement médical* porta quelque ombrage au ministère, ou du moins l'historique très-incomplet de ma démission, historique qui ne mentionnait que mes propres écrits; mais non pas la publication des lettres dont ils étaient les conséquences inévitables ; cet historique, dis-je, valut au journal et à moi-même un *communiqué* dont les termes furent assez peu ménagés. On comprendra facilement pourquoi je n'y répondis pas de suite, et comment il se fit que j'attendis l'heure où je pourrais, dans un livre de quelques cents pages, et sans crainte de compromettre les intérêts du propriétaire-gérant du journal, donner connaissance au public, soit de la manière dont j'étais sorti de la Faculté, soit des circonstances qui, tout en me faisant cesser l'enseignement officiel, ne me fera en rien renoncer à l'enseignement particulier.

Ce qui vient d'être dit est l'exposé le plus simple et le plus véridique possible des faits relatifs à ma démission et aux événements qui l'ont suivie. On a pu m'empêcher ainsi de continuer mon enseignement, on a pu m'ôter même très-injustement le titre de professeur honoraire; mais on ne peut me priver du titre honorable de professeur nommé par concours (ce qui ne peut guère être dit maintenant de la plupart de mes collègues) et d'être heureux d'avoir été élu à l'unanimité, par la Faculté et ensuite par l'Empereur, professeur de clinique, soit à la Charité, soit à l'Hôtel-Dieu; il est tout aussi impossible de faire que je n'aie pas été médecin d'hôpital, à la Salpêtrière et à la Pitié (de 1826 à 1852) et que je n'y aie pas fait, au lit du malade, des cours suivis par de nombreux élèves; on ne peut pas dire encore que je n'aie pas constamment rendu publics mes travaux utiles, mes recherches diagnostiques, mes découvertes thérapiques, et que je n'aie pas pris toujours pour devise : Dévouement à l'humanité, à la science et aux élèves; oubli de mes intérêts personnels; travail persévérant; indépendance dans les limites exigées par le bon droit et la politesse; et enfin que ma vie scientifique n'ait pas constamment été dirigée par le désir d'être utile.

Les déclarations faites dans le *communiqué* adressé à l'*Evénement* le 22 juin ne feront pas que je dirige contre M. Duruy des accusations relatives aux faits qui viennent d'être relatés. Mes rapports directs, dans ces tristes circonstances n'ont été qu'avec M. Wurtz et avec le secrétaire des bureaux de la Faculté; lequel ne pouvait se dispenser d'exécuter les injonctions du doyen. Je n'attaque même pas ceux de mes collègues que le bruit public et des conversations particulières, des actes d'impolitesse et de mauvais vouloir envers moi me conduiraient à regarder comme des ennemis acharnés et qui auraient été les instigateurs de la triste affaire qui me concerne; je n'accuse jamais sans preuves, et ces preuves, je ne les ai pas; je sais seulement que M. Trousseau, quelques mois auparavant, a colporté, à quelques-uns de mes collègues et à des élèves *pendant un examen* et peut-être ailleurs, ma proclamation aux élections en 1848, proclamation dans laquelle je manifestais dans un style chaleureux mes opinions très-libérales, mais non pas anarchiques; s'il fallait donner la retraite à tous ceux qui, à cette époque, ont parlé encore plus énergiquement que moi, il faudrait qu'un grand nombre des personnes qui gouvernent quittassent le pouvoir. Ce n'est pas surtout au moment où, pour des mesures plus ou moins libérales qu'a prises le ministre relativement à l'éducation des femmes, à l'extension de l'enseignement primaire ; ce n'est pas quand il a eu à défendre la Faculté au Sénat, que je me servirais de faits personnels pour ajouter mes reproches à ceux qui lui ont été faits. Un président d'Académie m'a même assuré que M. Duruy lui avait affirmé que les médecins qui l'entouraient alors l'avaient en quelque sorte forcé, contre son avis, de me retirer l'honorariat.

Certes, s'il en a été ainsi, il aurait commis en ceci un grand acte de faiblesse, et, dans tous les cas, il aurait dû préalablement causer directement avec moi de ma démission, me faire connaître les reproches que l'on me faisait, écouter ma justification, dont je n'avais, du reste, aucun besoin ; il fallait me citer, s'il avait cru ces reproches mérités, au Conseil académique, où il m'eût été si facile de déjouer les intrigues ourdies par des gens qui fréquentent plus le ministère que les hôpitaux ou les amphithéâtres, etc. Il ne l'a pas fait ; il a eu, en définitive, trop de confiance dans son entourage. Je lui pardonne cette confiance, car je m'en suis aussi trop rapporté aux doucereuses paroles de M. Wurtz ; nous avons donc, le ministre et moi, commis une faute du même genre. Je me tais, relativement à ce qui le concerne ; l'opinion publique est là pour juger sa manière de faire et la mienne. Il me semble, d'ailleurs, que, jusqu'à présent, la Faculté et l'enseignement n'ont pas beaucoup gagné aux mesures acerbes qui ont renouvelé une partie de l'École de médecine, et que la clinique médicale n'a guère progressé dans les hôpitaux où se font les cours universitaires. Les attaques cruelles qui ont eu lieu devant le Sénat contre la Faculté ne se seraient peut-être pas produites si, de toutes parts, elles n'avaient pas été rendues plus faciles et plus opportunes par le mécontentement général qu'avaient fait naître, soit dans le public, soit parmi les médecins et les élèves, les changements apportés en 1866, dans le personnel de l'Ecole de Paris.

P.-A. PIORRY.

Le 20 juin 1868.

PIÈCES JUSTIFICATIVES

DE L'HISTORIQUE QUI PRÉCÈDE

Première lettre de M. Wurtz à M. Piorry, le 19 octobre 1866.

Mon cher collègue,

J'aurais besoin de causer avec vous au sujet d'une affaire très-importante qui vous concerne, et je serais bien heureux de vous voir lundi prochain, si vous vouliez prendre la peine de passer à la Faculté de dix à onze heures et demie du matin.

Veuillez croire, mon cher collègue, aux sentiments dévoués de votre camarade,

AD. WURTZ.

Deuxième lettre de M. Wurtz à M. Piorry, le 26 octobre 1866.

Mon cher collègue,

Je suis venu vous voir, 21, rue de la Chaussée-d'Antin, ce matin à huit heures. Ne vous ayant pas trouvé, je vous prie instamment de passer à mon cabinet aujourd'hui même à une heure. Il s'agit de vos plus graves intérêts, et il n'y a pas un instant à perdre. J'ai vu le ministre et je viens, en bon camarade, vous faire part du résultat de cet entretien.

Votre dévoué collègue,

AD. WURTZ.

Démission de M. Piorry *écrite par M. Wurtz* **et copiée par M. Piorry, qui a exigé que le doyen insérât de sa propre main les mots SI GRAND SACRIFICE.**

Monsieur le ministre,

J'ai l'honneur d'informer Votre Excellence que je donne ma démission de professeur à la Faculté de médecine de Paris.

En me retirant, après quarante ans de travaux et avant l'époque où une diminution de mes forces aurait commandé *un si grand sacrifice*, je n'obéis qu'à un seul sentiment, celui de ma dignité, persuadé que les générations médicales dont j'ai été le maître garderont le souvenir de mes leçons comme la science conservera l'empreinte de mes travaux.

Lettre de M. Piorry à M. Wurtz par laquelle il prie le doyen de retenir sa démission et qu'il la retire.

26 octobre, à deux heures après midi.

Mon cher collègue,

C'est exclusivement *à cause de ma confiance* extrême en vous, de l'affection que je vous porte et que vous voulez bien me rendre, c'est par l'assurance que vous m'avez donnée qu'il s'agissait d'une mesure générale et nullement personnelle, que j'ai consenti à signer ma démission. Si ce n'eût pas été d'une *mesure* générale dont il était question, je ne l'aurais pas accordée. Vous venez cependant de me dire que M. Bouillaud n'avait pas encore signé. Je serais donc peut-être seul, ou à peu près seul, victime de ce changement, si mon collègue n'y était pas compris. *Il y a une heure seulement que j'ai signé*; veuillez avoir la bonté de retenir par devers vous ma démission et de ne la remettre au ministre que lorsque mon collègue, M. Bouillaud, aura fait le même sacrifice que moi. Remarquez surtout que je n'ai donné cette démission que d'après la promesse formelle de la fixation au *maximum* de ma retraite, et que si vous veniez vous-même à être destitué avant que la détermination de cette retraite eût été officiellement prise, je pourrais me trouver victime dans cette déplorable affaire, sans compensation aucune.

Tout à vous,

P.-A. PIORRY.

Reçu écrit par le concierge de la Faculté à l'occasion de la lettre par laquelle M. Piorry retirait sa démission ; reçu dans lequel il y a une erreur de date difficile à expliquer, du jour et de l'heure de la réception de cet acte. C'était le 26 octobre, vers quatre heures du soir, et non pas le 30 à sept heures et un quart, que ce reçu a été fait.

Je certifie avoir reçu de M. Piorry une lettre adressée à M. Wurtz le 30 octobre, à sept heures et un quart du soir.

Signé : DEBERT, concierge.

Lettre du doyen à M. Piorry, dans laquelle il annonce avoir remis la démission au ministre.

Paris, le 27 octobre 1866.

Mon cher collègue,

Je reçois votre lettre à l'instant même, au moment où j'entre dans mon cabinet, samedi matin, à dix heures et demie. Hier, à quatre heures de l'après-midi, M. le ministre tenait votre démission. Je vous avais prévenu par le petit mot écrit *chez votre concierge*, qu'il y avait urgence. Connaissant la disposition du ministre, j'ai dû, DANS VOTRE INTÉRÊT (1), vous presser d'agir, et j'espère que vous n'aurez pas à regretter la promptitude de votre résolution. Vous savez ce que je vous ai promis de faire (2), je le tiendrai ; mais *je vous supplie de ne pas gâter mes démarches par des propos de nature à entraver les négociations* (3). Vous savez *quelles sont mes dispositions à votre égard* : ne me réduisez pas à l'impuissance.

Quant à M. Bouillaud, voici ce que je vous ai dit : « *Il a* manifesté le désir de donner sa démission ; mais, comme il est absent, il nous est impossible d'entrer en pourparlers avec lui, et il serait vraiment peu convenable de lui écrire à ce sujet. »

Au reste, je vous affirme que les intentions du ministre sont bien arrêtées ; *Son Excellence veut qu'un certain nombre de chaires soient déclarées vacantes dans un bref délai, et votre nom figurera dans la liste des démissionnaires à côté des noms les plus honorables de la Faculté.*

En vous renouvelant la prière de ne rien compromettre, je vous serre la main cordialement.

Votre bien dévoué collègue,

AD. WURTZ.

(1) Souligné par M. Wurtz.

(2) D'obtenir le maximum de la retraite.

(3) Il n'y avait aucune négociation à faire, puisque les règlements étaient formels et qu'en me retirant, et indépendamment de la volonté ministérielle, je devais avoir le maximum de la retraite, ce que malheureusement j'ignorais alors.

Nouvelle lettre de M. Piorry pour retirer sa démission, écrite le 31 octobre.

Monsieur le doyen,

Ce matin, un grand nombre d'élèves m'apportent le journal *l'Union médicale,* qui annonce que j'ai donné ma démission, *sans dire la manière dont elle a été obtenue.*

Jusqu'alors j'avais conservé le secret sur tout ce qui s'était passé entre vous et moi, et j'avais ainsi rempli la promesse que je vous avais faite.

On m'accuse de toute part de faiblesse et de m'être laissé aller à un sentiment trop généreux. On ignorait qu'après avoir remis cette même démission, *écrite par vous sous votre dictée,* je vous avais écrit de la conserver entre vos mains jusqu'à nouvel ordre, *c'est-à-dire que je la retirais.*

Je vous prie de faire part de cette lettre à M. le ministre, qui doit comprendre combien est pénible pour moi, inattendue pour es élèves et les médecins qui professent mes doctrines, une position aussi délicate que celle *qui m'est imposée.*

Je suis plus que jamais de force morale et physique à continuer mon service, soit à la Faculté, soit dans les hôpitaux, et je vous remercie de m'avoir conservé sur la liste des professeurs en titre de l'École, ainsi que je l'ai lu sur l'affiche des cours. Je reprendrai donc mon service le premier novembre, et je vous prie de dire à M. le ministre de considérer ma démission comme non avenue.

Veuillez agréer, monsieur le doyen, le témoignage de ma considération on ne peut plus distinguée.

P.-A. PIORRY.

Réponse de M. Wurtz.

Paris, 31 octobre 1866.

Mon cher collègue,

Je regrette que vous n'ayez tenu aucun compte des observations que je vous ai adressées dans ma dernière lettre. Je vous prie instamment de venir me voir aujourd'hui même dans mon cabinet, de une à deux heures. Vous y trouverez, non pas seulement le doyen, mais un camarade tout disposé à vous écouter, à vous serrer la main et à vous empêcher de faire fausse route. Ce sont vos seuls *intérêts* que nous aurons en vue dans notre conversation.

Votre dévoué collègue,

AD. WURTZ.

Renvoi de la lettre de M. Piorry par le doyen le 31 octobre.

Mon cher collègue,

Conformément à nos conventions, je vous adresse la lettre que j'ai reçue de vous ce matin. En vous donnant de nouveau l'assurance que c'est là le parti le plus sage et le plus avantageux pour vous; je vous prie d'agréer l'assurance de mes sentiments dévoués.

AD. WURTZ.

Lettre du vice-recteur de l'Académie de Paris qui remercie M. Piorry de ses services.

Paris, le 5 novembre 1866.

Monsieur et honorable professeur,

J'ai l'honneur de vous adresser copie du décret pris sur la proposition de M. le ministre de l'instruction publique par S. M. l'Empereur, le 3 novembre 1866, et aux termes duquel vous êtes admis, *sur votre demande,* à faire valoir vos droits à une pension de retraite. Vos longs et distingués services vous donnaient tous les titres au repos que l'autorité vient *de vous accorder* (1). Votre nom restera dans les annales de la Faculté avec le souvenir de vos éminents travaux.

Recevez, monsieur et honorable professeur, l'assurance de ma haute considération.

Le vice-recteur,
MOURIER.

Décret de la mise à la retraite de M. Piorry, 3 novembre 1866.

NAPOLÉON, par la grâce de Dieu et la volonté nationale, Empereur des Français,

A tous présents et à venir, salut.

Sur le rapport de notre ministre secrétaire d'État au département de l'instruction publique,

Vu l'art. 2 du décret du 9 mars 1852:

Vu l'art. 5 de la loi du 9 juin 1853;

Avons décrété et décrétons ce qui suit:

(1) C'était certes non pas m'accorder, mais m'imposer ce repos.

ART. 1er.

M. Piorry, professeur de clinique médicale à la Faculté de médecine de Paris, est admis, *sur sa demande*, à faire valoir ses droits à une pension de retraite, pour cause d'ancienneté de service.

ART. 2.

Notre ministre secrétaire d'État au département de l'instruction publique est chargé de l'exécution du présent décret.

Fait au palais de Saint-Cloud, le 3 novembre 1866.

Signé : NAPOLÉON.

Par l'Empereur :

Le ministre secrétaire d'État au département de l'instruction publique,

Signé : V. DURUY.

Pour ampliation :

Pour le conseiller d'État, secrétaire général,
Le chef du bureau des Archives,

Signé : DROUET.

Pour copie conforme :

L'inspecteur d'académie honoraire,
secrétaire de l'Académie,

P. BOUTAL.

Suit un décret par lequel M. Piorry est nommé officier de la Légion d'honneur, et dans lequel les nombreux services rendus par lui à l'enseignement et à la science sont reconnus avec éloges.

Lettre au doyen de M. Piorry qui proteste contre son exclusion de l'honorariat (6 novembre).

6 novembre 1866.

Monsieur le doyen,

En lisant le *Moniteur*, j'ai été bien surpris de ne pas voir mon nom figurer sur la liste des professeurs honoraires. Je ne puis comprendre quelle est la cause qui, après quarante ans de services rendus à la Faculté et à l'enseignement, me vaut cette exclusion et cette omission regrettable; car je mets au défi qui que ce soit de me *faire des reproches mérités*.

Vous m'avez affirmé sur l'honneur, alors que vous m'avez dit qu'on exigeait ma démission, que la mesure qui me frappait était d'une application générale ; or, ce serait en quelque sorte une injure que de faire pour moi une aussi incroyable exception.

Je suis persuadé que vous n'avez pas voulu vous rendre coupable d'une telle action.

Pour vous, pour ma propre dignité, pour éviter tout scandale, je n'ai point voulu me présenter à la Faculté dans la séance publique, et j'ai défendu à mes élèves intimes d'y assister.

Mon *honneur*, la *vérité* veulent que j'apprenne à tous que je n'ai pas commis de bassesse, et ce serait en commettre une que de ne pas réagir contre une mesure si grave qui rappelle les plus tristes souvenirs.

Vous comprenez, monsieur le doyen, sans qu'il faille insister davantage, pourquoi je tiens au titre de professeur honoraire auquel j'ai droit comme tous mes collègues, et je le réclame officiellement.

Veuillez recevoir l'assurance de ma confiance en vous et être persuadé qu'en cette circonstance ma conduite sera inspirée par les devoirs que ma position exige.

Agréez, cher collègue, l'assurance de mes sentiments distingués,

P.-A. PIORRY.

Réponse de M. le doyen relativement à l'honorariat.

9 novembre 1366.

Mon cher collègue,

Je me suis empressé de transmettre votre réclamation à M. le ministre, qui seul peut soumettre à l'Empereur les décrets pour l'honorariat. Vous voudrez donc bien vous adresser à Son Excellence. Pour moi, j'ai fait tous mes efforts pour obtenir pour vous un éclatant témoignage qui marquât dignement la fin de votre professorat. Vous l'avez obtenu, et il me reste aujourd'hui à poursuivre les négociations entamées pour la liquidation de votre pension de retraite; je vous ai promis de faire tous mes efforts pour obtenir une solution conforme à vos désirs, et je tiendrai ma promesse, tout en vous répétant que sa réalisation ne dépend pas de moi, mais du ministre.

Votre dévoué collègue,

AD. WURTZ.

Lettre de M. Piorry au ministre relative à l'honorariat.

A Monsieur A. Duruy, chef du cabinet de M. le ministre de l'instruction publique.

Monsieur,

Je remercie Sa Majesté l'Empereur et M. le ministre de l'instruction publique de la haute distinction qu'ils m'ont accordée pour des services rendus pendant de longues années à l'humanité, à la science et à l'enseignement.

Cet honneur me rend difficile à concevoir l'omission, ou plutôt l'exclusion que l'on a faite de mon nom parmi ceux des professeurs honoraires, exclusion qui a été blessante en la particularisant pour moi.

Lorsque M. le doyen *m'a imposé* ma démission, qu'il a considérée lui-même comme un cruel sacrifice, certes, si j'avais pu penser un moment que j'allais devenir complétement étranger à la Faculté, je ne l'aurais donnée à aucun prix; n'ayant en aucune façon démérité; persuadé que j'étais on ne peut plus utile, ayant oublié mes intérêts pour mes devoirs de professeur, je n'ai cédé qu'après de longues discussions et que sur l'assurance formelle donnée par M. Wurtz que la mesure qui me frappait était tout à fait générale, qu'elle atteignait aussi M. Bouillaud, mon honorable collègue, et que l'on ne voulait plus de professeurs âgés qui devaient faire place à de plus jeunes. Il devenait évident, d'après cette cruelle conversation, que si je résistais, ma nomination par le concours, les succès de mon enseignement qui allaient toujours en grandissant, ne me défendraient pas.

Quelle que fût la disposition de mon esprit, j'ai voulu éviter toute manifestation extérieure; je me suis abstenu de paraître à la séance publique de la Faculté; car je craignais avec raison l'expression des regrets des élèves que ma longue expérience, mes études consciencieuses, mes découvertes et mon zèle, soutenus si bien par mes forces, me permettaient de diriger encore longtemps dans l'étude d'une science pratique qui ne s'acquiert qu'avec l'âge.

Tout en remerciant encore une fois M. le ministre des démarches qu'il a bien voulu faire auprès de Sa Majesté l'Empereur, je compte sur sa justice pour me placer au nombre des professeurs honoraires et pour réparer une omission pénible qui, aux yeux du public, pourrait porter atteinte à mon honorabilité et que l'on ne pourrait s'expliquer que si j'avais démérité.

Veuillez agréer, Monsieur, l'assurance de mes sentiments les plus distingués.

P.-A. PIORRY.

Dernière lettre de M. Piorry à M. Wurtz relative à sa démission et à l'honorariat.

Monsieur le doyen,

Vous m'avez demandé ma démission au nom du ministre, au nom de la Faculté ; j'ai d'abord refusé avec opiniâtreté. Vous ne vous êtes point tenu pour battu ; vous avez insisté plus que jamais ; vous êtes venu trois ou quatre fois chez moi. J'ai résisté à des demi-menaces, j'ai les pièces en mains. Vous m'avez parlé le langage d'un ami intime, vous m'avez dit que, si je tardais, mes intérêts étaient compromis, et que j'aurais dans ce cas une sorte de destitution. Vous m'avez affirmé que, dans le cas où je résisterais, je n'aurais qu'une très-mince retraite, mais, au contraire, que l'on me donnerait le maximum si je cédais.

Alors il a bien fallu céder ; votre langage affectueux en a été la principale cause, et quand je vous ai vu porter la main sur votre cœur, me faisant des promesses de toutes sortes, je me suis laissé aller à signer *une démission écrite de votre main,* dans laquelle se trouve cette phrase, que je faisais un *très-grand sacrifice en agissant ainsi. Pressé par vos obsessions*, il a bien fallu vous céder. Vous m'avez même dit que je continuerais à recevoir mes appointements jusqu'au jour où la retraite serait réglée ; or, je sors du ministère, j'ai consulté des conseillers d'État de mes amis, et j'ai appris que mes droits étaient évidents, soit que j'eusse donné ma démission, soit que j'eusse été révoqué. Il en résulte donc que j'ai été la victime de je ne sais quelle intrigue que l'on m'a assuré depuis être partie, non pas du ministère, mais bien de l'École. Or, je veux absolument savoir de vous à qui je dois le triste événement qui a rompu toutes mes espérances au moment où les obstacles à ma carrière tombaient de toutes parts, et je vous prie, en conséquence, de m'écrire, si c'est à vous seul ou à quelques professeurs hostiles que j'ai cette obligation. J'attends de vous une réponse qui réglera ma conduite.

J'avoue même que l'exclusion incroyable où l'on m'a placé relativement à l'honorariat n'est point faite pour m'inspirer des sentiments bienveillants relativement à ceux qui n'ont point osé défendre une position que j'ai acquise par tant de travaux, et peut-être par des découvertes.

Je désire que votre réponse me permette de nouveau de vous serrer la main.

P.-A. Piorry.

M. Piorry, ayant fondé, le 1er mars, comme rédacteur en chef, l'*Événement médical*, ainsi devenu sa tribune professorale, publia, le 15 juin, dans le n° 16 de ce journal (et cela pour se défendre contre ceux qui lui reprochaient la spontanéité de sa démission), les lettres qu'il avait à son occasion écrites au doyen. En agissant ainsi, il ne faisait connaître que sa propre correspondance; car il voulait éviter à M. Marchand des poursuites au moins désagréables. Cependant on adressa presque immédiatement du ministère de l'intérieur le communiqué suivant, publié le 22 juin, dans le n° 17 de l'*Evénement médical:*

L'*Événement médical*, dans son numéro du 15 juin 1867, revient avec une fâcheuse persistance sur la mise à la retraite d'un professeur de la Faculté de médecine de Paris. L'administration n'a fait, dans cette circonstance, qu'user de son droit, et, de plus, elle a rempli un devoir que lui imposaient les nécessités reconnues du service public. L'honorable doyen de la Faculté de médecine n'a été et ne pouvait être dans cette affaire qu'un intermédiaire autorisé. Sa bienveillante et sage intervention avait pour but de prévenir une irritation dont les effets regrettables se manifestent depuis quelque temps sans pouvoir modifier les vues de l'administration supérieure ni porter la moindre atteinte à la juste considération qui entoure l'éminent et savant doyen de la Faculté de médecine.

M. Piorry y répondit ainsi, dans le même journal, le 29 juin :

M. le professeur Piorry n'a eu d'autre intention en publiant ses lettres relatives à sa mise à la retraite que d'en faire connaître les causes.

Ses confrères, ses élèves, le public même attribuaient, les uns, au besoin de repos et à la fatigue; les autres à une condescendance trop grande, ou à un défaut de caractère, sa sortie de la Faculté.

Il avait voulu prouver que ce n'était pas volontairement qu'il avait donné son consentement à la mesure qui avait été prise.

Le communiqué que l'*Événement médical* vient de recevoir en donne la preuve formelle. Les intentions de M. Piorry sont donc remplies. Il n'a plus d'autre désir que de défendre, dans le journal dont il est le rédacteur en chef, et bientôt dans l'enseignement particulier, des doctrines et une pratique qui, dans sa conviction, sont fondées sur la raison et la vérité.

Aujourd'hui où il ne s'agit plus d'un journal dont le succès est complet et que la moindre imprudence pouvait faire suspendre et même supprimer, M. Piorry livre au jugement de l'opinion publique la connaissance des pièces et des discussions qui l'ont forcé à donner sa démission.

PUBLICATIONS SPÉCIALES

De M. le Professeur P.-A. PIORRY

SUR LES CONCOURS

Les événements qui, en novembre 1866, se sont passés à la Faculté ; la manière dont les anciens professeurs ont été éconduits et dont ils ont été remplacés, me portent à reproduire, à la suite de l'histoire de ma démission, trois documents que j'ai publiés, à diverses époques, sur les concours. Si l'on en eût tenu compte, et si mes idées alors formulées eussent été mises à exécution, l'éclat que les épreuves publiques auraient donné aux nouveaux élus n'aurait été inutile ni à l'enseignement, ni à la science, ni au pouvoir lui-même.

J'ai pu, comme on va le voir, obtenir par un discours qu'appuya le crédit de Portal, qui m'honorait de son amitié, le concours pour la nomination des médecins des hôpitaux de Paris; mais j'ai le profond regret de n'avoir pas si bien réussi alors qu'il s'est agi de rétablir sur des bases inébranlables le concours pour le professorat.

Extrait d'un Discours sur la nécessité de l'établissement du concours pour la nomination des médecins des hôpitaux, et pour l'élection dans les autres parties de l'édifice social, lu en séance publique lors de la distribution des prix aux élèves des hôpitaux (28 décembre 1829).

De tous les moyens de s'élever dans la société, le concours est sans doute le plus honorable : le savoir qui compte sur des forces qu'il apprécie, y trouve l'occasion de les développer, et l'audace présomptueuse y rencontre un écueil qu'elle ne peut franchir. Au mot de concours, l'ignorance se retire, l'émulation se réveille et l'intrigue se cache dans l'ombre. Le concours est dans nos mœurs et dans les besoins de l'époque. Il n'étend encore sa salutaire influence que sur les sciences et sur les arts ; *puisse-t-il bientôt se propager sur toutes les parties de l'édifice social, et puisse une honorable et généreuse lutte mériter partout, aux plus dignes, les protections et les succès !*

Les sciences médicales ont déjà ressenti les heureux effets de l'institution des concours. Déjà ce n'est plus aux chances de l'intrigue et du hasard que l'enseignement de la médecine est livré. Il faut que des épreuves publiques honorent tout médecin qui aspire à être agrégé à la Faculté et c'est parmi ceux qui seront déjà sortis vainqueurs d'un combat de science et de mérite, qu'il faudra désormais choisir les professeurs titulaires (1829). Le conseil général, dans sa sollicitude paternelle, toujours occupé de la surveillance des malheureux dont il secourt la misère, n'a pas voulu que la main d'un chirurgien inexpérimenté compromît la vie des hommes ; grâce au concours, la chirurgie, dans nos hôpitaux, brille d'un vif éclat. Peut-être que le temps n'est pas éloigné où l'administration prévoyante et protectrice de notre art, considérant la hauteur à laquelle la médecine est parvenue, ne voyant plus en elle un vain assemblage de théories, mais une science toute de faits et assise sur des bases anatomiques certaines, n'accordera de service dans les hôpitaux qu'aux médecins proclamés par le concours. Nos confrères n'ont-ils pas d'ailleurs près d'elle un digne avocat? Ne voyons-nous pas dans son sein ce praticien respecté, dont les années n'ont pas affaibli le zèle ? celui qui cultiva si bien l'anatomie médicale et qui l'enrichit de tant de travaux utiles ; celui qui, émule de Morgagni, éclaira l'histoire des maladies par d'innombrables ouvertures de cadavres? Ne défendra-t-il pas, plus que tout autre, la certitude de notre art, et ne fera-t-il pas sentir combien le concours donnerait à la médecine de splendeur et de dignité?

Extrait du deuxième Discours relatif au concours, prononcé à l'administration des hôpitaux en séance publique, à l'occasion de la nomination des élèves (28 décembre 1831).

Deux ans se sont succédé depuis qu'un des membres du jury pour la nomination des internes, profitant de l'occasion solennelle qui lui était offerte, chercha à faire ressortir toute l'utilité des concours. Cette institution, disait-il, est dans les besoins de l'époque, elle n'étend encore son influence salutaire que sur les sciences et les arts; puisse-t-elle se propager sur toutes les parties de l'édifice social, et puisse une honorable et généreuse lutte mériter partout aux plus dignes les protections et les succès!

Relever la médecine des hôpitaux en démontrant que la pathologie interne est, comme la chirurgie, susceptible d'épreuves sur des choses positives; obtenir la nomination des places de médecin du Bureau central par concours; présenter ainsi au mérite et au travail la possibilité de tout espérer de la persévérance et de l'étude: tel était le but du discours qui fut alors prononcé.

A peine quelques mois s'étaient écoulés que le conseil répondit aux vœux des médecins des hôpitaux: un de ses membres (1), dont l'âge n'a point affaibli le zèle, et auquel le désir d'être utile à la science rend l'ardeur de la jeunesse, appuya le concours. Il nous fut accordé, messieurs, et, sans doute, il le sera largement; sans doute, la voix vénérable qui le défendit saura encore le faire complétement triompher, et obtiendra de la justice bienveillante du conseil que les protections se taisent, que les travaux soient comptés et que le mérite éprouvé soit couronné de la palme qu'il ambitionne. — On ne verra plus, dans l'administration des hôpitaux, le désir de bien faire paralysé par les démarches tortueuses de l'intrigue: on voudra choisir le mérite au grand jour, et l'on ne s'en rapportera pas à ces informations obscures, quelquefois justes, le plus souvent décevantes et qui mettent au même niveau le médecin qui travaille avec

(1) M. Portal. Il n'y a qu'à consulter son volumineux ouvrage sur l'anatomie médicale pour voir à quel point sa tendance était anatomique et physiologique, et combien on a été injuste envers cet érudit praticien.

courage et utilité et celui qui ne voit dans notre art qu'un moyen de parvenir à la fortune.

Hommage donc soit rendu à l'administration qui a proclamé le concours. Certes, de tous les modes de nomination, il est incontestablement le plus sûr. On a voulu le comparer à l'élection; *mais le concours n'est qu'une élection perfectionnée*. Dans l'élection, les antécédents seuls peuvent être comptés; dans un concours digne de ce nom, et les antécédents et les épreuves actuelles font juger du mérite. Il y a bien une garantie dans l'un, mais elle est double dans l'autre; *loin d'abandonner en médecine le concours pour l'élection, il faudrait, en politique, renoncer à l'élection pour le concours.*

Déclarons-nous donc tous partisans du concours; mais ses résultats, dira-t-on, seront-ils toujours justes? Et le seront-ils dans toutes ses parties? Eh! qu'y a-t-il de toujours juste dans ce que font les hommes! Vous êtes, messieurs, dans cet heureux âge (1) où l'esprit vient tout embellir, où le sentiment du bien échauffe l'âme, l'exalte; votre imagination se révolte à l'idée de l'injustice et, fiers de cette liberté que la France a conquise, vous voudriez que ses salutaires effets fussent aussi prompts pour le bonheur de tous que l'influence bienfaisante des rayons du soleil qui paraît après un jour d'orage.

Mais, messieurs, telle n'est pas malheureusement la marche de l'esprit humain: obéissant à des opinions préconçues, entouré par les préjugés qui l'assiégent, circonvenu par une société corrompue, l'homme de bien, à son insu, commet des fautes de fait, alors même que ses intentions sont les meilleures; et ce qui est vrai d'un homme l'est aussi d'une assemblée, d'un jury; de quelque manière qu'ils soient composés, les jugements qu'ils portent sont souvent frappés de l'imperfection inséparable de l'homme.

Et d'ailleurs que de conditions nous manquent pour qu'un jugement soit porté avec toute certitude! D'une part, il faut que les juges bienveillants entre eux, se plaçant au-dessus des rivalités, faisant taire leur amour-propre, se respectent mutuellement; il faut qu'ils oublient la différence d'âge qui peuvent les séparer; qu'ils écoutent les épreuves avec une attention scrupuleuse; qu'ils soient sourds à toute influence du dehors, fermes contre toute sollicitation du dedans, maîtres de leurs affections personnelles, et qu'ils n'agissent jamais, comme le dit Picard, par capitulation de conscience.

De l'autre, si les candidats veulent avoir des droits à cri-

(1) Je m'adressais aux élèves.

tiquer le jugement porté, des devoirs leur sont aussi imposés. Il faut que nulle démarche ne soit faite auprès des juges ; qu'aucune recommandation ne vienne de haut pour influencer les nominations. Que penseriez-vous du droit qu'aurait tel individu à se plaindre, qui aurait été chercher des appuis parmi ceux qui pouvaient décider plus tard du sort de leurs juges ? Tel qui compte davantage sur des recommandations que sur des épreuves permet tacitement à ses examinateurs d'écouter plutôt la faveur que le mérite. Si vous voulez que l'on vous juge avec intégrité, soyez intègres vous-mêmes; si vous voulez blâmer l'arrêt d'un jury, que vos démarches elles-mêmes ne soient pas blâmables. — Que de fois cependant, dans les concours, le nombre des recommandations les plus puissantes n'a-t-il pas dépassé celui des candidats eux-mêmes ? Combien en est-il peu parmi ceux-ci qui aient renoncé à se servir des protections et des démarches ? D'ailleurs, quel que soit le jugement, on le blâmera toujours. — S'agira-t-il du choix des candidats : quatre-vingt dix-neuf sur cent paraîtraient-ils justement nommés, voici que le centième, qui est à peu près de la force des autres, va provoquer de fâcheuses rumeurs.

S'agira-t-il du rang des compétiteurs, eh bien ! sans se rappeler que les chances du scrutin en décident, les amours-propres froissés se révoltent et font jeter les hauts cris. Dans tels concours, une liste est présentée par un juge à dix élèves qui l'approuvent, les mêmes candidats, sauf un seul, sont élus, et voici que le jugement est à peine prononcé que l'on s'élève contre lui.

Le concours n'est donc pas parfait, parce que les juges et les candidats ne le sont pas; mais encore une fois, il est bien préférable à l'élection; car, dans celle-ci, les électeurs et les candidats sont aussi des hommes. Les épreuves éclairent les consciences dans le concours, tandis que l'élection n'a que trop souvent l'intrigue pour base.

Les peines que les candidats ont à prendre pour le concours consistent principalement dans des ouvrages, dans des leçons, dans des compositions par écrit, tandis que la tâche la plus urgente pour l'élection est *de se livrer à d'obséquieuses démarches, et à des visites directes ou indirectes, plus propres à surprendre la religion des juges qu'à les éclairer sur le mérite des postulants*.

Extrait d'une note sur un règlement de concours, qui rendrait on ne peut plus difficiles les injustices qui leur sont souvent reprochées. (Ancienne publication reproduite il y a trois ans dans le *Courrier médical.*)

Le premier ou l'un des premiers articles d'un règlement sur les concours devrait être : *l'interdiction absolue* (*et sous peine d'exclusion de la liste des compétiteurs*) de toute démarche, de toute visite aux membres du jury. Ce sont de telles obsessions auprès des juges qui vicient le plus l'institution et surtout les résultats du concours. Sans doute des manœuvres de ce genre ne seraient pas toujours prévenues par une semblable pénalité ; mais le règlement dont il s'agit en les frappant de réprobation les rendrait plus honteuses, partant moins puissantes et plus difficiles.

Le droit de récusation, de la part des candidats, devrait être plus largement établi ; car il est de telles animosités, de telles amitiés, de telles jalousies, qu'elles ne permettent pas à la voix de l'équité de se faire entendre à des juges prévenus. Il serait bon que les membres du jury et que les *compétiteurs* prononçassent, à la majorité des deux tiers des voix, sur la valeur des récusations.

Les membres des jurys actuels pour les concours sont en trop grand nombre. Il faudrait le réduire de beaucoup, mais on devrait aussi multiplier et varier les épreuves. Trois ou cinq juges suffisent.

On pourrait, pour prévenir les sollicitations, mettre dans une urne le nom, soit des professeurs, soit des académiciens, soit des médecins des hôpitaux, désignés, par le règlement, comme juges possibles, et tirer au sort leur nom la veille de l'épreuve à subir.

Chaque épreuve serait courte, mais difficile. Chacune d'elles serait jugée sans désemparer, c'est-à-dire que la pensée du jury serait formulée aussitôt après les leçons, les thèses, etc., qui toutes seraient lues, soutenues, etc., dans les vingt-quatre heures, sans que les juges eussent la faculté de communiquer au dehors.

Le jury institué pour une épreuve ne devrait pas être celui qui serait appelé à apprécier la valeur des deux, trois ou quatre suivantes. Il aurait à classer les compétiteurs par le nombre des points qui représenteraient le mérite reconnu des postulants. Le *maximum* de ces points pourrait égaler le nombre des concurrents. Celui des compétiteurs qui paraîtrait au jury avoir le mieux fait, aurait le chiffre le plus élevé, et le candidat considéré comme le plus faible aurait le chiffre 1. Ce classement serait fait *séance tenante*, et alors déposé dans une urne qui serait scellée par le président.

Lorsque toutes les épreuves seraient terminées, les membres des jurys successifs se réuniraient, on compterait les points, et celui qui en réunirait le plus serait proclamé.

Plus il y aurait d'épreuves et plus il y aurait de chances pour mettre au jour le vrai mérite, et pour que le jugement reposât sur des bases plus solides.

On parle sans cesse d'antécédents, d'illustration scientifique, de travaux antérieurs dont on ne tient pas assez compte, dit-on, dans les jugements sur épreuves, et qui seraient mieux appréciés alors que l'élection simple déciderait des nominations; mais en alléguant de tels arguments, on oublie que les concours peuvent tout aussi bien avoir pour sujet des faits accomplis, des services rendus, que des discours prononcés ou écrits, ou que des thèses discutées. — Le coursier qui lutte de vitesse dans l'arène concourt et ne parle pas. — S'il y a des concours de paroles, il peut y en avoir d'actions. Certes, on doit attacher une grande importance aux travaux antérieurs des candidats. Ces travaux ne doivent même pas, en bonne justice, être, comme on le fait, considérés en masse. Il serait bon de les diviser en catégories, en épreuves séparées. Ces épreuves pourraient avoir pour objet les circonstances suivantes : 1° les écrits originaux ou les ouvrages de longue haleine publiés par chaque concurrent; 2° les découvertes qu'ils auraient pu faire; 3° les cours qu'ils auraient professés; 4° les concours qu'ils auraient subis ; 5° l'ensemble de leur carrière et leurs titres académiques. Chacune de ces catégories d'épreuves donnerait lieu aussi à des points particuliers. Le rapport sur de tels objets serait fait en séance publique, et le président de l'assemblée réunissant les chiffres obtenus par chaque concurrent proclamerait le nom du candidat qui en aurait obtenu davantage. Ainsi l'on éviterait les inconvénients reprochés au concours, et l'on aurait tous les avantages de l'élection.

C'est après avoir éprouvé, dans bien des occasions, toutes les angoisses des concours, toutes les tracasseries des élections, c'est après avoir passé toute ma vie dans des luttes sérieuses, que je déclare hautement : 1° que les nominations par élection sont presque toujours le fait des recommandations, des amitiés, des démarches, et parfois de l'intrigue et du hasard ; 2° que le concours tel qu'il est offre beaucoup plus que l'élection de chances de succès pour le mérite ; 3° que le concours tel qu'il pourrait être présente les seules garanties désirables à la société, à l'Etat et aux hommes d'un véritable savoir.

Je terminai en 1831 *par les paroles suivantes, lors de la séance pour la nomination des élèves des hôpitaux, mon discours sur les concours.*

Vous n'oublierez donc point, messieurs, que la carrière qui vous est tracée est toute de générosité, d'honnêteté, de dévouement; en approchant du lit de l'artisan malheureux, vous vous rappellerez qu'il est homme; vous étudierez le malade, plus encore pour le soulager et pour le guérir, que pour vous instruire; vous vous rappellerez que ce lit de douleur renferme peut-être le seul appui d'une famille nombreuse et qui a faim : la convalescence viendra-t-elle rendre des forces à cet infortuné, vous lui ferez sentir l'utilité de la sobriété, vous lui présenterez : l'aisance et la santé comme les suites d'une sage économie et de la tempérance; la souffrance et la misère comme les résultats de la prodigalité et de l'ivrognerie; partisans zélés de la liberté, de l'ordre et des lois, vous lui recommanderez de s'instruire, car c'est en devenant moins grossier que l'homme devient meilleur citoyen; vous lui ferez sentir que ce n'est pas à l'homme sans éducation ou sans expérience à diriger le gouvernail de l'État au moment de la tempête; vous lui donnerez des sentiments généreux en lui en montrant vous-mêmes. Amis de l'égalité, vous serez conséquents avec vos principes et vous n'aurez pas pour l'infortuné couvert de haillons un autre langage que pour celui que le luxe décore; vous vous rappellerez aussi que, sous ces misérables vêtements, bat quelquefois le cœur d'un de ceux qui, dans les grandes journées, n'ayant pas de pain pour calmer leur faim, pas d'abri pour garantir leurs têtes, faisaient entendre la voix de l'ordre unie à celle de la liberté!

P.-A. Piorry.

PLAN

D'UNE NOUVELLE CONSTRUCTION

DE

L'HOPITAL DE LA CHARITÉ

L'auteur du projet qui va suivre est depuis trente ans médecin des hôpitaux, qu'il avait suivis pendant dix autres années. Il est professeur de clinique à la Charité depuis 1830, et il y a fait un service comme externe. Il a donc été depuis longtemps en position de connaître le besoin des malades et de l'enseignement. Quelques études d'architecture faites dans son jeune âge, une thèse composée et soutenue en 1836 sur les habitations, des travaux sans nombre sur l'insalubrité des maisons et sur l'encombrement, les réflexions qu'ont fait naître en lui les progrès récents de la construction des édifices, lui ont inspiré les idées dont l'exposé va suivre.

Aucune vue personnelle n'a guidé ici sa pensée, et s'il cherche à faire mettre à exécution le projet dont il va être parlé, il en agit ainsi exclusivement dans l'intérêt des malades, de la science, de la ville de Paris et de l'administration des hôpitaux, dont le chef éclairé ne recule jamais devant les difficultés que présentent les innovations utiles.

Ces difficultés s'évanouiront promptement devant l'auguste volonté qui a fait achever le Louvre et qui a placé sous le patronage de sa bienfaisante épouse l'éducation des orphelins et le bien-être des malades !

Lorsque le médecin étranger vient à Paris, son premier soin est de visiter les hôpitaux. Il se dirige tout d'abord vers l'Hôtel-Dieu et vers la Charité.

A l'Hôtel-Dieu, il trouve de vieilles constructions dont les fondations baignent dans la vase; un édifice qui, situé dans un lieu humide, est entouré en hiver de brumes malfaisantes. Il y rencontre des salles basses, longues, à trois et quatre rangées de lits; des bâtiments dont les diverses parties communiquent entre elles, soit par un tunnel étroit, sorte de pont masquant au dehors la vue de la rivière, soit par des souterrains malsains qui donnent lieu à des exhalaisons dangereuses.

A l'Hôtel-Dieu, malgré les louables et incessants efforts de l'administration, les services sont confondus; les salles des cliniques de la Faculté touchent à celles qui ne sont consacrées qu'aux soins à donner aux malades; des escaliers de cent quarante marches conduisent aux étages supérieurs; plus de cent lits encombrent certains dortoirs; les appareils de chauffage, ceux d'aération sont insuffisants. Pharmacie, cuisine, amphithéâtres, bureaux, logements d'employés et d'internes, tout est comme entassé dans le même lieu, et cela au grand préjudice de l'ordre, de la discipline, de l'intérêt des malades, au détriment de la science, de l'enseignement et de l'administration.

A la Charité, le médecin étranger voit au moins de l'espace, de la lumière; mais bientôt il y rencontre des cours fermées dans tous les sens; quelques arbres plantés dans un sol que l'absenee de circulation d'air maintient dans un état d'humidité perpétuelle. Il traverse quelques jardins entourés de toutes parts de bâtiments. Il croit arriver à un hôpital modèle digne de la Clinique où ont professé Corvisart et Laënnec; or, il n'y trouve que de hideux couloirs, des salles obscures, mal aérées, et dans lesquelles les règles de l'hygiène sont très-difficilement mises en pratique.

Ailleurs, sont deux immenses dortoirs superposés, l'un de 4 mètres, l'autre de 3 mètres 58 d'élévation, immense couloir divisé en compartiments décorés du nom de salles, et qui, communiquant entre eux, permettraient aux miasmes contagieux de se répandre sur les 120 malades qui giseut dans ces deux longues rangées de lits. Celles-ci sont partagées en cinq services de médecins; et s'il arrivait que ces médecins eussent des idées différentes, soit relativement à l'utilité de l'ouverture diurne ou nocturne des croisées, soit au point de vue du degré de chaleur à donner aux salles, soit relativement à la séquestration de certains malades, il en résulterait d'énormes inconvénients. En effet, les couloirs dont il s'agit étant communs, les autres services auraient à supporter l'application des mesures prescrites dans l'un d'entre eux.

L'une des cliniques de la Faculté est établie à l'une des extrémités des dortoirs (salle Saint-Charles et Sainte-Anne); les élèves, par leurs allées et venues, troublent le repos des malades placés dans des lits étrangers au service de l'enseignement. Ce service est, de tous, le plus mal aéré, le plus obscur, le plus malsain. Le bâtiment de la communauté lui ôte de la clarté; les latrines qui y touchent y répandent de fétides odeurs, et l'ancien édifice des Frères de la Charité, le bâtiment de la Clinique de Corvisart, aujourd'hui en partie occupé par l'Académie impériale de médecine, achève d'enlever à ce lieu l'air et la lumière.

L'amphithéâtre pour l'enseignement médical, obscur, froid, humide, est dangereux pour le professeur et pour les élèves. Comme il est unique, les cours de clinique alternent, de toute nécessité, d'un jour ou d'un semestre.

Les salles de nécroscopie sont éloignées de près de 150 mètres de l'amphithéâtre où se font les leçons, de sorte que les pièces anatomiques ne peuvent être facilement transportées dans le lieu consacré à l'enseignement, et que le professeur et les élèves qui veulent se rendre aux salles des morts reçoivent, en traversant les jardins et les cours, la pluie, la neige et les autres intempéries.

En chirurgie, plusieurs salles manquent d'air et de lumière. Partout, au premier étage, les fenêtres sont situées à plus d'un mètre au-dessus du plancher, de sorte que, s'il est facile de renouveler l'air par en haut, il est impossible de le faire par en bas, au niveau des lits, c'est-à-dire là où l'aération est le plus utile.

Un tel état de choses ne peut durer, et l'administration municipale, comme celle des hôpitaux cherchent depuis longtemps à y porter remède. Tous les cinq ans, l'Hôtel-Dieu doit tomber; ces cinq ans se sont renouvelés dix fois, et l'Hôtel-Dieu reste debout. Dans les derniers projets, on veut démolir ce vieil édifice pour le placer à l'extrémité orientale de la Cité. Il en coûtera, dit-on, dix millions pour construire un hôpital situé au bord de la rivière, et dont les eaux ménagères entraînant d'insalubres débris, se déverseront encore dans la Seine, au-dessus de la plus grande partie de Paris.

Le vaste terrain sur lequel l'hôpital de la Charité est bâti donne le moyen de pourvoir au service des hôpitaux et de l'enseignement. Il est possible d'y construire des bâtiments isolés recevant l'air de tous côtés, et situés dans un vaste square, entouré de portiques spéciaux formant pour l'hiver une promenade convenable, et réunissant toutes les conditions d'utilité, de salubrité, de confortable, que les besoins d'un hôpital réclament. On y trouvera place, soit pour l'administration, les bains, les cuisines, la pharmacie; soit pour les amphithéâtres des cliniques de la Faculté et des hôpitaux, soit pour la communauté.

Les services seront distincts et divisés de façon à éviter une foule d'abus. Toutes les parties de ces bâtiments communiqueront entre elles, sans dépendre les unes des autres, et du point central, occupé par l'administration, partiront des voies souterraines de communication, qui rallieront entre eux tous les points de ce vaste emplacement.

L'hôpital municipal et les cliniques seront, dans ce projet, complétement isolés de la ville; aucun voisin incommode ne pourra troubler le repos des malades, et tous ces résultats seront obtenus avec quelques millions, qui rapporteront peut-être plus de 5 ou de 10 pour 100 d'intérêt. C'est ce que le plan et l'exposé qui vont suivre démontreront de la manière la plus positive.

Le vaste parallélogramme que circonscrivent approximativement les rues Jacob (longueur, 180 mètres), Taranne (196 mètres), Saint-Benoît (245 mètres), des Saints-Pères (240 mètres), représente une superficie de près de 45,596 mètres situés dans l'un des quartiers les plus beaux et les plus salubres de Paris. Une pente légère, inclinée vers le nord, y rend l'écoulement des eaux facile.

Quatre voies publiques de premier ordre l'entourent et livreront accès à d'utiles courants d'air.

Les rues des Saints-Pères et Saint-Benoît sont mal alignées ; la plupart des constructions qui les bordent sont anciennes et tellement délabrées, qu'il a fallu en démolir quelques-unes qui tombaient de vétusté. Il est d'une grande utilité pour la Ville que ces voies publiques soient élargies et alignées. De l'état de ces rues il résulte : que les maisons y ont assez peu de prix ; que les boutiques, les logements y ont des valeurs locatives peu considérables, et, par conséquent, que les impositions y rapportent peu.

L'hôpital de la Charité occupe plus de la moitié de ce vaste espace, et malheureusement c'est du côté du Nord et de l'Ouest qu'il a accès sur les rues Jacob et des Saints-Pères. Le local de l'Académie impériale de médecine occupe quelques centaines de mètres à l'Ouest, tandis qu'à l'Est, les bureaux de charité et une petite école sont établis. Une partie de ces locaux appartient à l'administration des hôpitaux.

Pour établir dans le vaste emplacement dont il vient d'être parlé un hôpital convenable, il faut d'abord exproprier les maisons qui bordent un grand nombre des points de la circonférence :

Sur la rue Jacob...................	10	maisons.
Sur la rue Taranne.................	10	—
Sur la rue des Saints-Pères.......	6	—
Sur la rue Saint-Benoît...........	18	—
Total...........	44	maisons.

La valeur moyenne de ces maisons, estimée 120,000 fr., donnera une somme totale de 5,280,000 fr., sur laquelle il faudra déduire :

1° Pour matériaux de démolitions ;

2° Pour valeur de terrain rentrant dans le domaine de la Ville.

Un tracé direct des côtés : Nord, de la rue Jacob ; Ouest, de la rue des Saints-Pères ; Sud, de la rue Taranne ; Est, de la rue Saint-Benoît, rectifiera le cours de ces voies publiques ; ce qui permettra de céder des terrains aux propriétaires des côtés opposés, à moins que la Ville ne juge convenable d'établir autour de l'hôpital un boulevard (1), et cela dans un quartier où les promenades font entièrement défaut.

Sur les quatre côtés du parallélogramme précédent, seraient construites des maisons de 20 mètres de façade ; 6 sur la rue Jacob, 30 mètres étant conservés au milieu, soit pour l'une des entrées de l'hôpital (2), soit pour la construction des bureaux, des loges de concierge, salles de consultations, soit pour les logements d'élèves

(1) Le boulevard Saint-Germain va être notre tracé du côté de la rue Taranne.

(2) Chacune des entrées du bâtiment serait un vaste portique, destiné à la rénovation de l'air dans les jardins et entre les bâtiments.

de première et de seconde classe (internes et externes); 10 sur la rue des Saints-Pères et 10 mètres seraient conservés pour une entrée particulière à l'administration et pour un médecin et un chirurgien logés dans l'hôpital; 7 sur la rue Taranne, avec réserve de 30 mètres pour une autre entrée de l'hôpital, analogue à celle de la rue Jacob, avec 30 mètres réservés soit pour une entrée spéciale à la communauté, soit pour deux bâtiments consacrés à une école et à un bureau de bienfaisance. Chacune de ces 33 maisons aurait quatre boutiques avec sous-sol et entre-sol et une porte cochère donnant entrée sur un jardin ou sur une cour de 10 mètres sur 20. Du côté de l'hôpital, on n'élèverait ces maisons que de deux étages, et cela dans l'intention d'éviter de donner de l'élévation aux bâtiments, dont la toiture, plus haute du côté de la rue, recouvrirait des chambres de domestiques. Ces maisons, recevant les eaux de la Ville, auraient des latrines déversant leurs produits dans un égout entourant l'hôpital, et des tuyaux élevés porteraient la fumée à une grande hauteur dans l'atmosphère, pour que les malades n'en fussent pas incommodés.

Il n'est pas une de ces maisons, construites en fer et en briques, à l'effet de prévenir les incendies, qui ne serait louée: quatre boutiques, 8,000 fr.; premier, 4,000 fr.; deuxième, 3,000 fr.; mansarde 1,000 fr. Total, 16,000 fr., qui, multipliés par 33, donnent 528,000 fr. de revenu, soit 10,560,000 fr. de capital, ou, à cause de non-valeurs, et peut-être d'une estimation trop élevée des prix, 10,000,000 de fr. Or, ce serait la somme que coûterait la construction d'un Hôtel-Dieu nouveau, somme complétement improductive, et qui, appliquée à la construction économique de l'hôpital et des bâtiments proposés, suffirait peut-être pour faire face aux dépenses qu'elle exigerait.

Un mur de 10 mètres d'élévation séparerait tout à l'entour le terrain consacré à l'hôpital de celui des jardins ou des maisons nouvellement bâties. Des portiques en fonte, distants de 4 mètres des murs, et recouverts d'une toiture vitrée, serviraient de promenade d'hiver pour les malades, et pourraient former une serre propre à recevoir les plantes du jardin de l'hôpital.

A 4 mètres de distance des portiques, une ou deux rangées d'arbres, puis des plates-bandes de quelques mètres entoureraient les constructions, entre lesquelles ce même système de promenade d'été serait établi.

Au centre du vaste espace qui resterait seraient placés la chapelle, ainsi que les logements des aumôniers.

A l'ouest de cette chapelle serait le bâtiment de l'administration, contenant aussi la pharmacie, les cuisines et les salles de bains, et communiquant par une porte particulière avec la rue des Saints-Pères.

A l'est se trouverait un bâtiment de la même dimension, consacré à la communauté, et dont il a déjà été parlé. On y placerait la buanderie et la lingerie.

La chapelle, le bâtiment de l'administration, la communauté seraient séparés du reste du terrain par des grilles.

Le côté nord du terrain spacieux qui resterait libre serait affecté à l'enseignement clinique des hôpitaux, enseignement d'une extrême utilité, et qui concourt, avec celui de la Faculté, à donner au pays des médecins dont les études sérieuses ont été faites au lit des malades. Ce bâtiment aurait un sous-sol et quatre étages. Le sous-sol contiendrait la salle des morts de la division nord de l'hôpital. Au premier, au deuxième, au troisième étage se trouverait à chaque extrémité du bâtiment un amphithéâtre pouvant contenir deux ou trois cents élèves (1).

Le côté sud présenterait un édifice semblable, peut-être un peu plus spacieux, et qui, affecté au service des quatre cliniques de médecine et des quatre cliniques chirurgicales, contiendrait des logements pour les chefs et pour les aides de clinique. Le sous-sol aurait un amphithéâtre de nécroscopie et une salle des morts pour le côté sud de l'hôpital, qui serait entièrement affecté à l'enseignement de la Faculté. A droite et à gauche de ces deux derniers édifices s'élèveraient de chaque côté trois corps de bâtiments destinés aux malades. Leur sous-sol serait employé pour les besoins de l'administration et contiendrait une petite cuisine destinée à la préparation des viandes grillées.

Deux salles élevées de 2 mètres au-dessus du sol (pour prévenir l'influence funeste de la capillarité) seraient construites au rez-de-chaussée, et deux salles semblables occuperaient le premier et le deuxième étage. Les combles seraient destinés à loger les internes de garde, les infirmiers, les veilleurs et les autres personnes nécessaires au service. Quatre petites pièces y seraient aussi réservées pour les malades atteints d'affections contagieuses, et pour ceux qui troubleraient le repos des autres.

Des latrines, avec des conduits d'aération fort élevés et chauffés par le contact des tuyaux de chauffage pour établir un courant ascendant, seraient situées à l'extrémité de chaque salle, et les matières qni y seraient déposées tomberaient dans des appareils portatifs diviseurs, enlevés tous les jours par les chemins de fer souterrains dont il va bientôt être parlé, et rendus inodores par les procédés connus de désinfection.

Toutes les constructions précédentes, faites en fonte et en briques, n'exigeraient pas de grandes fondations ni d'énormes dépenses. Elles seraient à la fois légères, solides et de durée, comme le sont les bâtiments des Halles centrales.

(1) Pour éviter l'encombrement auquel donnerait lieu la rencontre, dans un même couloir, des élèves de plusieurs services, il faudrait que chaque amphithéâtre eût une entrée particulière.

Dans le projet qui vient d'être exposé, l'administration aurait en quelque sorte sous la main toutes les parties de l'hôpital, et cela au moyen de télégraphes électriques et de souterrains contenant des chemins de fer dont les véhicules seraient traînés ou poussés par des hommes. On peut voir sur le plan que les tunnels dont il s'agit, éclairés par des verres dépolis et aérés par des soupiraux, feraient communiquer, sans que rien ne parût au dehors, les bâtiments de l'administration, la cuisine, la pharmacie, la salle des morts, soit avec les douze édifices consacrés aux malades, soit avec les amphithéâtres, soit enfin avec l'extérieur du bâtiment (1). Leur développement total n'excédant guère que 6 ou 700 mètres, ils seraient assez spacieux pour contenir les tuyaux pour l'écoulement des eaux nécessaires à l'hôpital, pour la conduite des gaz, enfin pour l'établissement des calorifères.

Ainsi, on ne verrait plus les cercueils contrister les malades; on ne verrait plus les infirmiers porter, au milieu des cours et des jardins, les aliments et les médicaments. Rien ne serait simple et propre comme le service. Les tunnels, passant sous les salles, permettraient de déposer au-dessous d'un conduit vertical les objets nécessaires aux malades, et ces objets y seraient montés au moyen de mécanismes qui serviraient aussi à faire descendre le linge sale et les débris, sans que les escaliers en fussent salis. Ces conduits seraient encore un moyen d'aérer les dortoirs, de les rafraîchir, lorsque la température serait très-élevée, et de les réchauffer par des calorifères, lorsqu'elle serait trop basse. Peut-être même pourrait-on les utiliser pour porter sans secousses, dans les étages supérieurs, les malades ou les personnes gravement blessées.

Chaque salle, sur les côtés de la porte d'entrée, aurait un cabinet pour la sœur et un autre pour le médecin. Dans celui-ci serait un lit pour l'examen des femmes et pour celui de certains malades. L'espace compris entre ces deux cabinets serviraient à établir une double porte, à l'effet d'éviter les courants d'air, qui, du reste, ne seraient pas bien dangereux, puisque les escaliers seraient convenablement échauffés. Des fenêtres très-larges seraient placées entre chaque lit, régneraient dans toute la longueur de la salle et auraient des divisions nombreuses, susceptibles de s'ouvrir séparément, ce qui permettrait de renouveler l'air à toutes les hauteurs et partout où le besoin s'en ferait sentir.

Les appareils de chauffage et d'aération seraient disposés de la même façon qu'à l'hôpital Lariboisière.

L'aspect extérieur des bâtiments serait simple, grandiose. On ornerait les amphithéâtres d'enseignement avec goût et convenance. On y trouverait les noms et les figures des médecins, des administrateurs qui, dans l'hôpital de la Charité, auraient rendu des services

(1) Cette dernière disposition permettrait d'enlever les morts après le service funèbre, sans que les autres malades s'en aperçussent.

à la science. Le nom, la statue de Laënnec, de Corvisart, de Boyer, s'y trouveraient certainement placés.

Tel est l'ensemble du projet de reconstruction de l'hôpital de la Charité. Ce projet, susceptible d'un grand nombre de modifications et d'améliorations de détail, présente dans sa généralité, au point de vue du bien-être des malades, de la salubrité publique, de l'enseignement clinique, des intérêts de l'administration et de la ville, enfin sous le rapport de l'économie, de grands avantages. Parmi ces avantages, il faut citer les suivants :

1° L'isolement absolu de l'hôpital; — 2° L'alignement, l'élargissement et l'amélioration de quatre grandes voies publiques; — 3° La possibilité d'établir vers sa face méridionale un square contigu au nouveau boulevard Saint-Germain; — 4° L'établissement d'une promenade d'hiver pour les malades; — 5° Une amélioration immense dans leur aménagement, et par conséquent des chances plus nombreuses de guérison; — 6° La centralisation et l'unité du service sous les ordres de l'administration; — 7° L'établissement d'un hôpital central de 1,000 à 2,000 lits, avec une immense facilité pour l'administrer, de telle sorte que le service du personnel de cette vaste maison ne serait pas de beaucoup plus considérable que s'il s'agissait d'un établissement hospitalier de 600 lits; — 8° La distinction très-nettement établie entre les services consacrés à l'enseignement de la Faculté et ceux qui dépendent exclusivement des hôpitaux; — 9° Une immense économie, en ce sens que le nouvel hôpital dispenserait de reconstruire un hôpital grandiose, dont la dépense est estimée 10,000,000; et comme il faut bien qu'il y ait un service pour les maladies aiguës des habitants du quartier de l'Hôtel-de-Ville, du Temple et Saint-Martin, on pourrait, pour le moment, affecter le bâtiment actuel de l'administration (place du Parvis), qui va être abandonné, à un hôpital de trois ou quatre cents lits. Le prix des matériaux des vieux bâtiments de l'Hôtel-Dieu suffirait peut-être à la dépense nécessaire pour le changement de destination. En supposant que l'hôpital nouveau de la Charité et les maisons de ceinture coûtent 12,000,000, ce ne serait qu'un placement à 5 p. 100, puisque le revenu dépasserait 600,000 francs; — 10° La partie de l'hôpital consacrée à la clinique de la Faculté serait digne de cet enseignement renommé; elle serait voisine de l'Ecole de médecine, elle contiendrait les cliniques médicale et chirurgicale, et même d'accouchement; en un mot, elle répondrait à tous les besoins de la science et de l'humanité.

L'étranger qui visiterait Paris pourrait se dire qu'il n'y a, en aucune partie de l'Europe, un établissement public, relatif au service des malades et à la médecine, qui soit mieux coordonné dans toutes ses parties et mieux approprié aux nobles usages auxquels il est destiné.

LE PROFESSEUR PIORRY

AUX MÉDECINS — A SES ÉLÈVES

AUX ABONNÉS DE

L'*ÉVÉNEMENT MÉDICAL*

Par suite de circonstances auxquelles ma volonté n'a pas su résister, il m'a fallu renoncer à la chaire de clinique de la Faculté à l'Hôtel-Dieu de Paris. Neuf concours, quarante années de services hospitaliers et de travaux scientifiques continus n'avaient en rien altéré mes forces physiques et morales; mon énergie était plus accentuée que jamais. J'étais fondé à croire que ma position était inamovible et que la publication récente de mon *Traité de plessimétrisme* la rendait tout à fait inattaquable. Je pensais que l'usage, la raison, le bon droit devaient la défendre contre toute atteinte; il n'en a pas été ainsi : la ruse, les apparences affectueuses, les protestations de dévouement, précédées de manœuvres auxquelles j'ai longtemps résisté, m'ont arraché ma démission que j'ai déclarée par écrit être un *cruel sacrifice.* Il m'a fallu cesser d'utiliser, pour l'enseignement médical dans les hôpitaux, l'expérience de nombreuses années et des études scientifiques et pratiques continuées pendant près d'un demi-siècle.

Ce n'est pas tout : de ténébreuses intrigues, dont je n'ai pas encore découvert tous les ressorts cachés, m'ont éloigné de la direction d'un journal dans lequel je pouvais encore vulgariser une pratique fondée sur l'observation et la raison.....

La conscience, mon désir de défendre la médecine progressive, me permettent-ils de garder le silence et de ne pas propager des doctrines dont le bon sens proclame l'utilité ? Consentirai-je à laisser au temps et à l'apaisement de passions haineuses le soin de faire justice d'attaques injustes? Abandonnerai-je la défense de l'école organique et diagnosique dont je puis dire avoir logiquement porté le drapeau ? Ne céderai-je pas aux désirs d'élèves nombreux, assidus et dévoués, qui ne veulent pas que je cesse de concourir à leur instruction ?... Je n'ai jamais voulu me rendre coupable d'une telle faiblesse ; non certes, l'intrigue dont on m'a entouré, le silence calculé que l'on a tenu à mon égard, ne feront pas un moment taire mon indépendance !

On m'a proposé d'être le rédacteur en chef d'un recueil périodique : *l'Événement médical.* J'ai accepté ce titre, non pas pour peser sur les opinions de mes collaborateurs, car je sais respecter les convictions des autres ; mais pour avoir une extrême liberté, au moins pour tout ce qui me concerne, dans l'exposition des doctrines organiques que je professais dès 1819 (*Dict. des Sciences médicales*, articles MUTUEL, PHYSIOLOGIE, etc.), lesquelles n'excluent en rien ni les idées générales sur la vie, ou psychatomisme, et qui empruntent à la physique, au micrographisme, à la chimie, etc., des faits utiles dont il ne faut pas faire abus ! J'accepte la tribune de l'écrivain, puisque l'on m'a fermé la chaire d'un professeur officiel, lequel pourrait, s'il le fallait, se livrer encore à l'enseignement particulier.

Courage donc, persévérance ! Hier j'étais affligé ; aujourd'hui, je puis réagir. Je m'aperçois que le trait qui m'a blessé va frapper ceux qui ont cru renverser des doctrines qu'ils n'étaient pas de force à combattre. A nous la publicité ! à nous l'attaque qui seront entourées des formes polies que prennent toujours la raison et la vérité scientifiques !

P.-A. PIORRY.

Paris, le 2 mars.

LEÇONS DE CLINIQUE MÉDICALE

DE

M. LE PROFESSEUR PIORRY

DE LA VIEILLESSE

Des moyens de combattre la vieillesse ou plutôt les états organopathiques qui sont les suites de l'influence des années. — Résultats remarquables. — Réflexions cliniques sur la vieillesse considérée suivant les anciennes et les nouvelles doctrines.

En commençant cet ouvrage sur la clinique de la ville et sur mes souvenirs d'hôpital, ce n'est pas sans raisons que je parle d'abord de la vieillesse.

Les changements que la succession des années amène dans l'organisme ne sont que trop justement redoutés par tous les hommes, et les idées tristes qu'ils inspiraient à Horace pèsent sur l'intelligence dès les premiers temps de la vie. Il n'est pas donné à la science, pas plus qu'à la philosophie, de l'éviter; cependant le médecin peut en reculer la déplorable apparition.

La vieillesse n'est pas semblable chez tous; elle ne se fait pas sentir pour tous au même âge. J'ai vu un vieillard de 21 ans qui, voulant absolument suivre la carrière du théâtre, était si décrépit, qu'à cause de son apparence sénile il pouvait exclusivement remplir les rôles de Géronte ou d'Orgon, tandis qu'il lui était impossible de figurer comme valet de comédie.

J'ai connu des septuagénaires, jeunes d'idées, de corps et qui n'avaient rien perdu de leur énergie et de leur virilité; souvent, alors que par le progrès de l'âge les organes des sens et des mouvements se détériorent et languissent, l'intelligence grandit. Tel qui a beaucoup vécu, lorsque son organisme se conserve, profite de sa longue expérience; par suite son intelligence s'accroît et s'étend; un tel homme est plus apte que jamais à faire progresser la science et à enseigner ce qu'il sait. L'histoire a cent fois montré des généraux âgés décider du sort des batailles. Malheureusement de telles individualités sont rares; on voit peu de Fontenelle, de Voltaire, d'Ingres, et quand on en possède, il faut savoir les conserver. En revanche, les yeux sont trop souvent attristés par la vue de ces innombrables caduques de 30 ans, qui ont épuisé dans l'orgie leur esprit et leur corps, chez lesquels les pensées généreuses, l'amour du pays, les hautes conceptions de l'intelligence font défaut, et qui, semblables aux malheureux infirmes qui gardent les sérails, n'ont pour mobiles que leur égoïsme et leurs ambitions mesquines.

Chercher à éloigner le temps où la vieillesse doit frapper l'homme, indiquer des préceptes hygiéniques et médicaux propres à conserver, à améliorer l'état des organes est donc faire une chose utile, et c'est dans cette idée que j'ai publié l'observation et les réflexions qui vont suivre :

OBSERVATION.

M. A... est d'une excellente constitution et l'on ne trouve aucune circonstance antécédente qui soit en rapport avec les accidents qu'il éprouve actuellement. Il est très-robuste encore, bien qu'il soit âgé de soixante-quinze ans. — Il n'a pas été atteint d'une affection cérébrale quelconque; cependant, il y a cinq ans, il s'aperçut que sa mémoire diminuait, et ce symptôme a continué à se prononcer davantage, mais d'une manière très-lente. Jamais la parole n'a été embarrassée et toutes les lettres de l'alphabet sont nettement prononcées par M. A...

Dès l'âge de trente ans, le ventre était gros, et depuis cette époque il s'est sensiblement développé, de telle sorte que maintenant son volume est considérable. Il éprouve ordinairement de la constipation. M. A... mange beaucoup et cependant les digestions se font avec facilité. Aucun aliment ne lui fait mal.

Le malade, alors qu'il se livre à des mouvements d'extension, se plaint d'éprouver dans la région lombaire des douleurs assez vives; ces souffrances n'ont pas lieu lorsqu'il est au lit, et comme elles se font aussi sentir vers les jambes, il les calme et les fait même disparaître en entourant les membres inférieurs avec de la flanelle.

Le symptôme le plus marqué que M. A... éprouve. est une progression difficile, un peu hésitante; ses pas deviennent de moins en moins longs, et maintenant ils sont assez petits. Le malade est peu assuré dans sa marche pendant laquelle il est obligé de se soutenir aux boutiques; il se courbe un peu plus qu'il ne le faisait auparavant.

Le poids de M. A... est considérable, et quoique le ventre soit extrêmement développé, les viscères ne sont en rien refoulés par en haut; car le foie, qui n'est ni volumineux, ni déformé, est situé, par en bas, au niveau du rebord costal, et à 2 centimètres, par en haut, au-dessus du mamelon. Le cœur présente les 12 centimètres de l'état de santé et ne donne lieu à aucun bruit pathologique. Ces circonstances expliquent l'excellent état du poumon et des bronches. La rate a les dimensions normales.

Les reins, bien que correspondant aux points douloureux de la région lombaire, ne sont en rien augmentés de volume. Aucun phénomène symptomatique ne révèle une souffrance de la vessie, mais l'urine contient souvent des sables rouges qui, sans aucun doute, sont en rapport avec la présence d'acide urique en excès.

Encore une fois le ventre est énorme et fait une saillie considérable au-dessus du niveau d'une ligne qui, partant de la poitrine, s'étend jusqu'au pubis; il donne, au plessimétrisme, dans sa partie moyenne correspondant à l'intestin grêle, une sonorité exagérée en rapport avec la présence de beaucoup de gaz, tandis que sur les points qui correspondent aux gros intestins, il y a une matité hydrique, indice de la présence de matières accumulées. Comme la graisse est très-abondante dans les diverses parties du corps, il n'est pas douteux qu'il en existe beaucoup dans l'abdomen.

La tête ne présente aucune lésion apparente, seulement il existe à la nuque un point douloureux, vague, superficiel et non profond qui s'étend au sommet du crâne, à l'oreille, aux yeux. Suivant le malade, cette douleur est la cause d'un affaiblissement de la vue et de l'ouïe. Il existe à l'ombilic une petite hernie.

Que faut-il penser de l'état de M. A...? Sans doute les changements inévitables que l'âge apporte dans l'organisation sont pour beaucoup dans les accidents qui ont lieu; mais il existe des circonstances anatomiques très-susceptibles d'être combattues avec succès, et je pourrais citer des cas assez nombreux de ce genre où j'ai pu arriver à d'excellents résultats. Il faut donc suivre un régime convenable et propre à diminuer le volume du ventre, à y empêcher l'accumulation des matières, à diminuer la tendance à engraisser, à augmenter la force et l'action des muscles, à prévenir et à combattre les douleurs du cou et de la tête. Il convient en même temps de maintenir réduite une petite hernie ombilicale existante, et qui rentre très-facilement.

Voici ce que je conseille à M. A... :

1° Il mangera moins qu'il ne le fait habituellement. Il ne faut pas complétement satisfaire son appétit, et chaque jour M. A... diminuera de très-peu les proportions d'aliments qu'il prend.

2° M. A... se nourrira avec des aliments qui, sous un petit volume, contiennent une assez grande quantité de matières nutritives. Les viandes d'excellente qualité rôties et grillées, le poisson, quelques légumes verts, sont très-convenables. Il en est ainsi des fruits mûrs et pris en médiocre proportion. Le malade s'abstiendra autant que possible de graisses, d'huile, de farineux.

3° Le vin de Bordeaux est le meilleur qu'on puisse

prendre; on le coupera avec l'eau de Saint-Galmier, et on ne continuera pas l'usage de diverses eaux sous l'influence desquelles M. A... a éprouvé des accidents.

4° On séparera les repas par six ou sept heures d'intervalle.

5° M. A... prendra tous les jours, pendant quelques semaines, le lavement suivant, qui entretiendra la liberté du ventre :

Follicules de séné. . .	20 grammes.
Eau.	500 —
Sirop de nerprun. . .	50 —
	570 grammes.

6° Il sera utile de faire usage tous les matins d'un gramme de rhubarbe en poudre.

7° Il faudra, chaque jour, se livrer pendant deux heures à un exercice à *pied*, ce qui n'empêchera pas une promenade en voiture. *Il est indispensable d'exercer fréquemment les membres inférieurs.*

8° Les pas, au lieu d'être de peu d'étendue et de n'avoir que moins d'un cinquième de mètre de longueur, seront successivement portés à un quart et même à un demi-mètre, ou même davantage. Pour obtenir ce résultat, il faut que la tête soit relevée sur la colonne vertébrale et redresser le dos, et cela à l'effet que le centre de gravité soit reporté en arrière et laisse libre le mouvement des jambes en avant. On doit avoir confiance en soi, en ses forces, et augmenter chaque jour, d'un peu, l'énergie et l'étendue des mouvements; alors, malgré l'âge du malade, les muscles grossiront et se fortifieront par l'exercice fréquent et répété.

9° Il est indispensable de se tenir au lit le moins possible.

10° Les douleurs de la nuque seront d'abord combattues par le redressement habituel de la tête et par des frictions faites avec le liniment suivant sur la partie postérieure du cou et sur le dos :

Ammoniaque liquide. .	15 grammes.
Eau.	40 —
	55 grammes.

Lorsque la flanelle imbibée de ce liquide, et employée pour la friction, aura rendu la peau rouge, on étendra sur le tégument quelques gouttes de cet autre liniment :

Extrait aqueux d'opium.	1 gramme.
Eau.	9 —
	10 grammes.

11° Si les douleurs résistaient à ces moyens, on aurait recours à l'application sur le point de la nuque le plus douloureux d'une mouche de vésicatoire.

12° Si ces accidents continuaient, on dirigerait un courant électrique, d'ailleurs assez faible, de la nuque au sommet de la tête, au front, aux tempes et aux oreilles.

13° Le moyen qu'il n'y ait plus de sables rouges dans les urines est de suivre le régime qui vient d'être indiqué, de prendre le matin, à jeun, et le soir très-tard une verrée d'eau de Saint-Galmier, à laquelle on aura ajouté 4 à 5 grammes de bicarbonate de soude. Pour que ce liquide ne soit pas désagréable, on pourra l'édulcorer avec une suffisante proportion de sirop de fleurs d'oranger.

14° On maintiendra la hernie avec un petit appareil de diachylum et de taffetas.

15° Il faudra se tenir la tête assez élevée pendant le sommeil et prendre fort peu de liqueurs spiritueuses.

Le 10 décembre, les résultats du traitement pratiqué par M. A..., avec régularité et persévérance, étaient les suivants :

La difficulté de la marche était, à cette époque, infiniment diminuée. M. A..., qui faisait une multitude de pas très-petits, comme cela arrive aux vieillards très-affaiblis, parvint à leur donner une telle dimension, qu'en sept enjambées au plus, il pouvait traverser un espace de six mètres ; à l'incertitude de sa marche avait succédé une fermeté de progression inaccoutumée ; il n'était pas obligé, en se promenant, de se maintenir contre les murs ; il se sentait infiniment plus agile et plus fort.

Ayant pris, d'après mes conseils, l'habitude en marchant ou en se tenant debout de redresser la tête et la colonne dorsale, les douleurs de la nuque se calmèrent.

Sous l'influence d'une diminution marquée dans la proportion des aliments, dont la qualité était telle qu'ils ne favorisaient pas une abondante formation de gaz et de graisse, le volume du ventre avait décrû considérablement ; ce résultat si remarquable doit aussi être rapporté aux purgatifs dont M. A... a fait usage.

L'exercice à pied a été suivi de ses effets ordinaires, c'est-à-dire que l'énergie des muscles des extrémités inférieures a sensiblement augmenté.

M. A... a cessé de se plaindre de la présence de graviers rouges dans l'urine, ce qui a été la conséquence du changement survenu dans le régime qu'il suivait et de l'action du bicarbonate de soude.

La hernie ombilicale a été parfaitement maintenue avec le petit appareil qui avait été prescrit et dont il a été parlé dans la *Médecine du bon sens*, 2e édition, p. 4, appareil qui consiste dans l'application d'un petit rouleau de diachylum ramolli et moulé après la réduction de la hernie sur la forme de la dépression ombilicale ; ce rouleau est ensuite recouvert, à l'effet de le maintenir, d'une pièce très-large de taffetas enduit d'une couche de ce même diachylum qui doit être très agglutinatif, et que l'on étend au moment même où l'on veut s'en servir ; la ceinture du pantalon chez l'homme, un corset pour la femme, suffisent pour comprimer le lieu occupé par la hernie.

La confiance en soi-même que ce succès a inspirée à M. A..., lui a donné du courage. Il est évident que, loin de décroître, son intelligence et sa mémoire vont en progressant, et la reconnaissance qu'il témoigne à son médecin est pour celui-ci une preuve de plus qu'il ne s'est pas abusé, quand il a espéré être utile par ses conseils à un homme qui lui témoignait une honorable confiance.

RÉFLEXIONS CLINIQUES ET ESSENTIELLEMENT PRATIQUES SUR L'OBSERVATION PRÉCÉDENTE.

1° Il en est de la vieillesse comme de la maladie, elle n'est pas une chose : l'idée première qu'elle présente à l'esprit peut bien s'individualiser en quelque sorte et se rapporter à l'influence générale qui résulte d'un grand nombre d'années sur le corps de l'homme ; mais, en fait, la vieillesse réelle, la caducité, est un état complexe de l'organisation qui se compose de modifications nombreuses dans les diverses parties de ce même organisme ; telles sont, par exemple : la diminution dans la nutrition, dans le volume, et par suite dans l'action des muscles du tronc et surtout des membres ; une modification en moins dans la trame organique et dans les éléments calcaires des os (Ribes), et, par contre, le dépôt successif dans les parois artérielles et dans les orifices cardiaques de productions athéromateuses et phosphato-calcaires ; celles-ci ont pour résultats : de la gêne dans la circulation; des congestions pulmonaires (pneumonémies hypostasiques), qui ont d'autant plus facilement lieu à la partie déclive, que les personnes affaiblies, comme le sont beaucoup de vieillards, restent très-longtemps couchées sur le dos; des bronchorrhées dites rhumes, catarrhes, dont les conséquences sont l'accumulation de crachats dans les voies de l'air, d'où résulte un certain degré d'asphyxie, ou plutôt d'hypoxémie ; l'absence ou le mauvais état des dents qui rendent la mastication et par suite la digestion laborieuse ; l'augmentation dans les dimensions du ventre, soit par l'accumulation de matières (scorentérasie) ou de gaz (gazentérasie), soit par l'abondance de la graisse déposée dans le tissu adipeux de l'abdomen ; le refoulement du diaphragme par en haut, lequel gêne la respiration, etc., etc.

Joignez à ces déplorables circonstances une diminution dans le volume, dans le poids, dans la densité de l'encéphale et de la moelle rachidienne, le défaut d'énergie morale qui, nécessairement, y est lié, le défaut de confiance en soi-même et d'espérance dans l'avenir ; le chagrin profond qui résulte pour le plus grand nombre des vieillards d'être ou de *se croire* dépourvus de fonctions auxquelles ils attachaient une extrême importance, et vous aurez la plupart des circonstances qui, survenant avec les années, amènent successivement l'homme à la vieillesse, à la caducité et à la décrépitude.

Ajoutez surtout à ces phénomènes organiques et à ces circonstances psychiques qui se déclarent au déclin de la vie, les infirmités que l'on néglige trop souvent, telles que : les hémorrhoïdes auxquelles on ne remédie pas ; de légères maladies du pied qui gênent la progression ; les hernies mal maintenues ; le défaut de propreté ; le prurit sénile que, en général, on ne sait même pas soulager, et vous verrez que toutes ces causes organiques ou physiologiques réunies sont les principaux agents qui conduisent plus ou moins vite l'homme à la vieillesse caduque et à la mort.

Ceci posé et admis comme une série de faits incontestables, il est facile de prouver qu'il est un grand nombre des circonstances précédemment énumérées qui peuvent être non-seulement combattues avec succès par le médecin qui, étudiant les états organiques anormaux existant chez l'homme âgé (et je ne dis pas dans la vieillesse considérée comme une unité; comme une chose, un être supposé), s'attache avec un soin extrême à remédier aux conditions d'organisation dont il vient d'être parlé ; ce médecin peut donc, jusqu'à un certain point, retarder la vieillesse, et par conséquent augmenter la longévité et même rendre la vie plus heureuse. Certes, d'un homme âgé il ne fera pas un adolescent; l'eau de la fontaine de Jouvence pourrait être cherchée par des empiriques fantaisistes, par des gens qui abusent de la chimie transcendante, et proposée par d'audacieux spéculateurs ; mais l'anatomie et la physiologie normale et anormale, l'hygiène, l'appréciation positive de l'état des organes permettront, dans bien des cas, non pas de faire que l'on ait moins d'années, mais que l'on se conserve mieux et que l'on vive plus longtemps.

C'est en se conformant à ces doctrines, qui sont celles de l'organopathisme en général, que j'ai été assez heureux pour être utile à une multitude de vieillards, et, pour ne citer que l'observation relative à M. A..., il est de toute évidence qu'en faisant diminuer le volume et le poids du ventre, en prescrivant moins de nourriture, et en ayant provoqué des évacuations de gaz et de scories, j'ai rendu moins grands les obstacles à la progression de ces gaz et de ces scories ; il est tout aussi certain que ces résultats ont rendu la respiration plus facile, et que j'ai facilité la progression et remédié aux douleurs qui avaient lieu dans les muscles de la nuque, lesquelles résultaient non pas d'un *rhumatisme* incompris, mais bien de la flexion de la tête en avant. En faisant que M. A... redressât le crâne sur le rachis et les vertèbres dorsales, j'ai évité la convexité du dos et le tiraillement des fibres musculaires, lors de l'extension du tronc. N'est-il pas vrai encore que l'exercice que j'ai recommandé a rendu la marche moins sénile et plus assurée ? N'est-il pas évident que la confiance en soi-même, qu'un certain degré d'espérance dans l'avenir ont dû naître de ces heureux résultats, et que la réduction d'une hernie ombilicale, si facilement maintenue, a écarté une chance grave de mortalité ? etc., etc.

Les doctrines vraies n'ont pas d'exception, elles sont applicables à tous les cas ; ce qui les caractérise, c'est la généralité de leur application, c'est leur utilité de tous les moments, et si la vieillesse considérée dans le sens de la décomposition des prétendues unités morbides devient moins désespérante et plus accessible aux moyens thérapiques, c'est que la doctrine des états pathologiques est aussi incontestable que la vérité elle-même.

On demandait il y a peu de temps, à un médecin qui avait beaucoup vu et beaucoup réfléchi, comment il fallait s'y prendre pour atteindre un âge avancé et tout en conservant une organisation convenable.

Vous obtiendrez, répondit-il, tout d'abord, un résultat si désirable en suivant les règles d'une hygiène morale et matérielle.

Commencez, disait-il, par éviter tout excès et combattez les passions mauvaises et tristes, la haine, la colère, l'envie et la vengeance, etc., qui entravant l'exercice des fonctions organiques, altèrent la respiration, l'action du cœur et du cerveau, et qui rendent vieux avant le temps! *Sachez bien que le bonheur est comparable à une balle élastique qui revient sur soi alors qu'on la dirige sur autrui.* Rien ne prolonge l'existence comme de voir heureux ceux qui vous entourent; la conscience d'avoir fait le bien et le constant désir de le faire sont des raisons puissantes d'acquérir le courage nécessaire pour supporter les ennuis de la vie, et les petites douleurs inséparables de l'existence.

Ne courez pas sans nécessité à des médicaments inutiles ou dangereux. C'est une chose déplorable de rendre malade, par la crainte de périr, son corps et son esprit; la terreur continuelle du trépas semble l'attirer vers soi; la mort redoute qui la brave; les épidémies pestilentielles respectent d'ordinaire l'homme qui, courageusement, s'y expose; elles frappent le pusillanime, qui redoutant l'air qu'il respire, l'aliment qui lui plaît, le froid, le chaud, l'humidité, s'enveloppe de vêtements épais, lesquels rendent l'exercice pénible et lui font perdre, par la sueur et la fatigue, une partie des éléments nutritifs et par conséquent des forces.

Cherchez cependant à vous opposer par des moyens simples et inoffensifs aux indispositions trop souvent négligées qui, abandonnées à elles-mêmes et s'aggravant avec le temps, donnent chacune une chance de souffrance et de mort.

Telle hémorrhoïde légère, dans le principe, et à laquelle *la médecine du bon sens* remédierait si facilement, donnera peut-être lieu plus tard : à une hémorrhagie suivie d'anémie ; à une inflammation douloureuse de la partie où elle a son siége ; à une fissure horriblement pénible; à une fistule, à un cancer incurable. Les enduits de la langue qu'on n'aura pas soin d'enlever auront pour résultat le défaut d'appétit, la langueur des digestions, des accidents septiques, etc., etc..... ; le tartre des dents accumulé sera plus tard la cause de leur chute, ou par suite du défaut de mastication et de tous les symptômes fâcheux qui en résultent.

Dans un cas d'épidémie cholérique, si vous voulez prévenir un choléra mortel, arrêtez tout d'abord la diarrhée, remédiez à la rhinite initiale pour éviter une bronchite ou une pneumonite grave ; si vous ne vous opposez pas à la stase prolongée des scories dans l'intestin, vous vous exposez à de dangereuses souffrances du tube digestif; si par défaut d'une scrupuleuse propreté, vous laissez séjourner des substances putrides sur votre peau ou dans les conduits ouverts à l'extérieur, il peut se faire que la moindre écorchure entraîne après elle des accidents funestes. Le cor aux pieds que l'on ne soigne pas devient parfois un ulcère perforant, etc., etc..... encore une fois chacune de ces petites choses négligées devient une chance de mort, et si vous additionnez ces chances mauvaises vous verrez tout d'abord que celui qui saura les éviter, non-seulement aura une meilleure santé, mais devra vivre mieux et plus longtemps que ceux qui n'agiront pas ainsi (*Médecine du bon sens*, avant-propos, p. VIII).

LETTRES

A Monsieur le docteur Marchal de Calvi sur l'organopathisme, le vitalisme, les diathèses et le rhumatisme.

M. le docteur Marchal de Calvi ayant publié dans les premiers numéros du journal *la Réforme médicale* de très-remarquables articles sur les diathèses et le rhumatisme, j'ai saisi cette occasion pour défendre les doctrines organopathiques, et je lui ai adressé dans l'*Événement médical* (mars et avril 1867) les lettres qui vont suivre, lettres dans lesquelles j'ai été heureux d'exprimer à cet honorable confrère les sentiments affectueux d'estime que je lui porte.

PREMIÈRE LETTRE.

CONSIDÉRATIONS GÉNÉRALES ET OBSERVATIONS.

Mon cher et spirituel confrère,

Je ne puis vous dire combien j'ai été heureux de voir, dans votre récente exposition des doctrines qui vous paraissent être les seules acceptables, que vous aviez hautement proclamé l'organopathisme et la diagnose exacte, soit des lésions matérielles, soit de leur siége et de leur nature, comme étant les seules bases de la médecine pratique. Lorsque des hommes de votre valeur et de celle de votre savant collaborateur, M. de Castelnau, viennent se ranger dans la phalange de ceux qui renoncent aux hypothèses admises sur les unités morbides, sur la nature, le principe vital, etc., pour défendre le côté positif de la science moderne, il y a tout lieu d'espérer qu'ils auront bientôt dans la presse médicale de nombreux imitateurs. Vous vous êtes même servi, dans vos remarquables articles, d'un assez grand nombre des mots de la nomenclature organo-pathologique. Dans les opinions que vous exprimez, il était inévitable qu'il en fût ainsi ; car dès que l'on admet en principe que les organes et leurs lésions sont les bases de l'étude pathologique, il faut absolument, si l'on veut éviter des périphrases interminables, se servir d'expressions caractéristiques propres à les désigner, et la nomenclature médicale en fournit facilement les moyens. Marchons donc de compagnie, cher confrère, dans une voie dont je ne me suis pas écarté depuis 1819. Appelons à nous d'autres défenseurs de la raison et de la vérité ; formons un faisceau dont la force se multipliera par le nombre et la puissance de ses éléments, lesquels, séparément, se briseraient avec facilité, mais dont l'ensemble résistera aux attaques et au mauvais vouloir de l'ignorance.

Certes, nous ne pouvons, vous et moi, avoir complétement les mêmes idées; la science est trop complexe et sa sphère est de beaucoup trop étendue pour qu'il n'y ait pas de différences dans nos opinions;

mais le principe de l'organopathisme étant admis, la bonne foi et l'amour de la vérité étant nos principaux mobiles, il est impossible que la discussion à laquelle nous nous livrerons n'ait pas un haut degré d'utilité pratique; et par exemple, il est évident que les opinions manifestées par vous sur les diathèses ou prédispositions que vous déclarez être *des prédispositions organiques* sont, du moins en apparence, très-différentes de celles qui ont été exposées dans mes écrits et dans mon enseignement.

Vous êtes trop instruit, cher confrère, vous avez trop lu pour ne pas savoir que dès 1834, je publiais le *Traité des altérations du sang;* la plupart des diathèses y étaient désignées par des mots qui exprimaient l'idée qui y correspondait; telles étaient par exemple : l'hyperémie (sang en excès); l'hypémie (défaut de sang); l'hypoxémie (sang peu oxygéné); l'hémite ou plasthydrémie (sang couenneux) ; la pyémie (pus dans le sang); la phymémie (sang altéré par la matière tuberculeuse); la carcinémie (sang modifié par l'agent cancéreux); etc., etc. Or, ne voyez-vous pas que vous appelez tout simplement diathèses les dispositions à des lésions, ce que j'ai, il y a bien longtemps, dénommé anomémie (altération du sang), ce qui implique nécessairement l'admission de telles causes pour la localisation des maladies?

Votre mot holopathie, construit d'après les principes de la nomenclature médicale, n'est pas une doctrine qui vous soit personnelle; elle constitue, en très-grande partie, celle que j'ai toujours défendue, et encore une fois je me trouve heureux de vous voir adopter les idées très-analogues aux miennes.

Mais les prédispositions, les anomémies primitives ou consécutives (cachexies des auteurs), que j'admets, sont exclusivement celles qui peuvent être démontrées par les faits, les expériences, le raisonnement ou au moins celles dont l'existence est d'accord avec la logique; or, je ne pense pas que l'on puisse et que l'on doive admettre comme vous le faites, une diathèse et des maladies rhumatismales.

Le mot rhumatisme, dont Baillou s'est rendu coupable, ne désigne rien de précis, n'indique pas d'état organique déterminé et ne se rapporte qu'à un grand nombre de phénomènes morbides disparates qu'aucun lien physiologique, pathologique ou même théorique n'unit.

Suivant mon habitude, je parlerai de faits pratiques pour établir cette proposition, et je parlerai de deux cas d'encéphalies survenues pendant la durée d'un rhumatisme articulaire aigu des auteurs (ou mieux d'une plasthydrémo-arthrite) et qui me serviront de point de départ à des réflexions cliniques que je crois devoir être utiles.

PREMIÈRE OBSERVATION.

P..., enfant d'à peu près neuf ans, d'une constitution médiocrement robuste, était entouré par sa mère des soins les plus minutieux, et son habitation ne laissait rien à désirer. Très-sujet aux bronchites, il présentait une légère déviation de la colonne vertébrale.

Au mois de novembre 1864, et alors que régnait une température froide et humide, il fut atteint de phénomènes fébriles très-accentués; le pouls devint fort et accéléré, la face rouge, la chaleur vive et précédée d'un frisson initial, en un mot des symptômes de la fièvre inflammatoire (état couenneux du sang, plasthydrémie ou hémite) se déclarèrent. Cet état dura plusieurs jours avec des redoublements marqués le soir. Dès le lendemain de l'invasion de ces accidents fébriles l'enfant qui, la surveille, s'était livré avec excès aux jeux de son âge fut atteint au poignet de douleurs, de tuméfaction, de rougeurs articulaires auxquelles succédèrent très-promptement des arthrites intenses aux genoux et dans plusieurs autres jointures.

Cinq à six jours après, les arthropathies (souffrances des jointures) continuant toujours avec intensité, une douleur de tête très-vive se manifesta et un délire violent se déclara. Jusqu'alors aucune médication active n'avait été faite; le cœur, plessimétriquement mesuré, dépassait d'un centimètre le volume qu'il présente d'ordinaire à cet âge, et faisait entendre un bruit de souffle au premier temps; la rate avait le même volume que chez un adulte (huit centimètres sur quatre), aussi les redoublements de fièvre et des sueurs avaient-ils lieu le soir.

Le délire fut, dès le principe, accompagné d'un état comateux et des autres symptômes d'une inflammation du cerveau et de ses membranes (méningo-céphalite aiguë). Il existait donc ici un rhumatisme cérébral très-grave des auteurs; *après avoir bien constaté par la mensuration plessimétrique du cœur et du foie, par la coloration de la langue et des lèvres, par le pouls (qui ne s'affaiblissait pas lors de l'élévation du bras), que l'enfant conservait de notables proportions de sang*, je fis appliquer douze sangsues derrière et au-dessous des oreilles;

le délire, le coma diminuèrent. A cause de l'état de la rate, accompagné des redoublements du soir, je fis prendre trois jours de suite deux cuillerées à bouche d'extrait de berberis ; la tête fut tenue élevée ; des lavements purgatifs furent administrés. En deux jours le délire, le coma, les redoublements cessèrent. Bientôt le jeune P... guérit complétement des lésions cérébrales; seulement des bruits de souffle dans la région du cœur (lequel resta volumineux) continuèrent à se manifester. Les conseils que je donnai contre ce dernier accident ne furent pas suivis et je perdis le malade de vue.

Longtemps après, je fus appelé à trois lieues de Paris pour voir ce malheureux enfant qui était alors sur le point de succomber à sa maladie des orifices cardiaques.

DEUXIÈME OBSERVATION.

Une femme robuste, âgée de vingt-six ans, entra au mois de janvier 1865, dans la salle Saint-Bernard de l'Hôtel-Dieu. Elle présentait à un haut degré les symptômes de la fièvre inflammatoire (hémite ou plasthydrémie) ; des arthrites nombreuses occupant les grandes articulations coexistaient. Cette femme, étant restée chez elle, durant quelques jours, dans cet état et *aucune saignée ne lui ayant été pratiquée*, il arriva que du délire et un mal de tête violent se manifestèrent, et que l'assoupissement survint ; les pupilles se dilatèrent, et l'on observa un affaiblissement marqué dans la perception de l'action de la lumière et des sons. — Il était dès lors évident qu'une méningite et qu'une encéphalite se déclaraient chez une femme atteinte des accidents dits rhumatisme articulaire aigu (hémitarthrite). Le plessimétrisme du cœur et du foie, la coloration des téguments et le pouls démontraient, comme dans la première observation, que les proportions du sang étaient assez considérables pour que les évacuations sanguines fussent sans danger; or, admettant que, dans ce cas, le sérum (hydrème) devait contenir de la fibrine en suspension et non dissoute et, comme dans mes opinions appuyées sur quelques centaines d'observations, les saignées sont dans de telles circonstances d'une extrême utilité, deux fois en quarante-huit heures, je fis tirer par la veine de 500 à 800 grammes de sang; il se forma aux dépens de la sérosité trouble que ce liquide présentait une couenne épaisse et abondante (fibrine dans le sang, plasthydrémie).

Très-promptement, les accidents se calmèrent, les jointures malades étant tenues élevées sur des coussins, devinrent bientôt moins rouges et moins douloureuses; les accidents cérébraux diminuèrent d'intensité, mais cependant persistèrent. De nombreuses sangsues furent alors appliquées à la nuque et leurs morsures coulèrent abondamment. La douleur de tête devint beaucoup moins vive, et l'assoupissement disparut.

Le délire continua, bien qu'à un moindre degré.

Je manifestai alors l'espoir d'une guérison qui cependant ne pourrait, disais-je, s'opérer que lentement et par degrés. Je pensais en effet que des lésions du même genre que celles qui ont lieu dans l'hémitarthrite, telles que les retrécissements vasculaires, des exsudations fibrineuses, des couches plastiques, etc.;

s'étaient formées consécutivement à l'hémite (ou plasthydrémie); que cet état morbide ne donnant pas lieu à la suppuration, soit dans les jointures, soit dans la pleurite ou la péricardite, il ne s'en formerait pas dans les méninges ou dans le cerveau de la malade; qu'avec le temps la résorption des productions accidentelles s'opérerait et que la santé se rétablirait.

L'événement justifia, en tous points, les opinions que j'avais formulées dans la leçon que je venais de faire : peu à peu le délire se dissipa complétement, les douleurs de tête disparurent, les autres accidents cérébraux cessèrent, mais les jointures qui avaient été si malades et dans lesquelles le plessimétrisme avait constaté la présence de sérosité, et qui, à coup sûr, avaient été le siége de grandes modifications anatomiques, restèrent plus d'un mois tuméfiées, souffrantes, et leurs mouvements continuèrent à être longtemps très-difficiles.

Le rétablissement fut complet et le cœur ne cessa pas, pendant et après cette maladie si grave, de présenter les conditions de l'état normal.

DEUXIÈME LETTRE.

RÉFLEXIONS CLINIQUES ET OBSERVATIONS.

Les deux observations précédentes sont l'une et l'autre remarquables par la gravité des accidents dont le cerveau et ses membranes ont été le siége et par l'heureuse issue de ces phénomènes, lesquels, dans les idées généralement reçues, seraient considérés comme constituant, par leur ensemble, l'unité morbide dite *rhumatisme cérébral.* Si l'on admet les doctrines que je défends, on voit tout d'abord que *ces affections sont essentiellement complexes*, et que dans les deux cas il existe : 1° des phénomènes généraux caractérisés par l'état couenneux du sang, c'est-à-dire par de la fibrine pathologiquement suspendue dans le sérum (hémite, plasthydrémie) et non pas dissoute comme il en arrive à l'état normal (1); 2° des inflammations aiguës des jointures (arthrites consécutives à l'hémite); 3° des symptômes très-prononcés d'une maladie aiguë du cerveau et de ses membranes, tandis que l'on trouve chez le jeune P... : 4° des dépôts fibrineux à l'orifice cardiaortique, et 5° une augmentation notable dans le volume de la rate, laquelle peut avoir influé sur les redoublements du soir.

Notons encore une fois que les deux cas précédents ne peuvent être considérés comme des maladies simples, unitaires. Ces affections étaient évidemment différentes l'une de l'autre. En effet, les éléments principaux qui les composaient étaient, chez l'enfant, au nombre de cinq : 1° l'hémite; 2° les arthrites; 3° la méningo-céphalite; 4° les concrétions fibrineuses formées à l'orifice cardiaortique; 5° une affection splénique, tandis qu'existaient seuls, chez la femme malade, les trois premiers états qui viennent d'être cités.

Dans les deux observations précédentes, un état fébrile général avait précédé (ce qui est loin d'avoir toujours lieu) les arthropathies et les accidents cérébraux.

Pour vous, mon cher Marchal, cet état général est

(1) J'aurai souvent, dans des articles ultérieurs, l'occasion de démontrer ce fait jusqu'à l'évidence. (Voyez mon *Traité de médecine pratique.*)

une diathèse *que vous dites avoir existé en germe*, pour ainsi dire, avant l'invasion des phénomènes aigus.

Or, j'ai établi, en 1840, dans ma thèse sur l'hérédité dans les maladies, thèse à la suite de laquelle j'ai été nommé professeur à la Faculté, qu'il est certaines dispositions organiques qui rendent tels individus plus aptes que certains autres à contracter une ou plusieurs lésions déterminées; j'admettais de plus que des virus existant chez des parents pouvaient se transmettre à leurs enfants, ce qui constituait pour ceux-ci une véritable prédisposition.

Dans les idées que je défends, différents états pathologiques se succèdent :

L'hémite primitive, *avec ou sans une disposition préalable à la contracter*, avait été causée par la fatigue, la transition du chaud au froid ; c'est la maladie que vous appelez générale et qui n'est qu'une altération du sang ou anomémie; cette hémite, cette fibrine suspendue dans le sérum est l'agent organique qui, contenu dans les capillaires ou déposé sur les membranes, détermine les phlegmasies des jointures, les encéphalopathies, etc. Or, elle constituerait, dans votre langage, la diathèse présidant au développement des autres accidents.

Vous voyez donc, cher confrère, que la prétendue doctrine des diathèses appartient tout aussi bien à l'école organique qu'à toute autre école. Elle est cent fois formulée dans le volume du *Traité de médecine pratique*, qui traite des anomémies, et en vérité on ne peut qu'être prodigieusement surpris de voir reprocher à l'école de l'organopathisme, de ne pas tenir compte des maladies dites générales et de ce que l'on appelle leur localisation. Ceux qui font ces reproches prouvent qu'ils ne connaissent en rien les livres et les opinions qu'ils critiquent avec légèreté.

Ce qui distingue leurs croyances des miennes c'est que, pour moi, ce qu'ils nomment diathèses, constitue des phénomènes organiques; tandis que pour ces médecins elles ne sont en général que des entités, des êtres hypothétiques qu'ils ne comprennent pas eux-mêmes, et auxquels, sans en prouver l'existence et sans même les définir, ils font jouer un rôle de premier ordre, soit comme pathologie, soit, ce qui est plus grave, comme thérapisme.

Or, cher Marchal, vous considérez les diathèses comme étant de nature organique, nous sommes donc dans les mêmes voies, ce qui n'est pas dire qu'il faille admettre le rhumatisme comme une diathèse et comme un phénomène organique.

Ce mot rhumatisme, dont l'étymologie exprime l'idée d'*écoulement*, a été malheureusement proposé par Baillou pour différencier de l'arthrite des anciens, de la goutte des modernes, les phlegmasies articulaires accompagnées de fièvre ; bientôt ce même mot n'a pas été circonscrit à la coïncidence de l'hémite et des arthrites, c'est-à-dire à la série de symptômes dite rhumatisme articulaire fébrile; Sydenham, Stoll, Boerhaave lui-même, Sauvage en 1771, Cullen, Pinel, et surtout Villeneuve en 1820, Chomel et Requin, puis leurs successeurs, mon collègue et ami M. Monneret, M. Ball, etc., etc., ont réuni sous ce nom : d'une part, les phlegmasies fébriles et intenses ; de l'autre : des douleurs vagues, sans troubles circulatoires, siégeant dans les muscles, les fibres tendineuses (lésions qui souvent sont les suites de la fatigue ou de ruptures); des névralgies dues à toutes sortes de lésions locales ou de parties éloignées; des souffrances symptomatiques d'organes variés, tels que les ovaires, les reins et surtout les centres nerveux (névraxe) irradiant sur les nerfs qui en émanent; des ostéies comprimant des cordons névriques, des douleurs dues à l'action du syphiose, etc., etc.

Or, peut-on constituer avec l'ensemble de tout ceci un état organique spécial, unitaire, insaisissable, comme l'a dit M. Monneret et comme le répète M. Ball? Doit-on voir, dans cet assemblage de faits aussi disparates, une maladie, un *vice* général indéterminé, alors que l'ordre, la marche, la succession des phénomènes qui le composent ne sont presque jamais les mêmes, et quand le lien que l'on suppose les unir ne serait qu'un mythe qui, inutile à admettre, conduirait à une pratique dangereuse ou au moins hypothétique? Je ne crains pas de le dire, la plupart des faits (autres que l'hémite-arthrite) sur lesquels on se fonde pour rapporter tel ou tel accident à l'être incompris dit rhumatisme, ont été si mal, si légèrement étudiés; ils ont été si peu élucidés par une exploration organique attentive que cent fois, mille fois peut-être, j'ai vu dénommer rhumatisme des lésions anatomiques d'une évidence absolue, et que l'examen le plus superficiel eût permis de reconnaître,

De ce qu'il est impossible d'admettre logiquement une entité spéciale, *rhumatisme*, laquelle réunirait, sous une influence primitive : 1° des douleurs se déclarant sans lésions appréciables et sans coexistence d'une altération du sang ; 2° des souffrances consécutives à des distensions, à des ruptures de fibres musculaires ou tendineuses; 3° des névralgies; 4° des inflammations ou des maladies aiguës viscérales; 5° des phlegmasies articulaires coïncidant avec la présence dans le sérum de fibrine en suspension; 6° des déformations, des tuméfactions lentement survenues dans les jointures et dans lesquelles le sang paraît être à l'état normal, etc., etc. ; il n'en est pas moins vrai que *plusieurs* de ces organopathies ont un caractère commun qui, pratiquement, établit entre elles une analogie réelle et dont le médecin doit tenir compte. Ce caractère, ce phénomène pathologique n'est autre que l'état couenneux du sang (plasthydrémie ou hémite) ; aussi Sarcône, cet illustre médecin de Naples, qui a parfaitement étudié le sujet dont nous traitons, avait-il considéré le dépôt fibrineux, dit couenne du sang, comme la matière rhumatismale elle-même. Il est on ne peut plus curieux et instructif de lire le très-intéressant travail qu'il a publié sur ce sujet. Sarcône est le seul qui ait matérialisé en quelque sorte le rhumatisme; mais si l'on voulait considérer cette entité comme il l'a fait, il deviendrait absurde de ranger dans le cadre du rhumatisme la plupart des affections dites rhumatismales, ayant pour siége des muscles, des ligamens, des nerfs, des viscères, des os, des articulations, alors qu'il n'existe pas de sang couenneux chez les malades, et par conséquent il faudrait renverser l'échafaudage élevé pour construire la diathèse rhumatismale.

D'un autre côté, si l'on voyait dans le sérum contenant de la fibrine en suspension, l'agent du rhumatisme, on devrait considérer toutes les maladies réputées inflammatoires; fièvres de ce nom, pleurite, pneumonite, endocardite, péricardite, diphtérite, comme appartenant au rhumatisme, ce qui serait faire de celui-ci le point de départ de la plupart des souffrances humaines.

De telles doctrines ne sont en rien soutenables; et toutefois, dans une classification naturelle des maladies, le rhumatisme articulaire aigu des auteurs (hémite-arthrite) appartiendrait bien plus à la famille des affections aiguës, telles que la pleurite, la pneumonite, l'endocardite, *toutes accompagnées de la présence dans les vaisseaux de sérum couenneux*, qu'à une classe de lésions nombreuses *sans fièvre* que l'on a désignées sous les noms de rhumatismes musculaires, fibreux, nerveux, chronique, noueux, lesquelles sont d'ailleurs très-différentes les unes des autres sous le rapport de leurs causes, de leur marche, de leur nature, et par conséquent du traitement qu'elles exigent.

Que l'on ne dise pas que ces affections si diverses se succèdent fréquemment les unes aux autres et que c'est là ce qui prouve l'identité de leur cause organique, de leur nature si l'on veut s'exprimer ainsi; cette succession est beaucoup plus rare qu'on l'affirme. La transformation d'une arthrite aiguë en une douleur musculaire, nerveuse, fibreuse, ostéique, ne se rencontre que dans bien peu de cas; c'est au moins ce qu'une longue pratique dans les hôpitaux et dans laquelle j'ai interrogé et examiné les malades avec un soin extrême, m'a conduit à admettre. On pense généralement le contraire, et cela vient de la manière dont on interroge les patients : Avez-vous été atteints (leur dit-on) il y a une, deux années et même davantage, de douleurs vagues ou aiguës ayant pour siéges les jointures, les membres? Avez-vous éprouvé autrefois des souffrances de muscles, des lombagos, des névralgies, des ostéalgies? Vos parents ont-ils été sujets à de semblables affections, etc.

Sans avoir aucun moyen de constater si des causes matérielles quelconques, si la fatigue, des mouvements trop brusques, des phlegmasies locales ont déterminé ces accidents, tout d'abord pour peu que le patient ait habité dans un lieu humide, ou ait été soumis à l'action du froid, on admet une disposition générale antérieure ou même héréditaire, tandis que le plus souvent des états organiques récents ont donné lieu au mal actuellement observé, mal dont on néglige de rechercher organiquement les causes matérielles (1); aussi voyez à quelle incroyable confusion les meilleurs esprits partant de données aussi fausses, sont conduits, alors qu'il s'agit de parler du rhumatisme et de son traitement. Le modèle du genre est dans l'article publié par Villeneuve dans le *Dictionnaire des Sciences Médicales;* malheureusement M. Ball dans sa thèse pour l'agrégation (1866), M. Marotte dans sa communication à l'Académie (décembre 1866) et beaucoup d'autres médecins distingués, s'aidant ou non du microscope et des données chimiques, ne sont pas sortis de l'épouvantable logomachie à laquelle a donné naissance l'admission des affections dites rhumatismales, rhumatoïdes, etc. Il est peut-être encore plus difficile de comprendre tout ce qu'ont écrit, sur ce sujet, des auteurs allemands ou anglais, d'ailleurs du plus grand mérite, tant est grande l'obscurité de ce que l'on entend par les mots rhumatisme et diathèse rhumatismale. La plupart de

(1) J'ai vu, faute d'exploration suffisante, prendre des douleurs causées par une tumeur cancéreuse énorme des maladies de la colonne vertébrale, des arthrocoxies, etc., pour des souffrances rhumatismales.

ceux qui en ont parlé acceptent le rhumatisme comme étant un fait positif, sans discuter sur son existence; c'est là un procédé commode pour faire des tableaux de maladies, mais ce n'est pas élucider la question ou établir le traitement à opposer aux accidents complexes qu'on lui attribue; aussi doit-on rendre, à M. le docteur Marotte, cette justice qu'en parlant de la curation des affections dites rhumatismales, il s'est attaché à démontrer qu'il fallait avoir plus souvent égard aux états maladifs observables qu'à l'idée même de la diathèse rhumatique.

Cette manière de concevoir le traitement des affections dites rhumatismales est tout à fait en rapport avec la doctrine des états pathologiques simples ou multiples (organopathisme, synorganopathisme). qui, proposée en 1834, est à coup sûr, et je ne crains pas de le dire, la base la plus positive et la plus pratique du thérapisme, doctrine souvent attaquée par des gens qui ne la connaissent que très-imparfaitement et qui a résisté et résistera au mauvais vouloir et à la prévention.

TROISIÈME LETTRE.

Dans un tableau de 58 cas d'hémite arthrite recueillis par moi avant 1838, tableau publié en 1847 dans mon *Traité de médecine pratique* (t. III, n° 4223), la moyenne de la durée des symptômes aigus (1)

(1) J'entends par là : la cessation des douleurs et la diminution marquée de la tumeur et de la chaleur dans les jointures, que l'on pouvait alors toucher sans faire souffrir, l'aptitude du malade à remuer les membres, le ralentissement du pouls, la possibilité de se lever, etc.

traités par des saignées réitérées n'a été que de trois jours et demi. Dans les faits relatés par Chomel ou par Requin, et dans lesquels on avait en grande partie laissé agir la nature, ces accidents se sont présentés pendant plusieurs semaines et même plusieurs mois. Chez les très-nombreux malades ainsi traités que j'ai vus dans les hôpitaux de 1834 à 1864, et alors que des évacuations sanguines étaient à plusieurs reprises largement pratiquées, je n'ai pas observé de céphalies dites rhumatismes cérébraux, et j'affirme que la mortalité chez ces mêmes malades a été presque nulle. Tout au contraire, dans la pratique de ceux qui ne saignent presque jamais (si ce n'est jamais), et qui traitent les malades par l'expectation, le tartre stibié, la vératrine, le sulfate de quinine, etc., des complications terribles et mortelles sont fréquemment observées. J'aurai plus tard, du reste, l'occasion de revenir sur l'innocuité des évacuations sanguines, alors qu'elles sont faites avec prudence et qu'on les pratique seulement dans les cas où l'état organique permet d'y avoir recours (1).

Aussitôt l'apparition des accidents cérébraux, j'ai fait tenir la tête de nos deux malades très-élevée au-dessus du tronc, parce que mes études relatives à l'influence de la pesanteur sur la circulation m'avaient démontré,

(1) Je prie le lecteur de lire dans le *Traité de médecine pratique*, t. III, p. 296, n° 4223, la note dans laquelle je prouve que le traitement du rhumatisme articulaire aigu par les saignées réitérées, *traitement qui est la conséquence de mon mémoire sur les pertes du sang* (Archives, 1826), a été inséré par moi dans le premier numéro du *Journal des connaissances médico-chirurgicales* (publié par *M. Trousseau, qui m'avait demandé ce travail, que je m'empressa de lui donner*), et cela sept mois avant le travail de M. Bouillaud, que l'on peut lire dans le *Journal hebdomadaire*.

depuis 1826, que les congestions sanguines diminuent infiniment, alors que la partie affectée est placée très-haut par rapport aux autres organes et parce que l'exploration matérielle prouvait qu'il existait chez ces personnes au moins une encéphalémie.

J'ai fait prendre à ces deux malades de l'extrait de berbéris, et à son défaut j'aurais prescrit du sulfate de quinine, non pas parce qu'ils étaient atteints de rhumatisme, mais parce que, chez eux, la rate était volumineuse et qu'il y avait des redoublements le soir ; parce qu'une expérience de longue date m'avait appris que la rate diminue sous l'influence de ces médicaments et que, dans les encéphalies accompagnées de splénopathies, presque toujours la souffrance cérébrale décroît d'intensité ou disparaît alors que l'on remédie par la berbérine ou la quinine à la lésion de la rate. C'est de la même façon et en établissant le thérapisme sur des circônstances organiques déterminées que j'ai dirigé le traitement des autres éléments morbides que présentaient le jeune P... et la femme de la salle Saint-Bernard ; je ne me suis pas occupé, je l'avoue, de combattre la diathèse dite rhumatismale, mais j'ai cherché à remédier par des saignées, par des boissons aqueuses, à l'anomémie, à la diathèse hémite (sang couenneux) qui était pour moi le point de départ d'un grand nombre des états locaux dont ces malades étaient atteints.

Voyons jusqu'à quel point cette même doctrine a été applicable et utile dans le traitement des deux affections dont les observations ont été consignées dans l'*Événement médical* (9 mars 1867) ; mais auparavant jetons un coup d'œil rapide sur la manière dont les idées, généralement admises, relativement au rhumatisme cérébral, auraient conduit le médecin chargé de la curation de ces maladies complexes.

1° D'abord l'*admission de l'unité, de l'entité rhumatisme, celle de la diathèse rhumatismale*, héréditaire ou non, n'aurait en rien influé sur le thérapisme ; tout au plus si l'on eût pensé que les parents des malades cités eussent transmis cette disposition à leurs enfants, on aurait cru que le mal était très-grave, qu'il résisterait à tout, qu'une sorte de fatalité pesait sur sa marche ; on se serait découragé ; ou si l'on se fût décoré d'hippocratisme, si l'on se fût affublé du manteau de vitaliste, de naturiste, etc., on aurait contemplé la succession des phénomènes léthifères, et tremblant dans sa conduite, faute d'une diagnose organique exacte, on aurait assisté sans agir aux accidents terribles dont le fatal dénouement serait survenu.

Dans l'idée du rhumatisme, les *empiristes* n'auraient pas manqué d'employer des sinapismes, des vésicatoires causant des douleurs qui auraient souvent exaspéré le délire ; ou si quelque praticien hasardeux avait précédemment conté quelqu'anecdote en l'honneur de l'opium contre la douleur ; de la belladone contre le délire ; de la digitale contre la fièvre ; que sais-je, peut-être de l'azotate d'argent jadis administré à l'intérieur contre l'ataxie locomotrice, etc., il se serait trouvé des gens qui auraient couru la chance de l'emploi de ces poisons. D'autres auraient prescrit, à l'imitation des gardes-malades, des bains de vapeurs ou l'innocente infusion de bourrache édulcorée avec le miel, etc. !

Tel statisticien empirique, considérant le rhumatisme en masse, c'est-à-dire groupant des faits épars et ainsi dénommés sans tenir compte des différences saillantes qui si souvent les distinguent, aurait fait des relevés statistiques sur des cas particuliers qu'il réunirait sans les analyser et édifierait des tableaux semblables à ceux que l'on trouve dans les auteurs (Simson, Diskinson, Ball, etc.), et s'il avait vu que tel de ces derniers médecins avait eu moins de revers que tel autre et qu'il eût employé un remède déterminé, le statisticien dont il s'agit proposerait celui-ci dans le cas qu'il aurait observé, tandis que ce fait pourrait être organiquement fort dissemblable de tous ceux sur lesquels ces mêmes auteurs auraient établi leurs relevés numériques.

Bien entendu que *les applications de la chimie et du micrographisme transcendant* auraient été impropres à fournir des documents utiles au traitement de nos deux malades. Ces précieux moyens d'investigation, en effet, n'ont pas plus que la clinique fait découvrir quel est l'agent producteur du prétendu vice rhumatismal.

Ce qui m'a guidé avec assurance dans la curation des deux malades précités ; ce qui, très-probablement, a été la cause du succès obtenu, succès qui, dans des cas du même genre, est d'ailleurs assez rare, c'est l'observation attentive, c'est l'exploration rigoureuse, et la diagnose positive, je ne dis pas de la diathèse, de la maladie rhumatismale, mais bien de l'état des organes, de leurs lésions ; des proportions du sang existant chez les personnes examinées, ainsi que la connaissance exacte des circonstances qui entouraient ces malades. Avec de tels documents et avec une expérience acquise de l'action des moyens hygiéniques et thérapiques propres à combattre le mieux possible des états pathologiques parfaitement déterminés, on a pu ici, comme dans tant d'autres cas, être utile et surtout, ce qui est non moins important, ne jamais s'être exposé à nuire. Voici, en définitive, les bases de notre traitement : 1° J'ai fait pratiquer de copieuses saignées, parce que tous les symptômes observés prouvaient qu'il existait un état couenneux du sang (1) (hémite) et que la palpation de l'artère, le plessimétrisme du foie et du cœur démontraient que les proportions de ce sang étaient assez considérables pour qu'une perte de liquide fût sans inconvénients. On a dit, il est vrai, que la couenne augmente après les saignées; mais l'amélioration constante des malades, après la phlébotomie, est tout à fait en désaccord avec une telle assertion (2).

Combien ne serait-il pas désirable que l'on trouvât un agent chimique qui eût pour effet de dissoudre la fibrine que l'observation a appris être à l'état de suspension dans le sérum ! Alors, en effet, on aurait remédié à l'affection dite générale qui donne lieu à ce que l'on dit être des localisations. Des médecins anglais (Sibson, Dickenson) ont admis que la soude produit un semblable effet, et l'on a établi des tableaux statistiques d'après lesquels il semblerait que des malades, atteints de rhumatismes, se soient mieux trouvés de l'emploi des alcalins que des saignées (3). mais ici comme ailleurs, on n'a pas assez étudié en

(1) Il serait utile, dans les maladies aiguës, de rechercher, au moyen du microscopisme, et avant de saigner, si le sérum de quelques gouttelettes de sang obtenues par une piqûre pratiquée au malade, contiendrait ou non de la fibrine en suspension.

(2) C'est souvent parce qu'après les évacuations sanguines, les globules diminuant, la fibrine non dissoute est plus apparente.

(3) M. Chauffard n'a pas eu à se louer de la médication alcaline.

particulier les faits qui ont été collectionnés pour former ces tableaux, on n'a pas suffisamment spécifié les états pathologiques très-complexes qui constituaient chacun d'eux, pour que l'on puisse sainement juger dans les cas cités de l'efficacité de la soude.

Il y a déjà bien longtemps que j'ai cherché à combattre par le bicarbonate de soude les affections dont l'hémite est le point de départ et je n'en ai jamais obtenu le moindre résultat avantageux. J'ai même, en 1863 et 1864, dans mes leçons cliniques à l'hôpital de la Charité, traité le sérum tenant en suspension de la fibrine (sang dans l'hémite, sang couenneux), et cinq ou six fois, au lieu de voir, sous l'influence de ce moyen, la fibrine se liquéfier, je l'ai vue se précipiter à l'instant même.

Il n'en a pas été ainsi, dans deux autres cas, de l'ammoniaque ; car tout aussitôt que quelques gouttes de cet agent furent versées dans une éprouvette contenant le sérum trouble de l'hémite, le liquide devint transparent. Il y aurait des recherches à faire sur ce sujet, recherches qui pourraient conduire à d'importants résultats.

La manière rationnelle dont je viens de considérer les accidents dits rhumatisme cérébral, au point de vue du traitement, sera utilement rapprochée de ce que les médecins d'une autre école jugent convenable de faire dans des cas pareils, et pour prouver qu'ici je n'exagère en rien, je laisse parler M. Ball (Thèse de concours, 1866, p. 146) :

« Ces accidents (ceux du rhumatisme cérébral) suivent FATALEMENT, dit-il, un cours tracé d'avance, *et ne doivent le plus souvent leur guérison qu'aux efforts de la nature ;* cependant on ne doit pas rester désarmé en présence de tels phénomènes. Le musc et l'opium, administrés dès le début, ont donné à M. Trousseau des résultats avantageux (1). Fuller insiste sur l'utilité de ce dernier médicament dans les cas de *délire ataxique* (2) ; dans le délire avec excitation il recommande les saignées locales employées avec une grande modération (3), un large vésicatoire appliqué sur le cuir chevelu a pu quelquefois sauver le malade. Tous les médecins (4) sont d'accord sur l'utilité des moyens révulsifs (c'est-à-dire d'agents qui causent des douleurs encore une fois bien propres à exaspérer le délire) appliqués aux articulations, dont la souffrance précède les accidents cérébraux. On devra s'arrêter dans l'emploi de la quinine lorsque des phénomènes encéphaliques se déclareront pendant le cours du traitement (5). »

N'est-il pas évident pour tous, qu'un traitement semblable, dans lequel aucune base rationnelle n'est posée et aucune indication. positive établie, abandonne tout au hasard, à un empirisme absolu, et ne peut être scientifiquement et pratiquement comparé, comme utilité, à celui que j'ai exposé d'après les principes de l'organopathisme.

Dans des articles ultérieurs j'aurai plus d'une fois,

(1) Dans quels accidents, je vous prie?

(2) Il serait curieux de savoir ce que l'on entend par délire ataxique.

(3) Pourquoi cette grande modération si l'on a constaté que le malade a conservé beaucoup de sang? Pourquoi saigner dans le cas contraire?

(4) Non, pas tous, je vous l'assure; l'expérience m'a démontré l'inutilité et les inconvénients de ces agents douloureux.

(5) Si dans les cas cités je n'avais pas combattu dans mes deux malades l'état de la rate et la périodicité dans les paroxysmes, la guérison eût-elle été obtenue?

mon cher Maréchal, à revenir sur les diathèses, sur les maladies réputées générales et sur ce que l'on considère comme leur manifestation, leur localisation ; je crois en avoir assez dit sur le rhumatisme pour qu'en théorie comme en pratique on doive bien plutôt tenir compte des lésions que vous attribuez à une diathèse rhumatismale, qu'à l'être *insaisissable*, purement hypothétique, auquel on donne le nom de rhumatisme, expression dont le progrès fera tôt ou tard justice ; vous voulez faire une réforme, réformez d'abord ce mot absurde et qui ne sert qu'à jeter la science dans un chaos dont l'étude des organes et la diagnose positive peuvent seules la faire sortir.

RÉPONSE DE M. LE PROFESSEUR PIORRY

aux deux lettres de M. le docteur Marchal de Calvi relatives aux diathèses.

Mon excellent confrère,

J'ai lu avec autant d'attention que d'intérêt les deux lettres que vous m'écrivez sur les diathèses. Elles sont aussi remarquables par leurs formes polies que par la vive argumentation qu'elles contiennent.

Je ne puis cependant laisser passer sans réponse plusieurs questions que vous agitez et certains reproches que vous me faites, tout en les présentant avec politesse et bienveillance.

Vous croyez, cher Marchal, si je vous ai bien compris, que, seul, vous voyez le tout, le général, l'organisme, et que M. Piorry et ses élèves voient seulement les parties de ce tout, c'est-à-dire les solides, les humeurs, le sang, etc., et leurs lésions. Ces lésions locales, *dont vous êtes forcé d'avouer l'importance extrême*, ne sont, dites-vous, que les *enseignes*, les *épisodes* de l'*imprégnation* profonde et complète de l'ensemble du corps.

Mais, aurais-je été assez malheureux, cher confrère, pour que vous partageassiez cette fausse interprétation de mes doctrines, qui a eu longtemps cours, et pensez-vous que je n'aie pas admis tout aussi bien que vous-même l'existence de phénomènes généraux, qui sont souvent les points de départ de lésions locales, et cela tout aussi bien que j'ai mille fois démontré que des accidents locaux sont susceptibles de déterminer des altérations générales? Est-ce que vous supposeriez que dans l'étude de l'homme malade je méconnaîtrais les connexions intimes qui établissent des influences réciproques et nombreuses entre les divers éléments dont l'ensemble constitue l'être animé? (Voyez l'article mutuel du *Dictionnaire des Sciences médicales*, publié par moi en 1818.)

Chaque organe n'est pas pour moi la case isolée d'un échiquier : de la même façon que les pièces qui se meuvent sur ces cases agissent les unes sur les autres, et que leur jeu constitue par ces mouvements l'ensemble de la partie ; ainsi chaque élément du corps humain exécute des actions dont la réunion et la coordination forment l'ensemble de la santé ou de l'état morbide.

Ce n'est donc pas mon *topoïâtrisme* (*topoïâtrie* est un mot créé par vous) qui m'inspire ; je me sers de la localisation pour m'élever à l'étude de l'état de l'organisme dans sa généralité ; je fais de l'analyse pour arriver à la synthèse, et ce mot *organisme*, cher confrère, je l'ai proposé depuis plus de trente ans, et je l'ai substitué à l'expression bizarre : *économie animale*. C'est assez prouver que j'ai toujours tenu compte de l'ensemble des solides et des liquides qui constituent le corps de l'homme.

Vous voyez donc qu'il n'y a pas d'*abîme* entre vous et moi ; seulement vous procédez par voie hypothétique, et je cherche à appuyer sur des faits les idées que je me forme sur le *pathogénisme* (1).

Or, après avoir assisté, tantôt comme concurrent, tantôt comme juré, à de nombreux concours et à des discussions sans nombre ; après avoir lu une multitude d'écrits sur les maladies générales et locales, j'ai vu qu'il s'agissait presque toujours, dans ces mêmes discussions, de disputes de mots plutôt que de dissidences sur les choses ; que *tous finissaient par avouer qu'il y avait des affections existant d'abord dans des organes isolés, et que des lésions locales se manifestaient souvent consécutivement à des altérations de liquides.*

Continuant à observer, à expérimenter, à lire, à méditer, il a été évident pour moi (qui veux des preuves, et non pas des hypothèses gratuites, pour fondement des théories que le médecin doit admettre), que tous les faits cités à l'appui de l'existence des maladies générales étaient tirés de recherches ou d'expérimentations faites sur le sang. En effet, les virus de la syphilis, de la morve ; les matières putrides, les miasmes épidémiques, paludéens, sont, aussi bien que le pus altéré, les poisons de toutes sortes, *intro-*

(1) Explication de la manière dont se produisent les maladies.

duits dans le sang, soit par absorption, soit par inspiration ou par injection, et à la suite de cette introduction des phénomènes locaux se manifestent. Il était dès lors démontré, pour moi, que c'était par la médiation du liquide circulant que tous les accidents consécutifs à ces absorptions, à ces inspirations, à ces injections, se déclaraient. Il a fallu s'arrêter dans la théorie du rhumatisme là où l'hypothèse commençait et, par conséquent, aux phénomènes divers, dits *rhumatismaux*, et non pas supposer un principe commun que l'on ne trouvait nulle part et qui réunissait ces lésions disparates. Jamais on n'a pu démontrer par des faits probants votre *panorganismie* (excusez ce mot en faveur de sa clarté expressive), tandis que les anomémies sont d'un positivisme absolu.

Mais, cher confrère, le sang, considéré dans ce qu'il était, ce qu'il est, ce qu'il devient, n'est-il pas le principe, le composant, le moyen d'excrétion et de nutrition du corps? D'abord il circule, puis il forme l'organe, et bientôt il entraîne avec lui les éléments de celui-ci. Qui dit altération du sang parle donc d'un état général de l'organisme. Vous citez la cellule, l'œuf primitif de l'être, et vous ajoutez qu'ils sont infectés par le syphiose, le cancer; ils portent, dites-vous, la mort en eux-mêmes, mort qui n'attend que le moment, que l'occasion pour frapper l'individu. Mais cette cellule ne contient-elle pas, jusqu'à un certain point, un liquide comparable au sang? Elle renferme les linéaments des organes, et ces linéaments se constitueront eux-mêmes organes avec les matériaux liquides ou sanguins qui leur seront apportés.

Ainsi, qui dit anomémie dit altération générale de

l organisme; et tous mes mémoires, depuis 1834, sont écrits sous l'inspiration de cette doctrine.

Vous préférez, cher confrère, aller par delà les faits positifs; vous supposez un *je ne sais quoi* auquel vous donnez, avec tant d'autres, le nom de *diathèse!* A vous liberté absolue; mais permettez-moi de vous dire que toutes celles que vous reconnaissez, et qui sont acceptables, ne sont autres que des états morbides, désignés en nomenclature par des noms qui les distinguent. Vos diathèses: cancéreuse, tuberculeuse, purulente, syphilitique, etc., sont particularisées dans mes ouvrages par les expressions: pyémie, phymémie, carcinémie, syphiosémie, etc.

Je ne répugne en rien, mon excellent confrère, *à prononcer le mot diathèse;* mais je ne trouve guère l'occasion de l'employer, parce qu'il laisse une telle obscurité dans la pensée, il est si vague, il exprime des phénomènes si disparates dans leur essence, qu'en vérité il serait bien utile de le bannir à jamais du langage scientifique. Ici c'est un virus ingéré qui devient un agent diathésique; ailleurs, c'est parce qu'un ascendant a eu telle forme du cœur ou des vaisseaux, et que telle descendance en est également atteinte, que l'on admet une diathèse cardiopathique ou même anévrismale; dans tel cas, parce qu'un homme a éprouvé des hémitarthrites ou une encéphalite, suites de l'action du froid, on le gratifie, sans preuves, d'une diathèse rhumatismale; tandis que l'on suppose qu'un individu, autrefois frappé de la goutte, a une *diathèse urique* (pour M. Galtier de Boissière et pour moi, une *oxurémie*) qui donne lieu *à un catarrhe*, un *diabète*, que sais-je, à l'*albuminurhée*, à des *douleurs de muscles*, etc. A vrai dire, je crois que cette manière de raisonner s'éloigne de la vérité, de la logique, et que le mot *diathèse* peut entraîner les meilleurs esprits à se jeter dans des suppositions que la science positive ne peut favorablement accueillir.

Ce qui me cause quelque surprise, mon cher Marchal, c'est que vous êtes parfois beaucoup plus localisateur, beaucoup plus *topoïâtre* que je ne le suis moi-même.

Vous me dites que la couenne dans le sang, la fibrine suspendue dans le sérum, la plasthydrémie est consécutive aux phlegmasies, et que je ne puis prouver qu'elle leur préexiste. C'était là l'opinion d'un de mes collègues, qui pensait que la présence de la couenne dans le sérum était le résultat de la sécrétion, par la membrane interne du cœur et des vaisseaux, de cette lymphe plastique. Dans quelques conversations que j'ai eues avec ce médecin, il m'a paru avoir ultérieurement adopté ma manière de voir, c'est-à-dire être disposé à croire : que le sang devient couenneux sous l'influence du froid, lequel agit sur les poumons, la peau, etc., et qu'il en arrive surtout ainsi au moment où une grande proportion de sérosité vient à être éliminée par la sueur, la transpiration pulmonaire, et où, par conséquent, la proportion de la fibrine est, par rapport à celle du sérum, beaucoup plus considérable que dans l'état normal. J'ai développé largement cette théorie, soit dans mon *Traité des altérations du sang* (1834), soit dans celui de *Médecine pratique*, en 1854, et cette même théorie a été fondée sur des faits indubitables, dont voici quelques-uns :

1° Dans beaucoup de cas, le frisson fébrile s'est déclaré presque au moment même du refroidissement; la fièvre dite inflammatoire a succédé et a persisté vingt-quatre heures au moins avant que le moindre symptôme d'arthrite, d'endocardite, de pneumonite, de pleurite, se soit manifesté ;

2° J'ai *en quelque sorte vu*, par la percussion et par l'auscultation, se former ultérieurement et s'étendre les phlegmasies dont il vient d'être parlé ;

3° Comme la fièvre me portait à craindre le développement consécutif d'affections locales, j'ai fait alors saigner largement et, presque toujours, il y avait dans le sérum du sang une proportion considérable de fibrine en suspension ; je décantais ce sérum avec soin, et à la partie inférieure du vase dans lequel le liquide avait été versé, il se déposait une couche plastique épaisse.

Vous le voyez donc, cher confrère, je suis en tout ceci plus diathésiste que vous-même, qui, certes, êtes trop logique pour ne pas admettre aussi dans vos idées une *diathèse inflammatoire*.

N'allez pas croire, cher Marchal, que ce soit ici une concession de ma part, car c'est l'expression de mes doctrines depuis quarante ans, *doctrines qui m'ont depuis lors séparé de l'école de Broussais qui me les a fait payer assez cher*. Je ne sais pourquoi on m'a gratifié d'une opinion exclusivement localisatrice, quand j'ai, *l'un des premiers*, établi que les altérations du sang, *liquide partout répandu dans l'organisme*, sont les points de départ, les sources d'un grand nombre de lésions locales.

Dans les idées (*très-pratiques*) que je défends, il existe donc, non pas une vague diathèse, un être supposé et incompris, mais bien un agent matériel saisissable, très-réellement déterminé, qui produit les phlegmasies aiguës et fébriles, dites, dans le langage ancien : rhumatisme articulaire, pneumonie, pleurésie endo et péricardite, etc. ; et depuis 1834, j'ai si bien admis cette théorie, que, désignant le sang couenneux par le mot *hémite*, j'ai fait précéder les appellations arthrite, pneumonite, pleurite, endocardite, etc., par l'antécédent *hémite*, qui signifiait sang inflammatoire ou couenneux.

Non-seulement j'ai particularisé ainsi l'anomémie primitive, l'état organopathique (n. 1), mais j'ai encore établi de quelle façon cette anomémie agissait pour produire la phlegmasie.

La fibrine non dissoute et à l'état moléculaire, disais-je, circule difficilement dans les vaisseaux : de là des inflammations survenant dans la trame des organes ; d'un autre côté le sérum couenneux déposé par les artères sur les surfaces membraneuses, et perdant bientôt par l'absorption sa partie liquide, y laisse un dépôt plastique, d'abord corps étranger qui lèse le tissu sous-jacent, mais qui, organisable, finit par y devenir la production accidentelle qui constitue la pseudoméninge.

Il résulte de toute notre discussion, mon très-honoré confrère, que si je n'admets pas que l'organisme entier soit atteint d'affections dont rien ne peut démontrer l'existence, je crois que le sang, ce grand agent de la nutrition de toutes nos parties, ce sang *qui les pénètre toutes*, peut être altéré par une foule de poisons, de virus, de miasmes, de matières formées ou non dans l'organisme, et déterminer, par suite, des affections locales ; j'appelle ces altérations des *anomémies* (sang à l'état anormal) ; vous y voyez des panorganismies (maladies de tout l'organisme), que vous nommez diathèses. La principale différence d'opinions entre vous et moi, c'est que vous en supposez un certain nombre (telles que le rhumatisme, la diathèse urique, scrofuleuse, etc.) que l'expérimentation la plus attentive, la diagnose positive, et qui va au fond des choses, ne me permettent pas d'admettre.

Que n'aurais-je pas à vous dire encore : Sur ces flux que vous supposez exister dans le névrilème, et cela sans aucune preuve, pour justifier le mot rhumatisme, et l'assimilation que vous faites des névralgies avec l'hémitarthrite; *sur la diathèse urique, suivant vous, cause et antécédent du rhumatisme et du catarrhe; sur l'isomérie dynamique; sur le siége histologique* du rhumatisme; *sur le principe rhumatismal que vous supposez gratuitement exister dans l'économie entière*, sur le cancer occulte qui se trouve en expectative dans le corps de l'homme, sorte d'épée de Damoclès, qui heureusement est bien loin de frapper toute la progéniture des gens qui succombent à des affections carciniques, etc., etc.

Mais si je me laissais aller à l'attrait que j'éprouve à discuter avec un homme tel que vous, cet article serait interminable. Fort heureusement j'ai à parler de sujets cliniques ou philosophiques d'une telle actualité qu'il faut me donner garde, après avoir lu certaines de vos propositions, de laisser *tomber la plume de mes doigts*, comme vous le dites si bien, car il s'agit, pour moi, d'intéresser mes lecteurs, si je le puis, et de leur être utile.

Je ne dirai rien des contradictions que vous croyez rencontrer dans la manifestation de mes opinions ; ce qui précède vous conduira, je l'espère, à voir que dans tout ce que j'ai exposé dans mes précédentes lettres à mon spirituel et savant confrère M. Marchal de Calvi, j'ai été logique ; j'ajouterai seulement qu'en ayant établi que certaines conditions organiques, telle qu'une conformation spéciale du cœur, des vaisseaux, du cerveau, du squelette, etc., disposent à telle ou telle lésion de ces parties, je n'ai pas pu les considérer comme des diathèses, ainsi que l'ont fait tant de gens en abusant de ce mot qui, suivant moi, est par lui-même un abus (exemple : les diathèses anévrysmales, hémorrhagiques, etc.) et il résulte de ceci que je n'ai pas cessé, en admettant les prédispositions organiques, d'être d'accord avec moi-même.

Dans les discussions en médecine, ce qu'il faut voir avant tout, c'est le côté utile, applicable, pratique, et qui conduit au thérapisme. Et lorsque deux médecins, dont l'un admet une panorganismie, l'autre une anomémie, et quand tous les deux reconnaissent l'immense importance des lésions locales, de la diagnose positive de ces lésions et de leur curation, ces deux médecins, au lit du malade, s'entendent parfaitement. Ce qui vous prouve une fois de plus que le prétendu abîme que vous dites nous séparer est comblé de telle façon qu'il n'y a de dissidence entre M. Marchal de Calvi et M. Piorry, que sur des questions secondaires et purement théoriques. Il existe entre vous et moi, d'ailleurs, des points de rapprochement qui m'attirent vers vous : ce sont, d'une part, le fond de bienveillance affectueuse que nous nous portons l'un l'autre, et notre désir commun de bien faire, ainsi que les formes polies que vous savez mettre dans la défense de vos opinions.

Veuillez recevoir l'expression de mes sentiments d'estime et de haute considération.

RECHERCHES CLINIQUES

SUR LE

TRAITEMENT DU DIABÈTE SUCRÉ

OBSERVATIONS

DE DIABÈTE SIMPLE OU COMPLIQUÉ DE LA PRÉSENCE DE GLUCOSE DANS L'URINE (hyperurhée, glucosurhée)

—

La discussion à laquelle je me suis livré avec M. le docteur Marchal de Calvi, discussion relative au rhumatisme considéré par mon très-honoré confrère et ami, comme étant de nature *diathésique*, me conduit à parler de la formation trop abondante d'urine et de la présence du sucre dans le liquide sécrété (filtré, si l'on veut) par les reins, et j'ai l'intention, dans ce que je vais dire, d'insister sur le traitement de ces affections.

Répéter ce qui a été dit dans les traités généraux, dans des écrits spéciaux, dans les dissertations inaugurales, dans mon *Traité de médecine pratique* (1), etc. sur le diabète, serait faire une compilation aussi facile à écrire que fastidieuse, même à parcourir, et qui d'ailleurs pourrait être étendue d'une manière indéfinie. Ce n'est pas à ce genre de travaux que ce livre est destiné. Ce sont des réflexions pratiques et utiles que je veux soumettre ici à l'appréciation du lecteur.

Le mot *diabète*, qui signifie passer à travers, a été

(1) T. VI, page 393; voyez aussi mon livre sur la *Médecine du bon sens* (page 291).

assigné à deux états complétement différents : 1° à l'écoulement trop abondant d'urine (connu de Galien, d'Arétée, de Boerhaave, etc.); 2° à la présence du sucre ou de la glucose dans l'urine, fait qui fut découvert par Willis en 1764, et démontré par Cowley en 1778, par Rollo et Proust, par Nicolas et Gueudeville de Caen (1803), par Thénard, Dupuytren et depuis par un grand nombre de chimistes au nombre desquels il faut surtout compter M. Bareswill qui rendit un service réel à la Clinique en mettant entre les mains des médecins un moyen commode et pratique propre à faire connaître tout d'abord que l'urine contient une notable proportion de sucre.

Comme le mot diabète se rapportait aux deux états pathologiques dont je viens de parler, il avait bien fallu, pour le rendre spécial à chacun d'eux, le particulariser par un adjectif; on ajouta donc à l'un d'eux l'épithète de *sucré* (bien qu'à coup sûr ce fût le fluide urinaire et non le mal qui fût sucré) et à l'autre : la négation *non sucré*. Assez récemment on s'aperçut de l'imperfection d'un tel langage; on fit (et ce n'est pas moi qui la fis) de la nomenclature à racines grecques; on désigna le premier de ces états par le terme *glucosurie*, et le second par celui de *polyurie*. Pour me conformer aux principes généraux de la nomenclature organique, je préfère à ces dénominations les termes : d'hyperurhée, alors qu'il y a seulement augmentation d'urine ; de glucosurhée, s'il s'agit de la présence du sucre de fécule ; et de saccarurhée, si l'on constate que le liquide urinaire contient parfois, comme on l'a prétendu, du sucre cristallisé, dont un fragment extrait de l'urine d'un diabétique a été autrefois présenté à l'Académie des sciences.

Avant de parler des théories qui ont servi de base pour établir le traitement du diabète, je mentionnerai d'abord quelques-uns des faits de ce genre que j'ai eu l'occasion d'observer.

PREMIÈRE OBSERVATION

Coup porté sur la région du rein droit; douleur de rein et du foie; hyperurhée; abstinence des boissons; amélioration très-grande.

Un vidangeur, âgé de 25 ans à peu près, et d'une constitution très-robuste, reçut un coup violent dans la région du foie et du rein droit. Une douleur assez vive se déclara : bientôt cet homme fut pris d'une soif excessive, but une quantité énorme de boissons, ne se fit pas faute de vin et depuis rendit habituellement de 20 à 30 litres d'urine par jour. Ce malade passa successivement dans divers hôpitaux, et les traitements qu'on lui fit ne modérèrent en rien cette hyperurhée excessive. Il entra, en 1863, à la Charité, buvant toujours outre mesure et urinant considérablement. Chose remarquable, *le rein droit, soigneusement mesuré par le plessimétrisme, avait un volume plus que double de celui qu'il offre dans l'état normal*, et le foie, encore douloureux, était aussi très-hypertrophié. L'urine, analysée avec soin, ne contenait pas de sucre.

Cet homme fut soumis à l'abstinence aussi absolue que possible des boissons. On calma sa soif par quelques gorgées de limonade acide, prises fréquemment. Dès le lendemain, la proportion de l'urine, le volume du rein droit et du foie diminuèrent notablement ; les jours suivants, cet homme (qui, du reste, prenait encore, à mon insu, une certaine quantité de boisson) finit par ne plus évacuer dans les 24 heures que trois, quatre ou cinq litres de liquide urinaire, lequel, encore une fois, ne contint jamais de sucre. Le malade conserva toujours l'apparence de la plus belle santé, resta plus d'un mois à l'hôpital dont son mauvais caractère le fit sortir. A cette époque il continuait encore à rendre trois ou quatre litres d'urine par jour ; le foie et le rein droit étaient un peu plus volumineux que dans l'état normal. Reçu plus tard dans d'autres hôpitaux, buvant de nouveau avec excès, le mal récidiva, et une hyperurhée excessive eut lieu.

J'ai publié ce fait dans quelque recueil périodique et je n'ai pu en retrouver la narration ; seulement, il est cité dans mon livre *Sur la médecine du bon sens* (2e édition, page 291).

DEUXIÈME OBSERVATION

Excès de boissons aqueuses; néphrite, hyperurhée, légère glucosurhée; saignée locale, abstinence des boissons; guérison rapide.

Le sieur C..., doué d'une constitution robuste et âgé de quarante-huit ans, assista, en 1865, et pendant une chaleur accablante, à la fête du 15 août. Sa santé avait jusqu'alors été excellente. *C... but en peu de temps vingt verres de décoction de réglisse* et se fatigua extrêmement ; le soir même une fièvre accompagnée d'une soif très-vive se déclara ; le malade y satisfit largement *en prenant huit carafes de tisane.* L'urine coula tout d'abord abondamment, et une douleur violente se manifesta bientôt dans la région lombaire.

Cet homme fut reçu le surlendemain dans le lit n° 1 de la salle Sainte-Agnès à l'Hôtel-Dieu, et il présentait alors les symptômes les plus accentués d'une inflammation du rein droit. *Celui-ci, mesuré et exactement dessiné par le plessimétrisme et le crayon*, présentait de haut en bas *une dimension de près de* 11 *centimètres, tandis que d'un côté à l'autre il avait une étendue de* 6 *centimètres et demi* (à l'état normal la mesure plessimétrique du rein n'est guère que de 8 centimètres et demi sur 5 centimètres). (Voyez le tableau publié dans le *Traité de plessimétrisme*, p. 605, n° 1468.) La douleur avait exclusivement son siége dans l'espace circonscrit par le dessin plessimétrique de l'organe néphrique; la fièvre avait cessé, mais une quantité d'urine, qui s'élevait à plus de dix litres, était rendue par jour; la liqueur de M. Bareswill y fit constater la présence d'une proportion médiocre de sucre.

Il était dès lors évident que *la cause de l'hyperurhée était l'usage excessif des boissons aqueuses* (qu'une soif excessive avait conduit le malade à ingérer), et qu'une néphromégalite (augmentation dans le volume du rein à caractère inflammatoire) avait été la conséquence de l'exagération survenue dans l'action sécrétoire de la glande urinaire.

C... fut immédiatement soumis à l'abstinence des boissons; on administra du sucre en même temps que des aliments semblables à ceux des autres malades qui se trouvaient dans la salle, et vingt sangsues, qui donnèrent lieu à une forte hémorrhagie, furent prescrites. *Dans les vingt-quatre heures la néphralgie* (douleur rénale) *se calma, puis se dissipa, et le rein reprit ses dimensions normales;* le besoin de prendre des boissons et la proportion d'urine rendue diminuèrent considérablement et revinrent les jours suivants aux conditions normales, et, bien que l'on continuât l'usage du sucre en grande proportion, le réactif Bareswill n'indiqua plus dans l'urine la présence de matières sucrées. Peu de jours après C... sortait de l'hôpital parfaitement guéri de la maladie qui avait exigé sa présence à l'Hôtel-Dieu.

TROISIÈME OBSERVATION

Diabète sucré (glucosurhée) consécutif à l'excès de boissons aqueuses pendant la durée d'une affection aiguë.

Un malade, âgé de trente-cinq ans, entra, en 1865, dans la salle Sainte-Agnès, numéro 26, à l'Hôtel-Dieu. Quelque temps auparavant il avait été atteint d'une affection très-aiguë, *pendant la durée de laquelle il avait bu des proportions très-considérables de boissons aqueuses*. La fièvre se dissipa, mais l'urine coula en abondance (18 litres par jour), et l'on constata bientôt qu'elle contenait beaucoup de sucre.

Le malade fut traité, disait-il, à l'hôpital Saint-Louis par les inspirations d'oxygène et la diète animale; ces moyens n'eurent que peu de résultats utiles.

A l'Hôtel-Dieu, dans mon service, le traitement par l'abstinence des boissons fut prescrit, et après avoir fait analyser l'urine et constater qu'elle contenait par litre 94 grammes de glucose, on fit prendre par jour au malade 500 grammes de sucre et même davantage. Le régime cessa d'être complétement animal, et on ne priva plus le malade de pain et de fécules : la proportion d'urine rendue dans les vingt-quatre heures fut bientôt réduite à trois ou quatre litres ; alors, loin que la quantité de glucose augmentât par litre, elle diminua sensiblement, puisque M. Jacquet, interne en pharmacie et élève très-assidu et très-instruit, ne trouva plus les jours suivants que 86 grammes par litre dans chacun des trois ou quatre litres du liquide évacué.

Un mois après l'amélioration dans la santé générale, dans la diminution de la glucose urinaire et dans les proportions d'urine furent telles, que l'homme qui fait le sujet de cette observation sortit de l'Hôtel-Dieu dans le meilleur état de santé.

Un fait bien curieux et bien important relativement à l'efficacité du phosphate de chaux et à la rapidité de son action dans certaines maladies des os, phénomène observé vingt-cinq jours après le commencement du traitement, est celui-ci : la couronne de l'une des incisives supérieures se détacha, sans douleur de la gencive, par une véritable nécrose ; le jour suivant la dent voisine eut le même sort ; puis chaque 24 heures une troisième, une quatrième et une cinquième tom bèrent de la même façon.

Tout portait à croire que les couronnes des dents qui restaient et qui ne paraissaient pas altérées se détacheraient comme les deux premières.

Pour prévenir un semblable malheur, et ayant depuis longtemps constaté la promptitude de l'action du phosphate de chaux pulvérisé et mélangé avec les aliments, je fis prendre au malade 10 grammes matin et soir de ce même sel, que l'on délaya dans son potage ; or, chose qui paraîtrait incroyable à ceux qui n'auraient pas eu l'occasion d'étudier les résultats thérapiques du phosphate calcaire, le malade qui en continua l'usage pendant tout le temps qu'il resta à l'Hôtel-Dieu cessa complétement de perdre de nouvelles dents. Les nombreux élèves qui suivaient la clinique à cette époque et parmi lesquels je suis heureux de citer MM. Ramond, Souligoux et Mouchot (ce dernier m'a donné les chiffres quantitatifs du sucre contenu dans l'urine, chiffres qu'a fait connaître l'analyse de M. Jacquet), ont été témoins de ce fait, dont il serait bien difficile de trouver un semblable exemple dans la science.

QUATRIÈME OBSERVATION

Diabète sucré (glucosurhée) d'ancienne date persistant par le régime animal; traitement par l'usage du sucre et l'abstinence des boissons; amélioration notable.

M. G..., fabricant de soieries à Lyon, vint me consulter en 1860. Depuis longtemps, il maigrissait, se décolorait et l'on avait reconnu dans l'urine, qui coulait abondamment, une très-grande quantité de sucre. Ce monsieur présentait l'ensemble des symptômes qui, d'ordinaire, se déclarent dans la glucosurhée : la soif était excessive, *le pharynx* était très-rouge et le dépérissement augmentait de plus en plus. Au moment où je le vis, M. G... rendait douze litres d'urine sucrée dans les vingt-quatre heures, ainsi qu'une énorme proportion de sucre (le chiffre qui avait été noté a été égaré). L'examen des poumons, du cœur, du foie, de la rate, par le plessimétrisme et par l'auscultation, *donnait les résultats de l'état normal.* Aucun symptôme de souffrance ne se prononçait dans les organes qui viennent d'être énumérés; seulement une *douleur assez vive existait à la partie postérieure et inférieure de la tête*, *mais elle paraissait plu-*

tôt superficielle que profonde. Le malade suivait avec régularité et persévérance le traitement généralement prescrit dans de tels cas et qui consiste dans le régime animal, le pain de gluten, les préparations alcalines ; la quantité de boissons aqueuses était à peu près celle de l'urine évacuée chaque jour, et le mal allait toujours en empirant. Ce fut alors que je soumis le malade au traitement que, depuis longtemps déjà, je savais, par expérience, améliorer l'état des personnes atteintes de glucosurhée, et remédier à leur dépérissement.

M. G... fut soumis, autant qu'il lui était possible de la supporter, à l'abstinence des boissons; on eut recours à des gargarismes astringents ; on prescrivit l'usage du sucre à des doses assez élevées, le régime cessa d'être exclusivement animal; on permit des féculents; or, la proportion de l'urine diminua tout d'abord considérablement, et la soif fut mieux supportée; sous cette influence, le chiffre du sucre n'augmenta pas dans chaque litre de liquide urinaire; mais comme la quantité de celui-ci avait décru de plus des deux tiers, il en résultait que la perte totale et journalière du principe sucré était devenue infiniment moins grande. Après quelques jours, M. G... repartit pour Lyon et huit mois après sa santé était rétablie. Je n'ai pas eu depuis de détails circonstanciés sur le sucre que l'urine pouvait contenir encore.

CINQUIÈME OBSERVATION

Diabète sucré (glucosurhée); amélioration très-grande par l'emploi du sucre et de l'abstinence des boissons.

J'ai encore sous les yeux un de mes excellents confrères et de mes meilleurs amis, le docteur M..., homme d'une constitution herculéenne, qui vint me consulter pour un dépérissement et un sentiment de faiblesse qui augmentaient d'une manière lente. Son urine contenait abondamment de la glucose, et était rendue en proportion plus considérable qu'à l'ordinaire ; l'inquiétude de notre ami l'avait conduit à s'abstenir de sucre et de féculents. Je changeai complétement ce régime et ce traitement ; je remplaçai ces moyens : 1° par une diminution très-grande dans la proportion de boisson qu'il prenait ; 2° par l'usage de 3 à 400 grammes de sucre par jour, et sous l'influence de ces moyens l'urine ne coula plus que dans des proportions modérées, et ne contint pas de sucre en plus grande quantité qu'avant ce changement de traitement ; l'état de santé devint meilleur et je suis persuadé que sous l'influence des moyens dont il vient d'être parlé notre confrère se rétablira complétement (cet heureux résultat a été obtenu).

Les observations qui viennent d'être citées ont été précédées dans ma pratique d'un assez grand nombre d'autres faits, qui m'avaient déjà conduit soit à établir l'utilité du sucre et de l'abstinence des boissons dans les cas de glucosurhée, soit à proposer ce mode de curation de préférence à celui qui est généralement employé et à le considérer même *comme indispensable, alors que, malgré l'emploi de la méthode de Nicolas, Gueudeville et Dupuytren, modifiée après eux, la glucose ne cesse pas d'être contenue dans l'urine.*

Du reste, je ne suis pas le seul qui ait conseillé contre le diabète le mode de curation précédent. Plusieurs médecins anglais, dont le nom m'échappe, l'ont, depuis mes travaux, prescrit avec le plus grand avantage, et on peut lire encore dans le *Courrier médical* (1862, p. 109) deux observations extraites du *Sperimentale* et dans lesquelles M. le docteur Bouesi, professeur de chimie médicale à l'Université de Sienne, a très-utilement prescrit le sucre dans la glocosurhée.

« Un paysan de cinquante-deux ans, qui, à l'apogée de la maladie, fournissait journellement 30 livres d'urine, contenant de 5 à 6 p. 100 de sucre, maigrissait de plus en plus, malgré l'usage d'une diète exclusivement animale, du sulfate de fer et de l'extrait gommeux d'opium, au point qu'au bout de trois mois de ce traitement il ne pouvait plus se lever du lit, avait des désordres graves du côté de la digestion, et parfois du délire.

« Ayant alors supprimé tout médicament et diminué la quantité de viande, l'auteur ajouta à ce régime alimentaire 2 soupes, 4 onces de pain, 18 de vin, 16 de figues sèches et 8 onces réparties entre de la moutarde et de la glucose (*glucosio*) : la quantité des urines diminua bientôt, les forces revinrent ; la digestion reprit une marche normale, la soif se modéra, la nutrition et la coloration de tout le corps s'améliorèrent, au point qu'au bout de trois mois le malade put quitter la Clinique dans un état satisfaisant, bien qu'il émît encore de 8 à 10 livres d'urine sucrée par vingt-quatre heures.

« Le second malade était un jardinier octogénaire, atteint de diabète depuis trois mois environ, et dont les urines, contenant 5,78 p. 100 de sucre, atteignirent 25 livres par jour, pour 12 livres de boisson seulement. Régime mixte de viande et de légume, 2 soupes, 4 onces de pain, 10 de vin et 16 onces en dattes et en figues sèches de Marseille. L'urine descendit jusqu'à 18 livres, mais pour contenir 8,278 de sucre pour 100. Aux dattes et aux figues sèches furent substituées 8 onces de moutarde et glucose. Dès lors, les urines ne dépassèrent pas 12 à 13 livres par jour et continrent un peu moins de sucre (7,29 p. 100) ; en outre, le malade reprenait, la faim était supportable et la soif beaucoup diminuée, au point qu'il ne buvait plus que 6 livres de liquide par jour.

« Il paraît donc que le sucre, administré dans de justes proportions, rend plus tolérable et moins dévastatrice cette maladie, fait diminuer la quantité des urines, et peut même arriver à décroître la proportion du sucre. »

A ce titre, et sans avoir été suivies de guérison, ces deux observations méritent toute attention, et contribueront sans doute à établir le régime le plus convenable contre cette maladie.

RÉFLEXIONS CLINIQUES

SUR LES OBSERVATIONS DE DIABÈTE

(HYPERURHÉE, GLUCOSURRHÉE)

Les théories en médecine ont sur la pratique une immense influence, et, quelque partisan que l'on soit de l'observation et de l'expérimentation, soumises à la rigueur de la statistique, il n'en est pas moins vrai, qu'au lit du malade, les idées que le médecin se forme sur les causes d'une affection morbide, modifient énormément le traitement par lequel on cherche à la combattre.

Or, cette proposition est surtout applicable aux affections réunies sous le nom de diabète. Il serait, en effet, facile de faire voir, que les hypothèses de Rollo (1797), de Nicolas et Gueudeville, de Mac-Gregor, de Mialhe, etc., ont motivé le traitement par l'abstinence des aliments sucrés et amylacés; que la théorie de M. Claude Bernard, sur une lésion nerveuse, qui aurait son siége dans le plancher du quatrième ventricule, a conduit quelques médecins dans l'emploi de médicaments-poisons qui agissent d'une manière plus ou moins positive sur le névrosystème. Que si M. Mialhe donne des alcalins, c'est par suite de sa croyance à un état neutre ou même acide du sang, tandis que ceux qui admettent que le diabète est lié à un état diathésique doivent, s'ils sont logiques, rester inactifs comme pratique, puisqu'ils ne connaissent aucun moyen de remédier à cette prétendue diathèse.

Avant de faire connaître les bases sur lesquelles je me suis fondé pour établir un traitement nouveau du diabète, je noterai ce fait d'une importance extrême : c'est que les méthodes thérapeutiques dont on a fait grand bruit et dont on a tiré si largement parti, méthodes qui reposent sur des recherches chimiques, n'a jamais ou presque jamais réussi à faire complétement disparaître de l'urine, la glucose qu'elle contient. En privant les malades de féculents et de sucre, on n'a presque jamais empêché leur amaigrissement et la manifestation des accidents qui ont lieu chez les diabétiques, tels que : l'hyperurhée, la soif vive, les troubles de digestions, l'amaigrissement et les organies nombreuses et variées dont on ne manque pas d'accuser une diathèse gratuitement supposée.

L'utilité de cette médication de source purement chimique est plus que douteuse; certes on ne pourrait alléguer avec quelque raison le traitement actuel du diabète comme un fait à l'appui des prétentions d'une chimie par trop ambitieuse qui porte certaines gens à négliger les indications et à instituer des traitements exclusivement fondés sur des théories hypothétiques.

La plus petite découverte sur les affinités, sur la composition ou la décomposition des corps détruit parfois, d'un jour à l'autre, les bases chimiques sur lesquelles ces modes de curation sont établis; d'un autre côté les faits observés par M. Claude Bernard, les explications à perte de vue sur l'action des nerfs vaso-moteurs n'ont encore rien donné de vraiment applicable au thérapisme de la glucosurhée.

Chercher à appliquer les études chimiques et micrographiques à la médecine est sans doute une chose très-utile, mais bien des travailleurs de notre temps devraient se rappeler que l'expérimentation au lit du malade, défendue avec énergie par les hommes plus âgés qu'eux et dont ils ont suivi les leçons, est encore, alors que l'on a établi la diagnose organique avec positivisme, la boussole la plus sûre pour diriger le médecin dans la route si ardue de la pratique. Rien de plus aisé que de dénigrer ses maîtres; mais avant d'oser le faire et de chercher à les remplacer, il faudrait avoir rendu à la science utile et pratique des services à la hauteur de ceux qui ont marqué la carrière de leurs devanciers.

Ce n'est pas une théorie quelconque qui m'a conduit à m'écarter du traitement généralement admis dans la curation de l'hyperurhée et de la glucosurhée. Des réflexions inspirées en quelque sorte par le bon sens, et par des opinions physiologiques fondées comme incontestables, m'ont guidé dans le thérapisme du diabète, théorie fondée sur les idées énoncées dans les proportions suivantes.

Les physiologistes, les chimistes, les médecins expérimentateurs admettent tous que le sucre est indispensable à la conservation de l'existence; ils pensent que cette substance constitue un aliment respirateur de premier ordre; l'aperçu le plus superficiel jeté sur la série animale fait voir que depuis le dernier insecte, depuis le reptile, l'oiseau, le mammifère, jusqu'à l'homme, tous les êtres vivants recherchent avec avidité ce principe végétal.

Eh bien! est-il raisonnable de priver l'organisme de sucre et des aliments qui servent à le former, et cela alors que l'urine entraîne à chaque instant hors du corps de l'homme de grandes proportions de glucose?

La moindre réflexion fera répondre à cette question par la négative et considérer l'affirmative comme absurde!

2° Les physiologistes de tous les temps et l'observation la plus vulgaire n'ont-ils pas démontré que les proportions de liquide urinaire formée dans un jour augmentent à proportion qu'une plus grande quantité de boissons est ingérée? Or, puisque la glucose est tout aussi abondante dans un litre d'urine, soit que le malade en évacue seulement trois litres dans un jour, soit qu'il en rende vingt litres en 24 heures, il est évident qu'en rendant beaucoup moins grande la proportion du liquide ingéré, et par suite en diminuant la masse de l'urine, la déperdition du sucre sera infiniment moins considérable.

Ce n'est pas l'énorme quantité d'eau qui s'évacue chez les glucosurhiques qui les affaiblit et les fait dépérir ; car leur soif excessive les porte à remplacer par des boissons aqueuses la sérosité évacuée chaque jour ; mais c'est exclusivement la déperdition des matériaux organiques, et principalement de la glucose dissoute dans l'urine qui porte une atteinte profonde à la nutrition et qui, par suite, détermine des troubles profonds dans toutes les parties de l'organisme.

L'observation rigoureuse est venue sanctionner ces inductions directes de faits incontestables, et j'espère que les études qui précèdent conduiront beaucoup de médecins à donner plus de sucre et de fécules à leurs malades glucosurhiques qu'ils ne le faisaient auparavant. Les fabricants de pain de gluten y perdront, mais la pratique y gagnera !

Indépendamment des résultats du traitement qui a été suivi dans les observations précédentes, certaines circonstances qui leur sont particulières se prêtent à des considérations éminemment pratiques que je dois soumettre ici au lecteur.

1° Les causes de l'hyperurhée et de la glucosurhée sont d'une obscurité désespérante ; le siége primitif du mal a tour à tour été rapporté à l'estomac, au sang, aux reins, au foie, aux poumons, au système nerveux en général, au plancher du quatrième ventricule ; mais les auteurs diffèrent encore d'opinion sur les circonstances anti-hygiéniques qui donnent lieu à un écoulement trop abondant d'urine ou à la déperdition de glucose qui se fait par ce liquide. Or, voici que dans deux de nos observations (la seconde et la troisième), l'usage de boissons aqueuses avec excès a été très-promptement suivi, soit chez un individu en parfaite santé, soit chez une personne atteinte d'une fièvre légère, d'une hyperurhée considérable et d'une légère glucosurhée. Tout porte donc à faire croire que l'usage d'un liquide aquiforme suffit pour déterminer le mal.

Cette croyance prend plus de consistance quand on se rappelle à quel degré est portée la soif chez les diabétiques et combien est grande la quantité de liquide dont ils font en général usage.

Dans la quatrième observation, le pharynx était très-congestionné ; j'ai noté, dans la plupart des cas de diabète soumis à mon investigation, une rougeur très-vive, parfois accompagnée de douleurs ou d'un simple sentiment de chaleur âcre qui portait les malades à boire.

Ces faits conduiraient donc à penser que l'abus de boissons aqueuses, provoqué ou non par une congestion du pharynx et de la bouche, pourrait, dans beaucoup de cas, donner lieu à l'hyperurhée et à la glucosurhée et surtout les entretenir. Ils sont entièrement confirmatifs de l'opinion formulée précédemment : à savoir que l'abstinence des boissons aqueuses présente dans le traitement du diabète une grande utilité.

Je ferai encore remarquer que, dans la deuxième observation, des signes de néphrite aiguë se sont déclarés à la suite de l'excès de boissons aqueuses. Ici *le plessimétrisme a été d'une grande utilité pratique pour prouver, par la mesure exacte du rein, que celui-ci était hypertrophié et que la douleur existait exclusivement dans l'espace que circonscrivait le dessin de l'organe.*

(Voyez le *Traité de plessimétrisme*, page 130.) *C'est aussi la médiopercussion qui a prouvé qu'à la suite d'une perte abondante de sang et de la privation des boissons, la glande néphrique avait énormément diminué de volume.* Un tel fait rappelle cet autre cas si remarquable d'un homme atteint d'albuminurhée, affection que je cherchai à combattre par des boissons aqueuses à hautes doses ; celles-ci donnèrent lieu à une néphrite, qui en vingt-quatre heures se dissipa alors que je soumis le malade à l'abstinence complète de liquides ingérés. (*Médecine du bon sens*, p. 292.)

De tels faits prouvent d'une manière à peu près absolue l'utilité extrême de la privation aussi complète que possible de boissons dans la curation du diabète ; *un excellent moyen pour rendre cette privation moins pénible est de faire retenir dans la bouche une gorgée d'une liqueur fraîche et acide et de faire passer le courant d'air de l'inspiration à travers le liquide; cet air rafraîchi, saturé d'humidité, vient frapper le pharynx et calme la soif éprouvée par le malade.*

Je n'ai vu qu'une seule fois, dans les nombreux cas de diabète que j'ai observés, un symptôme qui peut être en rapport avec une lésion de la partie postérieure et inférieure à la masse cérébrale, et c'est chez le malade cité dans la *quatrième observation*, et encore tout porte à croire qu'il ne s'agissait ici que d'une névralgie qui ne se liait en rien à une souffrance du plancher du quatrième ventricule. Cette absence de symptômes encéphaliques, dans le diabète, est loin de venir à l'appui des expériences que l'on a faites sur l'influence que le cerveau pourrait avoir sur la présence du sucre dans l'urine.

A quelle circonstance anatomique faut-il rapporter

la chute successive et prématurée de cinq dents, qui a été notée avec soin chez le malade de la *quatrième observation*, c'est ce qu'il serait fort difficile de déterminer. Est-ce que l'urine contenant normalement beaucoup de phosphore, celui-ci aurait-il, dans ce cas, été entraîné en abondance par les grandes proportions de liquide évacué? Est-ce que ce phosphore aurait été pris aux dépens du phosphate de chaux des os et de la racine des dents? Ce sont là des hypothèses que l'on peut émettre; mais, pour qu'elles pussent être sérieusement discutées, il faudrait que de nouveaux faits de ce genre fussent observés; ce qu'il y a de certain, c'est qu'en introduisant dans l'organisme, par l'ingestion stomacale du phosphate de chaux, il est arrivé, dès le lendemain de son administration, que le malade a cessé de perdre de nouvelles dents.

LAIT ARTIFICIEL OU LAIT-BOUILLON

La question de la pulvérisation, mise à l'ordre du jour par les travaux de M. Sales-Girons et par le rapport de M. Béclard, m'a remis en mémoire certaine note de M. Piorry, présentée à l'Académie en 1856. Il s'agit d'un lait artificiel fort curieux. J'ai pris copie de la chose et la voici: il est étrange que l'Académie n'ait pas donné suite à un ordre d'idées aussi intéressantes et, si j'ose le dire, que M. Piorry, lui-même, n'ait pas mis plus d'insistance à rappeler l'attention sur ce sujet. Je sollicite de notre éminent professeur une note sur ce sujet fécond en déductions.

AB. PINEAU.

« M. Gaudin remarqua un jour, avec M. Chaumara que du bouillon qui s'échappait d'un autoclave mal fermé avait l'aspect lactiforme. Ils recueillirent cette substance, la firent condenser dans un vase, et trouvèrent que le liquide ainsi produit présentait un grand nombre des caractères du lait.

« Ce liquide offre exactement l'aspect d'un lait crémeux ; il a la même coloration, la même consistance, il coule de la même façon. A l'aéromètre, son poids est variable suivant sa condensation ; son odeur, à chaud, rappelle celle du bouillon.

« La saveur est analogue à celle du lait naturel. Pour ne pas m'en laisser imposer par mes propres sensations, j'en ai fait goûter par vingt élèves, dont la moitié ne savait pas d'où il provenait, et tous l'ont considéré comme du lait. Pour ma part, je l'ai trouvé faible, point aromatique ; et, quand je l'ai bu, il m'a laissé sur la langue un goût de crème très-remarqué et très-agréable. Mélangé avec le café et sucré, il est excellent. Un ouvrier, à qui j'en ai fait prendre comparativement avec du café à la crème ordinaire, le trouva infiniment meilleur que celui-ci.

« Vu au microscope, le lait artificiel présente, comme le lait naturel, des globules ronds de dimensions diverses. Dans une première expérience, ils m'ont paru moins nombreux et plus petit, ils avaient une tendance plus grande à s'accoler les uns aux autres et à se grouper ; mais ils ne se réunissaient pas véritablement, car, à la moindre secousse, ils se séparaient et flottaient dans le liquide.

« J'ai repris avec plus de soin ces expériences microscopiques, et je les ai faites comparativement : 1° sur du lait artificiel frais et naturel ; 2° sur des laits artificiels et naturels condensés par l'ébullition ; 3° sur des laits naturels et artificiels conservés depuis quatre-vingt-dix jours et déjà en voie de putréfaction. Or, je déclare que le microscope ne permet de saisir aucune différence. De plus, ces deux espèces de lait, traitées par l'acide acétique et vues au microscope, ne pouvaient être distinguées entre elles, et cependant l'acide acétique coagulait le lait de vache et ne coagulait pas le lait artificiel.

« Abandonné à l'air, le lait Gaudin se coagule incomplétement, et le caillot se dissout facilement à l'aide de la chaleur, ce qui n'arrive pas pour le lait naturel. Ce lait se putréfie lentement, j'en ai conservé pendant plusieurs jours ; alors il est devenu fétide, mais il avait encore la plupart de ses propriétés. Une couche d'un corps gras se dépose sur le niveau supérieur du vase qui contient le liquide. Ce corps gras n'est pas du véritable beurre, c'est sans doute la moelle des os qui a servi à la fabrication du liquide.

« Je rendrai compte à l'Académie d'expérimentations que j'ai commencées avec M. Belouino sur les propriétés nutritives du lait artificiel.

« Les expérimentations chimiques ne sont pas complètes non plus. On n'y trouve cependant ni sucre de lait ni beurre.

« Voici comment on obtient ce lait artificiel pour la découverte duquel M. Gaudin a pris un brevet d'invention.

« On dépose dans un autoclave ou marmite de Papin 3 kilog. d'os frais concassés et 1 kilog. ou plus de viande. On y ajoute huit ou dix fois autant d'eau. L'autoclave est hermétiquement fermé. Un double fond l'entoure, et dans cette cavité on fait circuler un courant de vapeur qui chauffe à 140° le contenu de la marmite. Après quarante minutes, on ouvre un robinet dont l'ouverture est étroite, et de laquelle s'échappe brusquement un flot de vapeur dont l'arome rappelle celui du bouillon. Quelques secondes après, sort avec violence un jet d'un liquide blanc qui n'est autre que le lait artificiel. Si l'on ouvre l'autoclave, on n'y trouve rien autre chose que la viande, les os bouillis et un bouillon médiocre.

« Ces résultats singuliers sont pourtant incontestables. Ils auront une importance certaine au point de vue de la science et de l'alimentation publique.

« Le mécanisme des sécrétions peut être d'abord singulièrement éclairci par de tels faits. De la gélatine, de l'albumine, de la fibrine, de l'osmazône, suspendus ou dissous dans de l'eau, passent à une haute température par un orifice très-étroit, et voici que, tout à coup, se forme un liquide lactiforme. Il contient des globules semblables à ceux du lait ; d'où vient cette transformation ? Certes ce n'est pas de la force vitale. C'est bien une action physique, mais quelle est-elle ? Est-ce une coagulation des molécules d'albumine et de gélatine s'arrondissant par la rapidité du mouvement uni à l'élévation de température ? Serait-ce sous une influence électrique que le phénomène s'opère ? Et maintenant se passe-t-il quelque chose d'analogue lorsque le sang, vivement poussé par le cœur, à la température de 38 degrés, traverse les capillaires où il peut être modifié par l'action électrique ou par l'influence nerveuse? et alors les différences des sécrétions ne tiendraient-elles pas en partie aux dimensions diverses des vaisseaux, à leur longueur, à leur forme, à la rapidité du courant? Il y a là beaucoup à expérimenter et à apprendre.

« Sans doute le lait artificiel lui-même pourrait être modifié par de nouvelles conditions de température et d'écoulement.

« Si l'on s'en sert pour l'alimentation, le sucre de fécule remplacera sans peine le sucre de lait, l'arome qui fait défaut sera facilement restitué par les herbes mêmes dont se nourrissent les animaux qui donnent le lait naturel. La moelle des os prendrait peut-être alors l'arome du beurre, et le caillot pourrait devenir plus ferme si l'on diminuait la proportion d'eau. Autant de questions pratiques et théoriques du plus haut intérêt.

« Je comprends que ce fait inquiète et mécontente les partisans exclusifs du principe vital, et qu'il entrave les explications et les théories commodes des physiologistes spéculateurs.

« La thérapeutique décidera si cette substance nouvelle, chargée de phosphate de chaux, doit être utile dans le ramollissement des os, les tubercules de la colonne vertébrale et les tumeurs osseuses (ostéomalaxies, rachysophymies, ostéocélies) ; la chose est bien probable, et c'est la première idée dont ait été frappé M. Gaudin, qui était au courant de mes succès dans le traitement des maladies des os par le phosphate de chaux.

« Il y a lieu d'espérer que l'alimentation par le lait artificiel est possible et deviendrait profitable,

L'expérimentation prononcera. Si l'on obtient cet heureux résultat, le profit sera considérable et l'avantage incontesté : un litre de ce liquide revient à peine à quelques centimes. L'alimentation du pauvre serait ainsi facilitée et l'engraissement des bestiaux bien plus facile, d'autant plus que beaucoup d'autres substances pourraient être employées à la fabrication de ce lait, telles que les os de cheval (1) et de tous les animaux de boucherie.

Réponse de M. le Professeur PIORRY à M. Abel PINAUD (de Poitiers), relativement au Lait artificiel de M. Gaudin.

Je ne puis trop vous féliciter, monsieur et cher compatriote, qui serez bientôt, j'en ai la conviction, un médecin distingué, d'avoir découvert dans le bulletin de l'Académie impériale de médecine la note que je lui ai communiquée sur le liquide auquel on a donné le nom de lait de bouillon, de lait Gaudin, etc. ; au moment où M. le docteur Sales-Girons a attiré l'attention sur la pulvérisation de l'eau, tenant ou non en dissolution divers agents médicamenteux, il est historiquement convenable de rappeler que depuis plus de dix ans on était parvenu à former avec le bouillon des globules tout à fait analogues, au moins par leur apparence et par la plupart de leurs attributs physiques et micrographiques, à ceux qui entrent dans la com-

(1) On prévoyait donc en 1856 que la viande du cheval pourrait être utilisée pour l'alimentation publique?

position du lait. Vous me demandez comment il se fait que je n'aie pas donné suite à des expériences qui, au point de vue de la physiologie, du pathogénisme et même de l'alimentation, peuvent présenter de l'intérêt? Ma réponse ne se fera pas attendre; or voici, monsieur, ce qui est arrivé :

L'Académie, ou plutôt son secrétaire général (qui ne se rappelle que trop d'anciennes luttes de concours et dont la bienveillance est loin de m'être acquise), ne jugea pas convenable de nommer la commission que j'avais proposé de former. Par conséquent elle ne fit faire aucune recherche expérimentale sur des faits, qu'il était si facile d'observer et qui, s'ils étaient constatés, devaient être féconds en inductions théoriques et pratiques.

M. le docteur Belouino, *qui m'avait le premier parlé* des remarquables phénomènes observables lors de la formation du lait artificiel, se joignit à moi et nous ne manquâmes pas de nous livrer à des investigations nouvelles. M. Gaudin, l'inventeur de cette découverte, se procura un local où plusieurs chiens furent placés et pendant un mois il fournit le lait de bouillon en assez grande proportion pour nourrir ces animaux, si le liquide dont il s'agit possédait, du reste, des qualités alimentaires. Nous avions chargé un homme sur lequel nous croyions pouvoir compter et de la simplicité duquel nous ne nous étions pas assez défié, de la garde et de la surveillance des chiens soumis à l'expérimentation. Ce pauvre garçon avait pour mission expresse de donner *exclusivement* à ces animaux du lait artificiel, et après un mois de ce régime ils étaient on ne peut mieux portants et n'avaient en rien maigri.

Un tel résultat, sur lequel j'étais loin de compter,

m'étonna ; j'avais trop l'habitude des déceptions auxquelles on est exposé lorsque l'on expérimente, pour ne pas douter d'un succès aussi inespéré et pour ne l'admettre comme positif, qu'après les plus amples informations. Je questionnai donc avec le plus grand soin ce surveillant de nos animaux ; or, je n'oublierai jamais le regard et le rire stupide de ce malheureux qui me répondit enfin : « Oh ! monsieur, ces pauvres bêtes auraient trop souffert, si je ne leur avais donné que du lait, et j'y ai ajouté du pain dont ils ne se sont pas fait faute. » La stupidité de cet homme rendit donc nos expériences tout à fait nulles ; elle fit perdre de l'argent à l'inventeur, qui cessa de fournir du lait artificiel, et alors ne pouvant m'en procurer, je dus cesser aussi de poursuivre des recherches, dont l'utilité, ainsi que je l'ai fait voir dans ma note, était incontestable. D'innombrables travaux m'ont empêché depuis de m'occuper de cet intéressant sujet.

Vous êtes, monsieur et cher compatriote, animé de sentiments humanitaires et de l'amour de la science ; vous pourrez facilement vous procurer, dans les laboratoires de chimie, l'appareil nécessaire pour réitérer les expériences relatives à la formation du lait de bouillon à apparence lactiforme ; *Perge quo cœpisti, generose puer ;* reprenez ces études en sous-œuvre, et je crois que vous n'aurez pas à vous en repentir. Si quelques conseils pour les rendre fructueuses vous étaient agréables, je m'empresserais de vous les donner, et mon plus cher désir serait que vous obtinssiez de vos recherches des résultats satisfaisants. Je crois seulement que dans l'intérêt de vos investigations comme aussi par un sentiment de justice, vous ferez une chose convenable en vous adressant avant tout à mon excellent confrère et ami M. le docteur Belouino.

Veuillez recevoir, mon cher Abel Pinaud, l'assurance de ma considération on ne peut plus distinguée.

PIORRY.

Le 24 mars 1867.

RÉFLEXIONS ET OBSERVATIONS CLINIQUES

SUR LE VERTIGE

Extrême lenteur du pouls. — Vertiges portés parfois jusqu'à la perte de connaissance et à la chute.

M. de F..., âgé de soixante-dix-neuf ans, d'une constitution très-robuste, est d'une apparence telle qu'il semble à peine parvenu à sa soixante-cinquième année. Seulement sa marche paraît depuis quelque temps un peu moins assurée et ses pas ont perdu de leur étendue et de leur précision. Sa santé a été généralement si bonne que depuis 1820, je ne lui ai jamais connu d'autre maladie que des indispositions et des accidents assez légers du côté du tube digestif. Il n'a présenté en aucun temps de phénomènes en rapport avec une maladie du cœur. Ancien négociant, M. de F... jouit d'une très-grande aisance, et ayant autrefois habité la campagne, il s'y plaît infiniment et il y vit comme un agriculteur.

Aucune cause morale triste n'a agi sur lui et il est entouré des soins d'une famille qu'il aime et dont il est aimé.

M. de F... m'a récemment consulté (mars 1867) pour

des vertiges, des étourdissements très-pénibles qui ont été une seule fois suivis de perte de connaissance et de la chute du corps. Le soir, au moment où je l'ai vu, il se ressouvenait confusément de ce qui s'était passé pendant un accident semblable dont il venait d'être actuellement atteint. C'est à la suite d'une indigestion que ces symptômes cérébraux s'étaient déclarés. Des vomissements, des selles l'avaient soulagé, et c'est lorsqu'il commençait à se remettre de cette série de phénomènes que j'ai été appelé.

Le malade était au lit, *pour peu qu'il élevât la tête ou qu'il voulût se lever, les vertiges reparaissaient.* L'estomac, exploré par le plessimétrisme, ne contenait que des gaz, qui distendaient médiocrement les viscères, *mais chose on ne peut plus remarquable, le pouls ne battait que vingt-cinq fois par minute.*

Sous l'influence d'un thé léger, de quelques purgatifs administrés en lavement et surtout de la *position horizontale,* l'état de M. de F... s'améliora à ce point, que les jours suivants et après avoir pris quelques aliments réparateurs, il put sortir de son lit, se promener dans sa chambre et même sortir, ce que certes je ne lui aurais pas si promptement conseillé; car il se plaignait d'une dyspnée très-grande et de douleurs dans la région cardiogastrique; *le cœur ne battait encore que vingt-cinq fois par minute.*

M. de F..., dans son amour pour la villégiature, voulut absolument partir pour sa campagne située à plus de vingt lieues de Paris, et ce fut dans ces circonstances que je lui remis la consultation suivante dans laquelle j'ai exposé avec le plus grand soin l'état anatomique et physiologique du malade et les motifs des conseils que je lui ai donnés.

MÉMOIRE. — CONSULTATION.

Les vertiges que monsieur éprouve fréquemment *ne paraissent pas être en rapport avec une congestion vers la tête, mais bien avec un défaut d'abord du sang vers le cerveau;* c'est, en effet, principalement lorsqu'il est debout que cet accident se déclare, que les étourdissements surviennent, et ils se dissipent ou ne surviennent pas, quand il est placé dans *une position horizontale, laquelle fait tout à coup cesser ce symptôme. L'extrême rareté des contractions du cœur* est une raison de plus pour admettre cette opinion, *dont il est très-important de tenir compte par rapport au traitement et au régime que monsieur doit suivre. A cette rareté dans les pulsations du cœur et des artères il faut aussi rapporter la gêne à respirer que monsieur éprouve parfois, et qui augmenterait si monsieur y faisait une attention trop grande.*

Je ne puis déterminer quelle est la cause qui occasionne la lenteur du pouls.

Le cœur, les gros vaisseaux, mesurés par le plessimétrisme, ont le siége, la forme, le volume qui doivent naturellement exister; on ne trouve nulle part de bruit, de souffle, de râpe, ni d'autres signes physiques de concrétions artérielles ou cardiaques, et je me rappelle que, il y a plusieurs années, le pouls ne battait chez M. de F... que 40 à 45 fois par minute, mais *le ralentissement dans les battements du cœur a chez lui toujours existé,* bien qu'à un degré moins élevé. On n'observe chez monsieur aucune hydropysie, ni d'autre symptôme de rétrécissement du cœur ou des gros vaisseaux; la longue durée qui sépare les pulsations du cœur permet d'analyser parfaitement les deux temps des contractions propres aux oreillettes et aux ventricules. Ces temps se succèdent vite, mais la distance que l'on observe entre eux est considérable.

Une sensation pénible, que monsieur éprouve quelquefois à gauche, correspond à un point où l'estomac touche au cœur (avec la médiation du diaphragme) ; aussi monsieur est-il assez fréquemment atteint des accidents dont *il* se plaint à la suite de troubles dans la digestion et lorsqu'il a mangé en trop grande quantité. Du reste, ce phénomène paraît être en grande partie névropathique.

Je ne conseillerais pas, certes, à monsieur de partir pour la campagne ; car, suivant moi, les accidents qu'il éprouve exigent une surveillance active ; mais puisque telle est son intention formelle, voici les conseils que je crois devoir lui donner.

TRAITEMENT.

Toutes les fois que M. de F... éprouvera des vertiges, il aura soin de s'asseoir et même, s'ils continuent, de s'étendre, la tête étant un peu élevée, sur un plan horizontal.

Il évitera de se tenir longtemps debout et immobile, et cela principalement au moment du lever.

On fera, dès que les étourdissements auront lieu, des frictions sur la région du cœur avec le baume opodeldoch et la flanelle ; ces frictions seront très-fortes et devront rendre la peau rouge. Habituellement il faudra les pratiquer matin et soir.

On cherchera à accélérer les battements du cœur par des aliments réparateurs, tels que des viandes grillées, rôties, peu cuites, du gibier, des poissons, des œufs, du laitage, quelques végétaux verts et du vin de Bordeaux, pris en médiocre proportion. Depuis quelque temps monsieur s'est soumis à un régime diététique assez sévère, et c'est à tort qu'il en a été ainsi, seulement il faut éviter de porter à la fois beaucoup d'aliments dans l'estomac, car c'est souvent après des digestions laborieuses que les vertiges les plus forts ont lieu.

Tout aussitôt que monsieur sentira que la digestion s'opère avec difficulté, que l'estomac se distendra et que la douleur dont il se plaint se déclarera, il fera usage, par quart de verrée pris tous les 15 minutes, d'une infusion de thé, et si des nausées annoncent le besoin de vomir, on décidera le vomissement par l'excitation de l'arrière-bouche avec le doigt, ou la barbe d'une plume.

On surveillera la manière dont les selles s'accompliront, et quand elles seront trop éloignées *ou* insuffisantes, on aura recours au lavement purgatif dont voici la formule :

Follicules de Séné	15	grammes.
Eau.	300	—
Huile d'olive	100	—
Sirop de nerprun.	35	—
	450	grammes.

Quand la douleur vers le côté gauche reparaîtra, on fera des frictions sur ce côté avec la flanelle imbibée de la solution suivante :

Ammoniaque	5	grammes.
Eau	45	—
Eau de mélisse.	10	—
	60	grammes.

Monsieur prendra à chaque repas 20 grammes d'élixir au citrolactate de fer, ainsi que 50 grammes de vin de Bordeaux au quinquina.

Monsieur doit éviter de se tenir debout et immobile. Tout au contraire, la marche aura pour lui une très-grande utilité; la fatigue lui serait contraire.

On combattra la difficulté de respirer, alors qu'elle se déclarera, par des respirations suspirieuses très-profondes et réitérées plusieurs fois de suite (hyperpnéisme), *ce moyen sera aussi très-utile alors que surviendront les vertiges*, et je le recommande d'une manière toute spéciale.

Si des évanouissements survenaient, on se donnerait garde d'asseoir le malade, il serait mis au lit et, si la position horizontale ne suffisait pas pour les faire cesser, on élèverait même les membres au-dessus du niveau de la tête; *dans un tel cas il faudrait sur-le-champ appeler un médecin pour constater, si des accidents d'une autre nature ne seraient pas survenus, et si, par exemple, il n'y aurait pas eu des symptômes de congestion vers le cerveau;* ce même médecin devra explorer fréquemment l'état de monsieur, alors même qu'aucun accident ne se manifesterait. Ce serait s'exposer gravement que de ne pas agir ainsi, *non pas pour médicamenter le malade, mais bien pour explorer l'état anatomique et physiologique des organes et pour modifier au besoin le traitement qui précède.*

Enfin, si la douleur dont monsieur se plaint continuait, on aurait recours, sur le point où elle se ferait sentir, à un vésicatoire de 3 centimètres de diamètre, et que l'on panserait matin et soir jusqu'à cicatrisation, avec 3 centigrammes de chlorhydrate de morphine.

RÉFLEXIONS CLINIQUES.

L'acception généralement donnée au mot vertige (de *vertere*, tourner) est loin d'être précise et en définitive elle ne peut pas l'être; car, sous cette dénomination, on a souvent réuni des phénomènes variés et des séries de symptômes très-divers. Vertige se rapporte grammaticalement à la sensation d'une sorte de tournoiement que l'on éprouve dans le cerveau, de vacillation, de faiblesse dans les mouvements, parfois portée jusqu'à la chute ; des nausées, des vomissements succèdent à ce vertige qui presque toujours est accompagné d'une sorte de vague dans les idées, vague auquel succède dans des cas plus graves la perte de connaissance. C'est précisément l'ensemble de ces accidents auxquels M. de F..... est sujet. Pour comprendre leur caractère et leur cause et pour indiquer les moyens d'y remédier, il est utile d'établir quelques considérations sur ces symptômes *qui certes ne constituent pas une maladie contre laquelle on puisse employer un remède spécial.*

La sensation de tournoiement se manifeste en effet dans une multitude de circonstances. Elle est très-voisine de celle qui suit l'éblouissement, et, comme elle, est accompagnée d'*un sentiment de vibration* qui existe dans la tête et particulièrement vers le front; — cette sensation a lieu lorsque l'on est placé sur un lieu très-élevé, lorsque le corps tourne sur lui-même, ou quand on est ballotté dans une balançoire et lors encore que la digestion s'exécute avec difficulté (*vertigo a stomaco*); elle se déclare encore chez certaines personnes soumises à la respiration de la vapeur du charbon, ou même à la suite de l'action de certains poisons et notamment de l'alcool, du tabac, etc.; mais ce qui lui donne le plus souvent naissance, c'est à coup sûr une diminution ou un ralentissement, une stase, un arrêt momentané de circulation dans le cerveau et c'est tout aussi bien une congestion sanguine vers l'encéphale (encéphalémie) que le défaut d'abord du sang dans le centre nerveux qui lui donne naissance.

Cette identité des phénomènes qui constituent le vertige et ses suites, telle qu'on l'observe dans des circonstances anatomiques et physi-pathologiques si diverses, et qui exigent des traitements tout à fait dissemblables, exposerait bien souvent le médecin dont les études pratiques et expérimentales ne seraient pas fortes, à faire beaucoup de mal aux gens atteints de vertiges et des phénomènes qui leur sont consécutifs. Il serait bien dangereux en effet de traiter un étourdissement ou un évanouissement plus ou moins complet, comme s'il était dû à une congestion cérébrale, alors qu'il serait le symptôme soit d'un défaut d'abord du sang vers la tête, soit d'altérations de ce liquide (anomémie) dues à la respiration de l'acide carbonique; ou encore à l'alcotoxémie, empoisonnement du sang par l'alcool.

Les expériences et les observations que j'ai publiées en 1826 sur les évacuations sanguines, sur la diagnose de la syncope et des congestions cérébrales, et les nombreux mémoires qui font partie de mon traité de médecine pratique, contiennent des documents très-propres à éclairer cet intéressant sujet. Ils démontrent surtout que dans les cas de congestion cérébrale il est très-utile pour le malade de tenir sa tête sur un plan supérieur à celui du tronc, d'abaisser ses membres, d'appliquer sur ces parties des ligatures assez serrées pour retenir le sang, tandis que lors du défaut d'abord du liquide sanguin, vers l'encéphale, il arrive qu'en élevant les extrémités supérieures et inférieures on ranime la circulation cérébrale et l'on fait complétement dissiper la syncope.

Il est résulté des recherches expérimentales et cliniques dont il s'agit, que la position élevée ou abaissée de la tête, position dans laquelle on fait placer un malade atteint de vertiges et surtout d'évanouissements et des effets immédiats de ces attitudes, sont des moyens précieux pour savoir s'il s'agit d'une congestion cérébrale ou d'un défaut d'abord du sang vers l'encéphale. Ceci posé, rendons-nous compte des accidents qu'a éprouvés M. de F..... et voyons quels ont été les faits et les raisons sur lesquels je me suis fondé pour établir le traitement des accidents dont ce malade est atteint.

Les vertiges que M. de F..... éprouvait étaient évidemment dus au défaut d'abord du sang vers le cerveau, car ils ne se manifestaient pas dans la position horizontale; ils avaient lieu lorsque la tête était élevée au-dessus du niveau du corps et il en arrivait surtout ainsi dans la station, alors que le corps était immobile; de là le conseil de se placer, dès les premiers symptômes du vertige, dans une position horizontale et de ne pas rester dans une station continue.

Mais comment se fait-il que l'absence du sang vers le cerveau survienne si facilement chez un homme dont le cœur a des dimensions convenables, cœur dont la forme n'est pas altérée et qui ne présente, pas plus que les gros vaisseaux, d'indices de retrécissement ou de concrétions?

C'est évidemment à la rareté des contractions cardiaques, qui ont lieu seulement 25 fois par minute, qu'i faut attribuer ce phénomène pathologique. C'est en vain que le cœur bat, chez M. de F..., avec force et régularité ; le temps qui s'écoule chez lui entre chaque pulsation est d'un tiers plus long que chez un autre homme, car celui-ci a 75 pulsations par minute, tandis que M. de F.., n'en a que 25. Pendant tout ce temps le sang circule à peine dans les vaisseaux cérébraux ; de là une diminution notable dans la circulation, de là une stase momentanée du sang, et, par suite, une action encéphalique incomplète.

C'est dans cette idée que, chez M. de F..., j'ai cherché à agir sur le cœur par un régime réparateur, par l'usage de quelques médicaments dits toniques et par des frictions sur la région cardiaque, et que si les accidents continuaient à avoir lieu, j'aurais recours à des douches et à des courants électriques, dirigés sur le côté gauche de la poitrine.

On a eu parfaitement raison de dire que le vertige avait quelquefois sa source dans un trouble de la digestion ; c'est là ce que l'on a appelé *vertigo a stomaco læso.* Je reviendrai plus tard sur ce sujet. Toujours est-il que, chez M. de F... le point de départ gastrique de l'étourdissement a été parfois manifeste, et, en conséquence, les douleurs existant dans le côté gauche, et vers l'estomac doivent être prises en considération relativement à une souffrance du nerf pneumo-gastrique. Une influence névrique, communiquée de l'estomac au cerveau, peut être en effet la cause du vertige. Ce sont de telles idées qui m'ont conduit à prescrire, dès le début des accidents, alors que la digestion paraît embarrassée, du thé, des excitants légers, ou à solliciter même le vomissement, et à remédier enfin à la stase des scories qui pourrait avoir lieu dans les gros intestins ; ce sont ces mêmes idées qui m'ont engagé à combattre les douleurs sur la région cardio-gastrique par des frictions et même par de petits vésicatoires saupoudrés avec le chlorhydrate de morphine.

Ainsi, dans cette consultation, tous les conseils sont motivés et sont basés sur l'étude attentive du malade, sur la connaissance de l'état des organes, de leurs connexions physiologiques, et sur le choix des moyens à employer. L'expérience clinique des faits thérapiques antérieurs m'a aussi constamment dirigé ; seulement il a fallu s'arrêter devant la cause anatomique et physiologique qui a fait que le cœur battait plus rarement que dans l'état normal, car cette cause était complétement inconnue. Dans ce cas, comme dans tant d'autres, l'empirisme lui-même a dû se taire, car s'il a fait constater que la digitale ralentissait les battements cardiaques, il ne nous a pas fait découvrir de médicament qui ait la spécialité d'activer l'action du cœur.

C'est, dans mes opinions doctrinales, de la même façon que je le fais pour le vertige, qu'il faut considérer toutes les maladies et tous les symptômes.

Plusieurs cas de vertiges, dus à d'autres circonstances, s'étant récemment présentés à mon observation, il n'est pas sans utilité de continuer l'étude de cet important sujet.

Pour comprendre en quoi consiste le vertige, pour en apprécier les causes, le mécanisme de sa production et indiquer les moyens de le combattre ou d'en prévenir le retour, il faut chercher à analyser avec soin le symptôme fondamental qui le constitue.

Lors du vertige, le sentiment de tournoiement que l'on éprouve dans la tête a lieu vers le front, et, comme je l'ai dit, il semble présenter un caractère analogue à celui qui constitue le bourdonnement dans les oreilles, à la sensation de l'éblouissement, au mouvement oscillatoire de l'image que l'on voit au début de la migraine de l'œil (névropallie de l'iris). Le vague de l'intelligence qui se déclare en même temps ou consécutivement est aussi accompagné d'un sentiment de trépidation éprouvé dans la partie antérieure du cerveau ; bientôt la marche devient oscillante, mal assurée, et dans quelques cas on ne se maintient debout qu'avec difficulté.

Ces phénomènes sensoriaux ne peuvent être rapportés qu'à une modification survenue dans l'action cérébrale elle-même et il est difficile de ne pas admettre qu'il y ait ici une de ces vibrations névriques ou encéphaliques, auxquelles j'ai donné le nom de névropallie, et sur lesquelles j'aurai plus d'une fois l'occasion de revenir.

Ces oscillations ne seraient pas un phénomène incompris, une maladie *sans matière*, une supposition en quelque façon fantastique, mais bien une action moléculaire, intime, propre à la substance nerveuse, et qui aurait une analogie réelle avec la vibration des corps auxquelles les physiciens rapportent la production des sons, du calorique et de la lumière, action qui, à l'état normal, constitue pour moi le *névropallisme* et à l'état anormal *la névropallie.*

Sans doute il est impossible de démontrer matériellement la réalité de ces vibrations, mais les sensations que le malade éprouve sont de fortes raisons pour admettre qu'elles ont lieu; or, dans l'obscurité si grande qui existe sur la nature du névrisme, l'explication que je propose est la seule qui puisse jeter quelque lumière dans leur pathogénie.

Quoi qu'il en soit de la vérité de l'opinion qui consiste à voir dans la sensation du vertige une oscillation morbide existant dans la trame même du cerveau, il reste démontré pour tous qu'elle est due à une modification dans l'encéphale lui-même et que le malade rapporte le sentiment qu'il éprouve au point qui correspond aux lobes antérieurs de la masse nerveuse intracrânienne.

Cette modification est matérielle, car il ne peut y avoir d'oscillations, de vibrations dans un corps sans que des changements moléculaires y aient lieu.

Quelles sont les circonstances organiques qui donnent naissance à l'action et à la sensation vertigineuses ?

D'abord il est évident qu'elle se déclare alors que le cerveau souffre, mais cette souffrance survient dans des circonstances très-différentes les unes des autres.

Il n'est personne qui ne sache qu'un mouvement de tournoiement imprimé au corps et par conséquent à la tête donne lieu au vertige; que les oscillations lentes imprimées à certaines personnes par les balançoires, un navire ou même par une voiture, déterminent parfois le même effet, et c'est à coup sûr ici le cerveau qui, primitivement, est le siége de ce symptôme.

Il en est encore ainsi du vertige si grave qui survient instantanément, alors qu'a lieu une commotion ou un ébranlement de l'encéphale par suite d'un coup, d'une chute.

Lorsque l'on est placé sur un monument élevé, une montagne, sur le bord d'un précipice et que l'on regarde au-dessous de soi, on éprouve une sensation vertigineuse qui semble entraîner le corps, et si l'on reste immobile, menacer d'une prompte chute. L'appareil nerveux de l'œil (rétine, nerf de l'iris, nerf optique), est ici le point de départ de la névropallie qui se propage au cerveau ; c'est de la même façon que, si le regard se fixe sur un corps lumineux placé vers le front, l'hypnotisme se produit, et que la vue d'un corps brillant cause quelquefois un éblouissement ou un vertige suivis dans quelques cas d'une attaque épileptiforme ou même épileptique. (*Traité de médecine pratique.*)

A la suite du tintouin, du bourdonnement d'oreilles dus même à des causes très-matérielles, telles que l'accumulation du cérumen dans le conduit auditif externe, une lésion de la trompe d'Eustache, des sons monotones continus, il se manifeste, quoique assez rarement, un vertige évidemment produit par l'extension à l'encéphale de la vibration nerveuse.

Voici un remarquable exemple de la propagation au cerveau de la névropallie qui constitue la migraine ophthalmique et donne lieu à la sensation vertigineuse.

M. X..., âgé de 43 ans, sujet à des gastropathies ainsi qu'à des accidents intestinaux, éprouva, au mois de février 1867, surtout après les repas et alors qu'il examinait avec attention des étoffes pour en apprécier la qualité, une sorte de sommeil accompagné d'une faiblesse très-marquée de la vue ; les yeux, disait-il, *papillotaient*, des lueurs oscillantes se dessinaient pour lui dans l'espace *et bientôt se prononçait un vertige très-fort*. En même temps les paupières et le globe oculaire se congestionnaient, des mouvements spasmodiques avaient lieu dans les muscles orbiculaires et des grincements de dents se déclaraient; immédiatement après survenaient des douleurs dans l'œil, dans la tête et principalement vers le front (1).

Notons encore un fait remarquable : toutes les fois que le médecin se livre à l'examen attentif de l'œil, les mêmes accidents, suivis encore de vertige, se déclarent chez le malade.

M. le docteur Fano, agrégé à la Faculté, a exploré M. X... avec l'attention qu'il met dans de semblables recherches; et, témoin comme moi d'accès semblables à ceux qui viennent d'être décrits, il n'a, pas plus que je ne l'avais fait, constaté par l'ophthalmoscope ou autrement, de lésions dans les membranes ou les humeurs de l'œil qui était atteint seulement de quelques taches légères à la cornée et d'un certain degré de presbytie.

J'ai ordonné à M. X.. : de ne pas travailler des yeux dans les trois heures qui suivent les repas, de prendre quelques aliments stimulants alors que les accidents commencent à se déclarer, et de porter des lunettes convenables.

Depuis quinze jours une amélioration très-grande, dans l'état de la vue de M. X..., s'est manifestée; de plus, j'ai combattu avec succès les phénomènes gastro-intestinaux dont il se plaignait.

(1) Il y a vingt ans, M. X... a éprouvé pendant une semaine un tel affaiblissement de la vue que depuis six heures du matin jusqu'à midi il n'y voyait presque pas. Ce fâcheux accident s'est depuis complétement dissipé.

Cette observation est à coup sûr une de celles qui prouvent le plus que le vertige est dû à une *névropallie encéphalique*, puisque dans le cas précédent, il a succédé à une *névropallie de l'œil.*

La plupart des médecins ont attribué et rapportent encore le vertige à une congestion cérébrale, et il a fallu plus que de la légèreté pour que l'on soutînt publiquement que les phénomènes congestifs dont il s'agit n'étaient pas ordinairement en rapport avec une augmentation dans la circulation encéphalique. — Il y a certes de l'exagération dans cette autre opinion : que la sensation vertigineuse constituait un menaçant symptôme d'hémorrhagie cérébrale ; car il est rare qu'une apoplexie succède à ce même vertige ; mais on ne peut douter que, sous l'influence du trop de sang en général, il ne survienne, lorsque l'on abaisse la tête, des sensations de tournoiement qui semblent parfois devoir être suivies de la chute. Tel fut, parmi tant d'autres faits, le cas de M. P..., d'une constitution pléthorique (panhyperémique) et qui, ayant le cœur et le foie volumineux, le pouls très-plein, la face rouge, les capillaires très-colorés, eut, en 1865, des vertiges très-pénibles et très-fréquents, lesquels ne cessèrent qu'après un temps considérable et alors qu'un régime assez sévère, quelques évacuations sanguines et des purgatifs eurent remédié à la panhypérémie, seule cause des accidents que M. P... éprouvait.

Dans un très-grand nombre de cas, quoique l'on ait affirmé le contraire, c'est par suite de troubles dans la circulation cérébrale que se déclare le vertige qui a lieu, soit que le cours du sang augmente d'activité et d'abondance, soit qu'il y ait dans l'encéphale quelque gêne, quelque stase dans la circulation veineuse.

La vacuité des vaisseaux du cerveau occasionne souvent le même symptôme. C'est ce qui a lieu dans l'hypocéphalémie qui existe dans la syncope, lorsque les malades sont affaiblis, lors encore que la circulation étant languissante, la tête est tenue élevée. La sensation vertigineuse a lieu très-fréquemment à la suite des pertes de sang, et je l'ai vue se déclarer immédiatement après la phlébotomie d'une manière si accentuée qu'elle était suivie d'accidents qui en imposaient pour une hémorrhagie encéphalique. (*Mémoire sur les pertes de sang dans le procédé opératoire de la percussion médiate.*)

Lorsque le sang contient proportionnément plus de sérum que de cruor (hydrémie), et comme cela a lieu à la suite des affections lentes dans lesquelles il y a eu d'abondantes pertes de liquides, ou encore chez les femmes enceintes ou chloranémiques, des vertiges sont souvent observés. Le fait suivant est un exemple de ce genre, mais il a pour sujet un homme dont la rate était malade et qui éprouvait des vertiges à la suite d'une hydrémie et d'une altération du sang semblable à celle que l'on observe fréquemment dans les pays marécageux.

Un ouvrier, âgé de 32 ans, entra au mois de mai 1834 dans mon service à la Charité. Il se plaignait d'éprouver toutes les nuits, depuis huit mois, des frissons, de la chaleur et des sueurs. Primitivement robuste, il s'était, depuis, singulièrement affaibli, et était devenu très-sujet à des étourdissements, à une sensation de tournoiement avec menace de chute. Les poumons, d'ailleurs très-sains, étaient plus sonores et plus élastiques qu'à l'ordinaire. Le cœur, très-petit, présentait neuf centimètres d'un côté à l'autre (état normal 12); les artères battaient très-faiblement, la peau et les membranes muqueuses extérieures paraissaient décolorées; quand on élevait le bras, le pouls cessait d'être perceptible; le foie avait peu de volume. L'estomac, l'intestin, les reins, l'urine, ne donnaient aucun symptôme de maladie.

Tout aussitôt que le malade se tenait debout, il était pris de vertiges; des vomissements se déclaraient et en même temps les artères carotides battaient très-faiblement.

M. le docteur Labat, médecin aussi recommandable par son instruction que par son honorable caractère, avait examiné le malade avant moi et avait constaté, comme je le fis ensuite, que la rate mesurait six centimètres de haut en bas, au lieu des quatre qui sont propres à l'état normal.

Il est évident que l'homme dont il s'agit présentait la réunion des états pathologiques suivants :

1° Une rate anciennement malade, et qui, d'après les innombrables observations que j'ai faites, est pour moi certainement la cause organique de la fièvre intermittente qui existait.

2° Une hypémie et une anomémie consécutives à cette lésion;

3° Une hypocéphalémie (diminution dans la circulation cérébrale) laquelle avait pour effet les vertiges dont le malade était si fréquemment et si facilement atteint.

Le traitement fut dirigé en conséquence. Sous l'influence de l'extrait des berberis administré à la dose de 40 grammes par jour, la rate fut réduite en 4 fois 24 heures à son état normal (8 centimètres en longueur et 4 en hauteur). Le malade prit matin et soir 30 à 40 centigrammes de fer réduit par l'hydrogène ; un régime essentiellement réparateur fut prescrit ; tout d'abord une amélioration notable survint, puis les vertiges cessèrent de se prononcer lors de la station ; les organes revinrent peu à peu à leurs dimensions physiologiques, et après un séjour assez court à l'hôpital, le malade en sortit dans un excellent état de santé.

Dans ce cas, comme dans tous les autres, ce n'était pas une maladie que j'avais traitée, mais bien un malade atteint de diverses lésions dont les principales étaient une splénomégalie (rate volumineuse), une hypémie et une hydrémie, et une hypocéphalémie (diminution dans la circulation cérébrale). (Observation recueillie dans mon service par M. A. Ramond.)

Un très-grand nombre d'altérations du sang déterminent souvent une souffrance cérébrale qui se manifeste tout d'abord par le vertige.

Il en arrive ainsi lorsque du vin, de l'alcool, de l'absinthe, etc., ont été ingérés en proportions trop grandes : le hachish, l'opium, la jusquiame, la belladone, le datura stramonium, portés dans la circulation, provoquent la sensation vertigineuse.

Personne n'ignore que des poisons miasmatiques, tels que ceux qui se dégagent des marais (1) ou des

(1) J'ai donné au miasme paludéen, qui n'avait pas de mot spécial pour le spécifier, le nom d'*éliose* (d'ἕλος *marais*, et d'ἰῶσε *miasme*), et j'ai désigné l'agent ou les agents septiques (ou putrides) par la dénomination *septiose*. Ces expressions sont très-utiles et évitent d'employer des périphrases pour désigner les poisons qu'ils servent à caractériser.

corps en putréfaction, produisent souvent, alors qu'ils sont absorbés et mélangés au sang, la sensation vertigineuse. J'ai eu, par exemple, l'occasion d'observer, lorsque je faisais des leçons cliniques à la Pitié, un cas de vertige fort remarquable, et qui se manifesta au début d'une fièvre dite typhoïde.

Un homme robuste, habitant un logis insalubre, s'était assis dans le jardin du Luxembourg; tout à coup il lui sembla que les objets tournaient autour de lui; cette sensation persista pendant quelques minutes; il tomba, et on le transporta dans mon service. Pendant plusieurs semaines il ne se plaignit que de surdité. Il n'eut en aucune façon de fièvre et de diarrhée; les selles avaient toujours été de consistance naturelle et très-rares.

Ce fut alors qu'ayant appris que depuis un temps assez long des évacuations avaient fait défaut, j'explorai par le plessimétrisme l'état de l'abdomen et j'y constatai, dans les colons, la présence d'une énorme proportion d'hydroscories (matières fécales liquides). Des lavements très-légèrement purgatifs furent donnés, et provoquèrent tout d'abord une diarrhée excessive; l'affaiblissement qui en résulta fut extrême; aucun symptôme cérébral ne se déclara auquel on pût rapporter la mort, qui eut lieu le troisième jour à partir du début de l'évacuation stercorale observée. On trouva à la nécroscopie près de quarante ulcérations de l'intestin iléon : elles avaient leur siége au niveau des follicules agminés de Peyer. Il était donc évident qu'il s'était agi dans ce cas malheureux d'une iléospilosie (fièvre dite typhoïde); aucune lésion de quelque importance n'existait dans les autres organes.

L'invasion du mal terrible qui fit périr cet homme fut donc marquée par le vertige.

Les substances vénéneuses introduites dans le sang par la respiration causent tout aussi bien des vertiges que si elles y sont portées par les bouches exhalantes du tube digestif. Aussi voit-on qu'à la suite de l'action de fumer le tabac, il se déclare, chez les gens qui n'ont pas l'habitude de cette déplorable et dangereuse manie, des sensations vertigineuses, qui sont en quelque sorte l'avant-goût, le prélude de l'atteinte profonde portée, à la longue, dans l'intelligence par l'usage absurde de la nicotine.

Il est surtout une toxémie due à la respiration d'un poison, et qui cause des vertiges dont la cause est bien souvent méconnue. Ces vertiges résultent de l'action sur le sang, et par suite sur l'encéphale, de l'acide carbonique, de l'oxyde de carbone et de l'hydrogène carboné inspirés. Certains individus, tout aussitôt qu'ils sont exposés à l'influence de ces gaz mélangés avec l'air respirable, éprouvent très-promptement une sensation vertigineuse suivie de dyspepsie (indigestion), portée même jusqu'au vomissement : — c'est ce qui arriva deux fois à l'un de mes amis dans des circonstances assez exceptionnelles.

Dans le premier cas, ce médecin écrivait en voiture à la clarté d'une bougie ; pendant quelques instants, il oublia de tenir les glaces ouvertes, et bientôt il éprouva un étourdissement. A peine eut-il descendu le marchepied, que tous les objets d'alentour lui semblèrent tourner autour de lui, et que ses jambes fléchirent ; il monta très-difficilement l'escalier pour se rendre à la consultation, où il devait se trouver avec son honorable confrère, M. le docteur Bouvier. L'intelligence ne fut en rien troublée; mais le mal dura près d'une heure, et ne se termina qu'à l'air libre et lorsqu'un vomissement abondant se fut manifesté.

Dans le second cas, ce fut par suite de la fermeture de la clef d'un poêle contenant un brasier allumé, que le médecin dont il s'agit éprouva le même accident, *cependant la chambre était très-spacieuse et très-élevée;* mais, en revanche, on avait eu l'imprudence de continuer longtemps, *malgré des avis contraires et des ordres précis*, de chercher, pour obtenir de la chaleur, à boucher le tuyau par lequel les gaz du charbon en ignition devaient s'échapper. On fut assez longtemps à reconnaître la cause des accidents. Une saignée fut pratiquée, sur les instances du malade, par son confrère et ami, M. le docteur Sichel; mais le vertige ne cessa encore qu'à la suite de la respiration d'un air pur et de vomissements considérables.

Toutes les fois que ce même médecin se trouve exposé à la vapeur du charbon, les mêmes phénomènes recommencent; mais il en prévient le développement en évitant de séjourner dans l'atmosphère délétère qui cause le mal.

J'ai eu souvent l'occasion d'observer chez d'autres personnes des symptômes du même genre, et la respiration profonde et réitérée d'un air pur (hyperpnéisme) en a entravé la marche fâcheuse. *Il est on ne peut plus utile d'insister* sur les *faits précédents, car on pourrait facilement prendre de tels phénomènes pour des préludes d'hémorrhagie cérébrale, lesquels cependant ne commencent guère par des vertiges.*

Dans tous les cas dont il vient d'être parlé, c'est le sang altéré qui, porté par les vaisseaux dans la trame encéphalique, y détermine une modification qui donne lieu, suivant moi, à la névropallie qui constitue le vertige ; névropallie qui s'étend ensuite à d'autres parties du névro-système, et même aux appareils musculaires de nutrition et de locomotion.

Enfin, des accidents névropalliques, partant de divers organes dont la structure ou les fonctions sont troublées, se propagent vers l'encéphale pour y causer le vertige; c'est ce qui a lieu dans les cas suivants :

1° Lors de l'indigestion, dit *vertigo a stomaco*, lequel étudié par un auteur qui aurait dû examiner ce sujet d'une manière beaucoup plus large qu'il ne l'a fait. Ce vertige cesse ordinairement aussitôt que le malade a vomi.

2° Les femmes enceintes, et surtout celles qui sont sujettes à l'hystérie (névropallie étiangiovique), éprouvent fréquemment des vertiges lorsque l'oscillation pathologique s'étend des ovaires au cerveau.

3° Dans certains accès de fièvre intermittente très-intense, l'irradiation névrique oscillatoire s'étend de la rate à l'encéphale, et produit au début des frissons, la sensation vertigineuse.

4° La névropallie de la rétine qui, pour moi, constitue le point de départ des phénomènes épileptiques au moment où elle parvient au cerveau, y cause un terrible vertige promptement suivi d'une chute presque instantanée, etc. Dans un cas de ce genre pour lequel j'ai été appelé, non-seulement il y avait eu pour le malade une sensation vertigineuse, mais toutes les fois que le mal survenait il se mettait à tourner sur lui-même jusqu'à ce qu'il tombât sur le sol, etc.

5° Dans le cas remarquable cité précédemment, un ralentissement extrême du pouls cause le vertige, lequel précède presque toujours la syncope ou hypocéphalémie.

Je pourrais citer bien des exemples à l'appui des considérations précédentes; mais cela me mènerait trop loin. Je me bornerai ici à dire que les théories sont d'accord pour établir les considérations suivantes:

1° Il en est du vertige comme de beaucoup d'autres symptômes isolés, ou même de beaucoup d'ensembles de phénomènes généralement considérés comme des maladies. Il se déclare à la suite de causes organiques extrêmement variées et très-dissemblables entre elles.

2° Il consiste dans une modification, matérielle sans doute, mais dont on ne peut se faire une juste idée qu'en interrogeant les analogies et l'induction.

3° Si l'on se borne à dire que le vertige constitue une action *vitale*, on n'éclaire pas ses causes, sa nature, et l'on n'élucide en rien la question pratique, c'est-à-dire celle qui a rapport aux moyens de le traiter et de le guérir.

4° C'est à coup sûr la physiologie pathologique fondée sur les connaissances anatomiques, c'est l'observation clinique, et ce ne sont pas des faits microscopiques ou chimiques, qui peuvent jeter quelque lumière sur le sujet obscur dont il est ici parlé.

5° Tout prouve que l'essence du vertige consiste dans une oscillation, une vibration, une névropallie qui a lieu dans la partie centrale de l'encéphale, partie qui correspond à l'aboutissant des sensations, au psychisme (action intellectuelle) et au point de départ des mouvements.

6° Cette *encéphalopallie* prend quelquefois sa source dans le cerveau lui-même.

7° D'autres fois elle est produite par des circonstances organiques ou matérielles, qui ont modifié en plus, en moins, en qualité, etc., le sang que reçoit la trame cérébrale.

8° Ailleurs, c'est par suite de l'extension d'une névropallie provenant de l'œil, de l'oreille, de l'estomac, de la rate, des ovaires, etc., que le vertige se propage à l'encéphale.

9° Le vertige, bien qu'étant un phénomène, un symptôme à peu près le même, peut donc être provoqué par des circonstances organiques très-variées.

10° Ce sont enfin les circonstances pathologiques diverses qui causent et entretiennent la sensation de tournoiement qu'il s'agit de combattre, et si l'on parvient à les éviter, les phénomènes vertigineux ne se manifesteront plus.

L'exposition des idées précédentes sur le vertige, idées relatives à la corrélation des organes entre eux, à la succession et à la concordance de leurs fonctions, à l'étiologie organique des symptômes observés, est, suivant moi, exactement la même que celle qui doit se rapporter à l'ensemble de la pathologie, et qui doit servir de base au traitement des maladies. Je reviendrai plus tard dans cet ouvrage sur la sensation vertigineuse.

ILÉOSPILOSIE SEPTICÉMIQUE

(Lésion de l'iléon dans la fièvre dite typhoïde)

Perforation intestinale (1). — Péritonite. — Ponctions. — Conservation de la vie pendant un mois à dater de la perforation.

L'honorable docteur Edmond Friedrick, de Dresde, a bien voulu m'adresser une brochure écrite en Allemagne, et des plus remarquables. Elle est relative à la ponction de l'abdomen pratiquée à la suite des perforations intestinales, survenues consécutivement aux ulcérations de l'iléon, ulcérations qui sont un des éléments de la collection d'états pathologiques dits fièvre typhoïde.

M. Friedrick m'adresse aussi une lettre des plus polies dans laquelle il rappelle un de mes anciens travaux sur ce sujet, mentionne l'observation consignée dans le bulletin clinique de 1834 et affirme que, le premier, j'ai pratiqué, dans un cas pareil, la ponction abdominale. Le fait dont il s'agit est peu connu et probablement oublié; l'intérêt pratique qu'il présente, l'estime que lui porte notre confrère de Dresde, qui pense, comme moi, *qu'il n'y a pas de nationalités en médecine, et que les médecins doivent être avant tout justes et humanitaires,* me font en quelque sorte un devoir de publier de nouveau l'observation que M. le docteur Friedrick a citée, en attendant que l'analyse

(1) Les mots entérotrésie et iléotrésie désignent parfaitement les perforations de l'intestin et de l'iléon (voyez le tableau de la nomenclature à la fin de ce volume).

de sa brochure soit faite avec toute l'attention qu'elle mérite.

Forfert, âgé de vingt ans, ouvrier en plaqué, ne maniant habituellement ni plomb, ni mercure, est d'une constitution assez robuste. Habitant Paris depuis deux ans, il couche dans un cabinet dépourvu de cheminée qui puisse y renouveler l'air, et tellement petit qu'à peine on y peut mettre un lit. Forfert n'avait pas eu de dévoiement, lorsque vers le 20 mars, il éprouva, sans cause connue et sans frisson initial, de l'anorexie et des selles au nombre de huit ou dix par jour. Le ventre avait pris successivement un volume médiocre, et les évacuations ainsi que la fièvre avaient continué. Vers le 14 avril, il éprouva des vomissements et une augmentation très-remarquable dans le volume du ventre. Jamais avant son entrée à l'hôpital, qui eut lieu le 17 avril, dans la salle Saint-Landry, n° 61, il n'avait eu de toux ou de crachats.

Le 18, le malade présentait les symptômes suivants : facies septicémique, langue large, humide, enduits grisâtres, soif; douleur légère, ayant son siége au-dessous du niveau du bord inférieur du foie, tuméfaction du ventre ; l'ombilic faisait une saillie d'au moins quatre pouces au-dessus d'une ligne, qui de l'appendice sternal, aurait été portée au pubis ; l'abdomen présentait 90 centimètres de circonférence, la fluctuation y était obscure ; *on trouvait de la matité à la partie déclive et une sonorité anormale en haut ;* la matité et la sonorité se déplaçaient lorsqu'on changeait le malade de position. Une ligne de niveau séparait le lieu où le son était mat, de celui où la sonorité était obtenue ; au-dessus de cette ligne, et sur la région ordinairement occupée par le cœcum, existait, dans l'étendue de trois pouces, une matité remarquable sans résistance au doigt.

Le foie présentait sept pouces et demi de haut en bas, et la rate trois pouces et demi. Il n'y avait pas de frisson. L'organe hépatique remontait très-haut dans la poitrine.

Le cœur était tellement refoulé qu'il n'était distant que de deux pouces du bord inférieur de la clavicule. Cet organe paraissait volumineux, mais la plus grande partie de ce volume dépendait des cavités droites dilatées ; le pouls battait 80 fois en une minute. La respiration était très-gênée et très-courte, elle ne se faisait que par les côtes qui correspondaient au point où la percussion faisait trouver les poumons ; une seule selle avait eu lieu la nuit précédente.

La diagnose fut celle-ci : entérique septicémique ; hydropéritonite. Il est probable que celle-ci est le résultat d'une perforation intestinale. Il y a eu lieu de craindre que le refoulement des viscères, de bas en haut, produise l'anoxémie, et d'autant plus que des liquides sont déjà accumulés dans les bronches.

Cette dernière considération me porta à tenter la ponction. *La percussion servit à déterminer les espaces où le liquide se trouvait accumulé.* On déprima profondément le point de l'abdomen correspondant au lieu d'élection à gauche ; on trouva que le son gazique n'existait qu'à une profondeur de plusieurs pouces, et qu'en conséquence il n'y avait pas d'intestin adhérent ni d'inconvénient à plonger un troquart sur ce point. L'opération fut faite immédiatement. Il sortit à l'instant même par la canule de l'instrument quelque gouttes d'une sérosité trouble, qui changea tout d'abord de couleur ; puis on porta cette canule dans diverses directions, et il ne sortit pas davantage de liquide.

Alors une sonde de gomme élastique fut portée profondément dans l'abdomen par l'ouverture de la canule, on la dirigea en divers sens ; on recourba son extrémité inférieure à la manière d'un siphon, et tout aussitôt il s'écoula du liquide séro-purulent par la sonde. Lorsqu'il arrivait que celui-ci cessait de couler, on faisait exécuter de légers mouvements à l'instrument, et le jet du liquide recommençait. Beaucoup de persévérance fut mise dans la pratique de cette opération, et, *malgré l'odeur infecte qui s'exhalait*, on recueillit ainsi trois litres d'une sérosité qui, traitée par l'acide nitrique, présenta une grande quantité d'albumine.

L'odeur rappelait celle des fèces; elle se dégagea dès le premier temps de l'opération, qui fut à peine douloureuse, mais qui dura une heure.

La matité que l'on avait observée dans la région cœcale ne diminua qu'avec beaucoup de lenteur, et ne se dissipa pas complétement. Le niveau baissa, la sonorité occupa un espace beaucoup plus grand qu'auparavant dans l'abdomen, le volume du ventre diminua considérablement; le foie, le cœur s'abaissèrent et la respiration s'améliora sensiblement.

Aussitôt que l'odeur dont il a été question se fit sentir, nous n'hésitâmes pas à annoncer qu'il y avait eu, à coup sûr, une perforation intestinale qui datait du moment où le ventre avait augmenté de volume, et que cette perforation devait avoir eu lieu vers l'intestin grêle, au voisinage du cœcum, et près aussi du point où la matité avait été signalée.

Le lendemain 19, il y avait un pouce de diminution dans le volume du foie, l'abaissement du niveau était de quatre pouces et demi. La matité de la région cœcale se prononçait moins distinctement; la circonférence de l'abdomen était cependant encore de 87 centimètres, l'étendue des parois abdominales, depuis l'appendice sternal jusqu'au pubis, était seulement de 30 centimètres, tandis que la veille, avant la ponction, elle s'élevait à 32. Le ventre était, le 19, beaucoup plus sonore, une grande proportion de gaz s'était évidemment dégagée. La nuit avait été assez bonne, il y avait eu deux selles, la respiration était plus facile, et aucune douleur aiguë n'existait dans le péritoine; le malade était généralement bien.

Ce jour-là même, trouvant encore du liquide par en bas, on fit une seconde ponction dont les circonstances opératoires ne différèrent pas de celles de la veille. On obtint encore quatre pintes d'une sérosité semblable à celle qui s'était écoulée et présentant la même odeur. La circonférence du ventre n'était plus le lendemain que de 79 centimètres, et l'étendue des parois entre le sternum et le pubis ne s'élevait pas à plus de 28. Le niveau de l'épanchement était de beaucoup abaissé et sur ce niveau se rencontrait le bruit d'hydraërique. Le foie n'avait plus que cinq pouces et demi sous l'aisselle et quatre pouces et demi sous le mamelon. Le cœur était de beaucoup abaissé, la respiration s'exécutait librement.

On prescrivit une diète absolue, la compression méthodique du ventre, des boissons furent données en petite quantité à la fois, et cela pour éviter qu'elles ne parvinssent jusqu'au lieu où existait la perforation.

Les jours suivants, aucun symptôme nouveau ne

se manifesta; les dimensions du ventre diminuèrent; le malade vomit une fois des matières verdâtres; l'urine, traitée par l'acide azotique, ne contint jamais d'albumine. Le 21 avril, on fit une troisième ponction qui offrit les mêmes circonstances. Le 24, on pratiqua une quatrième ponction; près des points où les premières avaient été faites; le liquide était encore de la même nature, et présentait la même odeur; seulement, il était plus épais et plus jaune. Le 25, l'amélioration fut des plus sensibles. Le 26, l'abdomen n'avait plus que 25 centimètres du sternum au pubis, et la circonférence du ventre 76 centimètres; on continua l'abstinence des aliments, la compression et l'usage de la tisane d'orge sucrée, à de très-faibles doses réitérées.

Le 29, les traits s'altérèrent; la face devint grippée, les selles reparurent au nombre de trois par jour; la veille on avait permis des bouillons et des panades, par cuillerée à la fois. Le 30, il y eut six selles liquides; le pouls devint plus fréquent, le facies reprit l'aspect septilémique qu'il avait perdu.

Cependant, les jours suivants, l'augmentation du volume du ventre se prononça de plus en plus; le niveau augmenta, l'amaigrissement fit des progrès rapides. Le 5 mai, on pratiqua une cinquième ponction, dont le procédé opératoire et les résultats différèrent peu des précédents; seulement, il s'échappa des gaz par la canule, et il ne s'écoula qu'un litre et demi de sérosité jaunâtre; il y avait un peu de douleur autour des piqûres faites au ventre.

Dans la semaine qui suivit, le volume de l'abdomen prit un nouvel accroissement; le niveau s'éleva, les dimensions du ventre parvinrent à 29 centimètres de haut en bas, et de 70 de circonférence. Les selles liquides persistèrent; une petite toux, sans expectoration, se manifesta le 13 mai et la mort eut lieu le 14, avec les caractères de l'hypoxémie par l'écume bronchique et par le refoulement des viscères abdominaux.

NÉCROSCOPIE.

La nécroscopie fut faite trente-six heures après la mort et présenta les particularités suivantes :

La cavité péritonéale était remplie par un liquide trouble, verdâtre et jaunâtre, d'une odeur infecte, analogue à celle des matières fécales ; il y en avait à peu près trois ou quatre litres; il n'existait aucune adhérence entre les intestins et les parois abdominales, pas même vers le point où les ponctions avaient été faites, et cet endroit n'offrit absolument rien de remarquable.

L'abdomen présentait un volume considérable ; il faisait une énorme saillie au-dessus du niveau de la ligne sterno-pubienne (c'est-à-dire de celle qui serait tirée de l'appendice xiphoïde du pubis). La peau qui le recouvrait avait une couleur verdâtre et la putréfaction était très-avancée ; le plessimétrisme faisait voir que, par suite du volume du ventre, le diaphragme était refoulé très-haut vers le thorax.

Toute la surface interne du péritoine, sur les parois comme sur les viscères, était revêtue d'une couche épaisse de pseudo-méninges, d'un aspect très-inégal, rugueux, bosselé et remarquable par l'existence de dépressions arrondies, alvéolaires, de trois à quatre lignes de diamètre ; leur aspect avait beaucoup d'analogie avec les points de la surface interne des oreillettes du cœur où se trouvent des faisceaux charnus.

La présence de ces fausses membranes épaississait

considérablement le péritoine. On pourrait en séparer cinq couches avant d'arriver à la membrane séreuse celle-ci offrait alors une épaisseur naturelle et une couleur légèrement opaline.

Les fausses membranes étaient recouvertes par une couche molle et jaunâtre et avaient une coloration mélangée de gris, de jaune, de blanc et de rouge violacé.

On y trouvait aussi de petits corps blanchâtres, arrondis, ressemblant assez aux granulations que l'on a trouvées plusieurs fois dans le sang chez des gens atteints de pneumonites arrivées à la période de suppuration.

Vers le foie, et sur le péritoine, on voyait une matière tuberculeuse friable et grisâtre. Entre ce viscère et l'estomac existaient des granulations grisâtres, de nature tout à fait tuberculeuse, friables, ressemblant aussi par leur nombre et par leur disposition respective, aux pustules varioliques. Du reste, aucune trace de phlegmasie n'existait sur ce point.

Les intestins étaient, surtout vers la région cœcale, réunis en une masse épaisse formée par des adhérences nombreuses et par les membranes accidentelles existant entre les lames péritonéales. On ne savait comment séparer l'intestin de la membrane séreuse; on détacha sur un point la tunique d'enveloppe de la musculeuse, et exerçant alors des tractions ménagées, on parvint à dégager en entier la membrane extérieure. Il aurait été bien difficile, si l'on ne s'y fût pas pris ainsi, de reconnaître, au milieu du désordre qui existait, le siége de la perforation annoncée.

Le gros intestin présenta dans toute son étendue des follicules de Brunner très-développés; ils avaient la forme de plaques rouges, et offraient un point noir à leur centre. Vers la partie supérieure de cet intestin, on trouva de petites ulcérations qui laissaient la membrane musculeuse à nu.

Quelques plaques de Peyer, à peine développées, avaient une légère teinte grisâtre.

Vers le cœur, immédiatement au-dessous, et dans le commencement du colon, existait une plaque tuméfiée, rouge, très-épaissie, et là se rencontrait une ouverture large, pouvant permettre l'entrée de l'extrémité du petit doigt. Son limbe était violacé, arrondi, boursouflé, et ne pouvait en rien être confondu avec une déchirure que les tractions auraient causée. Tout autour de la perforation, la membrane muqueuse était épaissie, rugueuse et inégale. La plaque, vue à l'extérieur, et après que l'on eut enlevé la membrane séreuse, présentait une couleur violacée. La valvule iléocœcale offrait de la rougeur.

Un peu au-dessus de la valvule, à la fin de l'iléon, on trouvait, au milieu d'une ulcération très-évidente, une perforation très-petite et arrondie. C'est surtout dans le voisinage de ce point que l'intestin grêle présentait quelques ulcérations superficielles. Enfin, dans le même intestin, et dans un endroit un peu éloigné, on rencontrait une troisième perforation, mais celle-ci d'une nature douteuse, pouvait bien avoir été produite en enlevant l'intestin. Cependant, tout autour se voyaient, en dedans, des ulcérations superficielles. Les autres perforations du tube digestif n'offraient rien qui fût digne d'être noté.

La vessie, qui contenait de l'urine, était remarquable par un ramollissement porté à un tel point que les parois se laissaient pénétrer par un stylet boutonné, abandonné à son propre poids. Les artères, surtout à droite, paraissaient extraordinairement dilatées. Les reins n'offraient rien à noter.

Les poumons présentaient un léger engouement à leur partie postérieure et inférieure. On faisait sortir en petite quantité, par les bronches, un liquide grisâtre et spumeux, mais au sommet du poumon droit, on trouvait une matière concrète analogue aux tubercules et disposée sous la forme de petits corps, de la grosseur d'une tête d'épingle; autour de ces corps existait un peu d'engorgement pneumonémique. Il y avait sur ce point un tubercule de la grosseur d'un grain de millet. Autour des bronches, on rencontrait de la matière tuberculeuse à l'état de crudité et du volume d'une noisette.

Le cœur n'offrait aucune altération; il contenait beaucoup de sang à l'état fluide et à peine quelques caillots.

Tous les autres viscères étaient parfaitement sains.

RÉFLEXIONS.

Cette observation se prêterait à de nombreuses remarques :

1° C'est ici un cas de conservation de la vie après la pénétration des liquides intestinaux dans la cavité du péritoine.

2° Chez l'homme que nous avons observé, la mort aurait très-promptement suivi le refoulement des viscères de bas en haut; lors de l'entrée de ce malade, l'espace occupé par les poumons étant déjà fort petit, l'épanchement augmentait d'un moment à l'autre, et à coup sûr, la terminaison fatale devait être prochaine.

3° *Il paraît certain que les ponctions répétées ont seules empêché le malade de périr dès les premiers jours de son entrée.* Ce cas a été le premier où l'on ait ponctionné à la suite d'une hydro-péritonite succédant à une perforation intestinale, *et le malade a survécu près d'un mois. Qui sait si, dans d'autres circonstances, on ne pourrait ultérieurement obtenir un succès plus complet?*

4°. Ce fut le *plessimétrisme qui démontra jusqu'à quel point le refoulement des viscères avait lieu.* Ce fut lui qui détermina : le rapport des parties ; le lieu où le liquide se trouvait ; les points où les intestins ne se rencontraient pas ; la profondeur à laquelle ils étaient placés ; la possibilité d'opérer sans intéresser l'intestin ; les variations ultérieures dans la hauteur du niveau, etc., etc. Ce fut lui qui permit de tenter plusieurs ponctions à peu d'intervalles de distance ; ce fut encore lui qui démontra la nécessité de les réitérer, puisqu'il prouvait qu'il y avait encore du liquide accumulé dans le péritoine, etc., etc.

5° L'introduction du trois-quarts dans la canule et, à la suite de la ponction, d'une sonde de gomme élastique recourbée ensuite à la manière d'un siphon, avait déjà été employée une première fois à ma clinique. Elle me paraît être une très-utile addition à l'opération de la paracentèse. Celle-ci, dirigée par la percussion plessimétrique, devient, par cela même, applicable à un plus grand nombre de cas, et plus certaine dans son emploi.

6° Il n'y eut aucune inflammation nouvelle, suite des ponctions qui furent faites, ce qui doit encourager dans beaucoup de cas de ce genre à pratiquer cette ponction.

7° L'affreux désordre que présentait le péritoine n'a pas empêché le malade de vivre un mois. Cette membrane formait cependant un cloaque infect où se trouvaient à la fois des scories, du pus et de la sérosité. Comment concevoir un tel fait? Voici comment : lorsque les poumons, le cœur, le cerveau et la plus grande partie du tube digestif ne sont pas gravement affectés, lorsque le sang n'est pas profondément altéré, on peut vivre encore, malgré de grands délabrements locaux. *L'épaisseur des membranes déposées sur la surface péritonéale qui était, dans certains points, de près d'un pouce*, dut s'opposer à coup sûr à la résorption de la sérosité purulente et des fèces, et c'est sans doute à cela que l'on dut une aussi longue conservation de la vie.

8° Ce fait est un de ceux qui doivent encourager, dans certaines maladies chroniques abdominales, à ouvrir le péritoine plus communément que cela n'a lieu. Si un délabrement tel que celui qui existait chez Forfert peut être encore compatible avec la vie, est-il bien avéré que l'inflammation du péritoine soit toujours aussi dangereuse qu'on le pense? Est-ce que c'est bien directement et par suite de la péritonite elle-même que la mort survient? Ne serait-ce pas quelquefois par suite de la perte des liquides qui sont versés dans la membrane séreuse, et, d'autres fois, par le refoulement des viscères que le malade périt?

9° Il y eut ici des tubercules formés par le péritoine. L'histoire des antécédents semble prouver jusqu'à l'évidence qu'ils ne préexistaient pas à la perforation. Deux mois avant sa mort, ce malade, en effet, se portait parfaitement bien. Il n'avait jamais souffert du ventre et assurait n'avoir pas toussé. Les tubercules abdominaux furent évidemment la conséquence de la maladie aiguë du péritoine, passée à l'état chronique. Ce fut probablement du pus induré qui les produisit. Il y eut bien aussi quelques phymies dans les poumons et dans les ganglions bronchiques, mais ils paraissent aussi avoir été dus à la résorption qui s'est faite dans le péritoine, et dont les produits ont été déposés dans les points où on les a trouvés.

COÏNCIDENCE

D'UN RÉTRÉCISSEMENT DU CŒUR

DE CONGESTION EXCESSIVE DES CAVITÉS CARDIAQUES ET DU FOIE

Attaque périodique d'un asthme extrêmement intense. — Phénomènes existant en même temps qu'une augmentation considérable dans le volume de la rate et d'une fièvre intermittente. — Amélioration rapide et extrêmement remarquable dans ces divers symptômes. — Résultats plessimétriques de la plus haute importance.

Le malade, avocat distingué, qui est âgé de trente-six ans, dont la constitution est excellente et dont les muscles sont largement développés, a éprouvé, dès son plus bas âge, des irrégularités dans la circulation et des palpitations que l'on considérait comme nerveuses. Il ne paraît pas que dans son enfance et plus tard il ait éprouvé d'accidents aigus de la poitrine. M. X... a le pouls inégal, symptôme que le consultant a présenté en 1850. A cette époque existaient dans l'action du cœur des troubles qui ont continué depuis; souvent des palpitations se déclaraient, mais le malade conservait une assez bonne santé pour chasser, monter un escalier en courant.

En 1863, M. X... croyant avoir un cœur volumineux et ayant *remarqué que l'ampliation de l'estomac augmentait les accidents cardiaques*, ne prit plus pour aliment que du chocolat; bientôt de la faiblesse se manifesta et les accidents du côté du cœur augmentèrent. Il cessa de pouvoir plaider, eut recours à du fer et à des toniques. De l'amélioration survint jusqu'au 2 janvier 1866.

Alors survint de la dyspnée; la parole devint embarrassée, la marche difficile, et M. X... dut renoncer à sa profession. Vers cette époque, et pendant plusieurs jours, des frissons se prononcèrent le soir; ils furent suivis d'une sueur et d'une fièvre vives, et les accidents persistèrent jusqu'en février.

M. X... allait fréquemment le soir se promener sur les bords de la rivière *Venaée*, et ce cours d'eau est entouré de marais; aussi les fièvres d'accès sont fréquentes à Fontenay.

Au mois d'avril les accidents se renouvelèrent, et un œdème du pied et du bas de la jambe se prononça; il paraît que les parois du ventre et de la région rénale se tuméfièrent; le doigt, d'après ce que M. X... a affirmé, laissait par la pression un enfoncement sur les parties tuméfiées; les urines étaient alors en très-petite proportion, très-chargées de sels, et de beaucoup moins abondantes que les boissons dont M. X... faisait usage. Alors la dyspnée, les irrégularités de circulation étaient extrêmes; le pouls devenait imperceptible. Au bout de huit jours les accidents se calmèrent et le malade reprit à peu près l'état de santé où il se trouvait avant 1866.

Des phénomènes semblables se renouvelèrent en

mai, juin, juillet, août, septembre et octobre, cependant dans ce dernier mois ils furent moins accentués.

M. X... se confia à des médecins éclairés qui constatèrent le bruit du souffle dans le cœur, l'intensité des accès de suffocation, la faiblesse et les inégalités du pouls; ils administrèrent du sulfate de quinine, du fer, de la digitaline, et engagèrent M. X... à me consulter.

Lorsque, dans les derniers jours d'octobre 1866, je vis le malade pour la première fois, son aspect général était satisfaisant et présentait les caractères de la santé; cependant la peau avait une teinte grisâtre analogue à celle qui existe dans les splénopathies anciennes et qui est propre à la leucocythémie. La coloration des lèvres était vermeille et il n'y avait aucune apparence d'œdème, la respiration s'opérait avec la plus grande irrégularité et l'état des organes était le suivant :

Le conduit aérien, y compris les fosses nasales, le pharynx, le larynx et les rameaux bronchiques étaient dans les conditions normales; il en était ainsi des poumons.

Le cœur avait un volume transversal de 13 centimètres et sa dimension verticale correspondait à cette largeur; l'oreillette droite paraissait médiocrement distendue; le diamètre de l'aorte était plutôt petit que gros; les artères des membres avaient une très-petite dimension. Les battements du cœur étaient faibles et irréguliers et présentaient des intermittences très-fréquentes; on entendait un bruit de souffle très-accentué au premier temps de mouvement cardiaque; ce bruit existait surtout sur les points de la figure plessimétrique du cœur qui correspondaient à l'orifice cardiaortique et à la pointe. Les pulsations de l'artère radiale offraient les mêmes irrégularités que les battements du cœur, et leur excessive faiblesse était telle que, lors de l'élévation du bras, elles disparaissaient au toucher.

Le foie présentait 15 centimètres au niveau du mamelon et dépassait de 7 centimètres la ligne médiane.

Il y avait donc une augmentation assez considérable dans le volume du cœur et de la glande hépatique.

De tels caractères organiques annonçaient une gêne médiocre à la circulation, déterminée par quelque obstacle existant à l'orifice cardi-aortique, et les symptômes qui s'étaient manifestés, et ceux qui persistaient étaient en rapport avec une lésion de ce genre.

La rate présentait une notable augmentation de volume, c'est-à-dire qu'elle offrait 18 centimètres dans le sens horizontal et 9 centimètres de haut en bas; aussi, M. X... éprouvait fréquemment des frissons suivis de chaleurs et de sueurs nocturnes. Il y avait, comme il a été dit, des redoublements périodiques et mensuels dans les accidents cardiaques, et de plus, une fièvre intermittente s'était précédemment manifestée et la coloration de la peau correspondait à ces antécédents et aux phénomènes actuels.

L'estomac contenait une assez grande proportion d'aliments, et les derniers intestins explorés par le plessimétrisme étaient distendus par des matières.

J'ai voulu, avant tout autre traitement, remédier à l'état de la rate qui était évidemment pour beaucoup dans les symptômes observés. Or, en très-peu de jours, sous l'influence de l'extrait de berbéris à la dose de 30 grammes matin et soir, cet organe reprit, à peu de chose près, les dimensions de l'état normal. Les frissons, l'état fébrile, les sueurs devinrent moins prononcés, mais les accidents du côté du cœur, la difficulté de respirer, diminuèrent.

Le malade s'attendait à éprouver, du 15 au 21 novembre, l'extrême dyspnée, la tendance aux syncopes, l'exaspération considérable dans les irrégularités de la circulation, l'excessive fréquence du pouls observée par mes très-honorables confrères de Fontenay, et voici ce qui arriva :

Vers le 15 novembre, en effet, des accidents de ce genre se déclarèrent, et, en même temps, il survint dans le volume du cœur et du foie, — la rate étant toujours très-diminuée, mais conservant toujours 10 centimètres, — un changement des plus remarquables dans l'état du cœur et du foie, lequel fut dessiné sur une toile qui a été conservée.

J'ai eu tout d'abord recours aux respirations profondes réitérées vingt fois par heure et portées le plus loin possible.

Tout d'abord, le cœur (qui avait acquis dans son diamètre horizontal 17 centimètres, et de haut en bas un volume proportionné) ; le foie qui était devenu de 20 centimètres et qui s'étendait dans tout le côté gauche du thorax, jusqu'au niveau de la pointe du ventricule gauche, diminuèrent dans de telles proportions que la mesure cardiaque horizontale ne fut plus que de 13 centimètres et que le foie, au niveau du mamelon, ne présenta plus que 13 centimètres. L'oreillette droite, dont le diamètre était précisément de 4 centimètres, devint, après l'hyperpnéisme, de 2 centimètres 1/2 ; les mouvements du cœur furent un peu moins réguliers, peu apparents; il en fut ainsi du pouls, mais les intermittences continuèrent et la faiblesse des battements de l'artère persévéra quoique à un moindre degré.

La rate resta toujours volumineuse, mais la respiration devint infiniment meilleure, et, les jours suivants, l'état de M. X... était si amélioré qu'il put sortir, se distraire et aller même au spectacle, ce que je tolérais pour éloigner de lui les idées tristes qui le poursuivaient.

Bien entendu que l'on continua à faire prendre au malade du sulfate de quinine solubilisé à la dose d'un gramme matin et soir; on lui donna de nouveau de l'extrait de berbéris, et on eut surtout recours à l'hyperpnéisme, en un mot, l'on insista sur le traitement que je croyais le plus propre à prévenir les accidents.

Or, sous l'influence de ces moyens, le malade revint à peu près à l'état de santé où il était avant l'apparition des derniers accidents, et tout nous faisait espérer que l'accès n'aurait pas d'autres suites, lorsque, sous l'influence de digestions laborieuses, l'estomac se distendit par beaucoup d'aliments, devint très-douloureux et les gros intestins se remplirent de scories; alors, M. X... éprouva une rechute de la dyspnée, de l'augmentation dans le volume du cœur, du foie, la rate étant du reste revenue à ses dimensions normales.

X... fut mis à la diète absolue; on lui prescrivit des purgatifs en lavements, et surtout on insista sur l'hyperpnéisme. La plupart des accidents se calmèrent, mais le cœur avait repris du volume, et les irrégularités dans ses mouvements ainsi que le bruit du souffle persistaient. Je fis prendre alors des douches froides sur la région du cœur, lequel, sous leur influence, reprit en peu de jours les 12 centimètres de l'état normal; le foie revint aussi à ses limites naturelles; aucune hydropisie des jambes, des pieds, des reins ne se produisit ; les symptômes graves se calmèrent, l'attaque avait avorté. Seulement, la faiblesse était plus marquée qu'avant les derniers accidents, et il y a tout lieu de croire qu'en suivant à l'avenir la même médication, on sera assez heureux, sinon pour que le pouls reprenne de la force, au moins pour prévenir des accès ultérieurs et pour écarter des symptômes qui auraient de graves inconvénients.

Que faut-il penser de la nature et des conditions physiques de l'obstacle qui existe à l'orifice cardi-aortique ; de l'intermittence périodique qui a lieu dans le retour des accès observés chaque mois, et qui coïncidait soit avec une augmentation dans le volume de la rate, soit avec une fièvre d'accès et une leucocythémie, et cela chez un malade venant d'un pays aussi marécageux que l'est Fontenay?

Voici l'opinion que les faits observés m'ont inspirée. M. X... porte dès son enfance un obstacle d'une médiocre étendue à l'orifice de l'artère aorte. Cet obstacle doit être mobile, puisqu'il ne cause pas des accidents incessants. Il est compatible avec une longue vie, puisqu'il existe depuis la première jeunesse. La périodicité du retour des phénomènes graves peut être liée à une souffrance splénique causée par l'éliose ou miasme des marais. L'altération du sang, la leucocythémie consécutive à la lésion splénique est pour beaucoup dans le bruit du souffle, dans les irrégularités de la circulation.

C'est dans ces idées que j'ai conseillé au malade les moyens suivants :

Le régime habituel de M. X... doit être réparateur, et consister en viandes grillées, rôties, en gibier, poissons, œufs, laitage, végétaux, fruits très-mûrs ou en compote, vin vieux de Bordeaux, étendu d'une médiocre quantité d'eau ; les féculents, le pain lui-même, ne doivent être pris qu'en faible proportion, et cela à cause de la place considérable qu'ils tiennent dans l'estomac, car c'est à la suite de la distension de cet organe que sont survenus les accidents graves. Il faut, pour cette raison, en diminuer à chaque repas les proportions, bien que leur quantité totale dans le jour soit suffisante pour réparer les pertes et pour reconstituer le sang.

Il est surtout urgent de choisir les aliments qui se digèrent le mieux, et d'éviter tous ceux qui causent le dégagement de gaz et qui occasionnent la dyspepsie.

Pendant le repas du matin, le malade fera usage de 30 grammes de vin de Bordeaux au quinquina.

Il faudra prendre de l'exercice en raison des forces, mais éviter tous ceux qui ramènent la dyspnée, les battements de cœur et les palpitations.

Jamais on ne se promènera le soir sur les bords de la rivière ou dans les lieux marécageux.

X... aura très-fréquemment recours à des purgatifs doux tels que la rhubarbe, la scammonée ou quelques pilules drastiques. On insistera sur les lavements purgatifs, tels que le suivant ; mais alors que la percussion médiate permettra de constater que les gros intestins sont remplis de scories.

Follicules de séné.......	15	grammes.
Eau de guimauve.......	300	—
Sirop de Nerprun.......	40	—

Il sera indispensable d'avoir très-fréquemment recours aux respirations très-profondes et réitérées, et de les pratiquer dix fois de suite, cent fois par jour. C'est surtout lorsque le moindre accident du côté du cœur commencera à se manifester, qu'il faudra insister sur ce puissant moyen.

Si la digestion s'opère avec quelque difficulté, le malade prendra, une ou deux heures après le repas, la potion suivante en une seule fois :

Bicarbonate de soude....	5	grammes.
Eau.................	50	—
Sirop de fleurs d'oranger.	40	—
	95	grammes.

Tous les mois et cinq jours avant le retour probable des accidents, vers le 15 à peu près, M. X... prendra, quatre ou cinq jours de suite et en une seule fois, la potion que voici :

Sulfate de quinine.......	1	gramme.
Eau..................	30	—
	31	grammes.

Ajoutez 4 gouttes d'acide sulfurique.

Cette médication a pour but d'éviter le retour des accès.

Si malheureusement ceux-ci viennent à se reproduire, on insistera sur les moyens qui sont parvenus à empêcher le développement des accidents qui ont commencé au mois de novembre, c'est-à-dire :

1° Sur les respirations profondes ;

2° Sur l'administration de la quinine ;

3° Sur le repos au lit alternant, alors que les forces le permettent, avec l'exercice ;

4° S'il y avait des syncopes, sur une position un peu déclive de la tête par rapport au tronc ;

5° Si le cœur se dilatait, sur des ligatures fortement serrées au-dessus des coudes et au-dessous des genoux, et cela à l'effet de retenir une portion du sang dans les membres ;

6° Si le mal durait, si le plessimétrisme faisait trouver la dilatation du cœur portée très-loin, on reviendrait à l'application de glace sur la région qu'il occupe, et surtout aux douches froides qui ont été si utiles à X...

La diète absolue, pendant *un ou deux jours*, pourrait être utile, comme cela est arrivé à Paris, si pendant les accès l'estomac était très-douloureux.

RÉFLEXIONS PATHOLOGIQUES ET CLINIQUES SUR L'OBSERVATION QUI PRÉCÈDE.

Plusieurs doctrines médicales sont actuellement en présence. L'une d'entre elles n'admet pas qu'un examen organique très-attentif et très-exact, tel qu'il est pratiqué par les modernes, soit indispensable ; elle ne recommande pas d'utiliser cet examen, soit pour élucider les faits cliniques, soit pour se rendre compte des résultats thérapiques obtenus.

Dans cette manière de voir, on se borne à l'étude des symptômes, de leur marche, et l'on dirige le traitement contre les collections phénoménales dites maladies. Une de ces maladies étant donnée, on interroge l'empirisme pour en trouver le remède, on la nomme au hasard sans la préciser organiquement et le rationalisme est remplacé tantôt par une statistique à base décevante, tantôt par la simple énonciation de faits incomplétement étudiés. Pour ceux qui adoptent ces opinions les recherches anatomiques relatives à l'état des organes pendant la vie, tout en ayant leur utilité, ne sont que d'une importance secondaire.

Dans une autre série d'idées que professent de jeunes médecins qui ont beaucoup lu des ouvrages d'auteurs étrangers, on veut trouver dans le microscopisme et dans l'analyse chimique les moyens de découvrir les causes occultes des maladies, de diriger leur thérapisme.

D'autres encore se complaisent dans des hypothèses à perte de vue sur la vie, et veulent ainsi se singulariser et s'élever sur des pyramides de granit, tandis qu'ils ne montent que sur de fragiles échasses.

Ne cessant de parler de la nature médicatrice, ils se donnent garde d'avouer que tous les médecins, à quelque école qu'ils appartiennent, savent et admettent comme eux que, par suite de l'admirable disposition de l'organisme, les éléments simples ou composés qui nous forment ont une tendance marquée à la production de phénomènes propres à réparer les lésions dont cet organisme est le siége.

Il est enfin une doctrine qui était jadis celle de l'école de Paris; celle qui a renversé les spéculations des théoriciens, l'absurde polypharmacie des Arabes; les incroyables légèretés des empiriques, et qui n'a pas plus voulu s'en rapporter aux Lewenhoëck et aux Paracelse de 1866, qu'aux élucubrations de ceux qui, exagérant l'influence dite vitale, méconnaissent l'influence des phénomènes matériels positifs et appréciables qui se passent dans les êtres organisés, et en tiennent à peine compte en pathologie et en thérapeutique.

Cette école de Paris, qui avait inscrit sur son drapeau : anatomie, physiologie, expérimentation, diagnose sévère, rationalisme appuyé sur l'observation, l'analogie, l'expérience, et qui avait reconnu pour chefs Vésale, Winslow, Harvée, Haller, Bichat, Hunter, Magendie, Avenbrugger, Laënnec, Bayle, et leurs continuateurs, cette école qui n'avait oublié ni l'utilité du langage de Guyton de Moreau et de Lavoisier, a été attaquée avec fureur, et l'on a dirigé contre elle des armes que l'on n'oserait pas avouer.

On a cru l'avoir frappée à mort; ceux-là mêmes qui proclamaient en chaire que l'anatomie et la physiologie devaient avant tout devenir la base des études médicales se sont élevés avec colère contre des opinions et contre une pratique logique avec les études physiques et chimiques qu'ils exigeaient des élèves. Les cliniciens ont été partout dénigrés et frappés par la médisance; les usages, les anciens règlements ont été foulés aux pieds; et parce que la caducité n'avait pas frappé quelques-uns d'entre eux, on s'est arrangé de façon à trouver des moyens de les exiler momentanément des chaires où ils avaient mille fois le droit de défendre hautement et officiellement les doctrines que l'expérience leur avait démontré être les seules acceptables. On a cru les avoir condamnés au silence; eh bien! ceux qui ont eu cette déplorable pensée se sont étrangement trompés; la science progressive est plus forte que leur mauvais vouloir; ils ont pu fermer les amphithéâtres et les hôpitaux à ceux qui n'avaient pas leurs opinions, mais ils n'imposeront pas silence à la presse; leur triomphe d'un jour sera remplacé par une défaite; l'expérience et la logique finiront par démontrer que la seule doctrine qui s'accorde avec une pratique humanitaire, positive et sage est celle qui a pour fondement : l'anatomie et la physiologie de l'homme sain et malade, la diagnose rigoureuse et une expérimentation prudente et contrôlée par la raison !

Quelques réflexions sur l'observation qui vient d'être citée justifieront ces dernières assertions.

Qu'auraient fait les empiristes arabiques et ceux qui étudient plutôt les maladies que les états organopathiques pour combattre les symptômes dont notre cher malade était atteint? Auraient-ils suivi pas à pas, comme nous l'avons fait, l'état du cœur, des vaisseaux et du foie? Auraient-ils constaté l'état de la rate en rapport avec une intermittence et une périodicité mensuelle? auraient-ils mesuré des lésions successives et correspondantes aux aggravations momentanées des phénomènes? Est-ce qu'ils auraient pu savoir si les respirations profondes et étendues diminuaient le cœur, le foie, rendaient les poumons plus perméables et rappelaient le sang dans la circulation générale? Non, à coup sûr : ils auraient dit, dans un tel cas, qu'il s'agissait d'un asthme nerveux de telle ou telle espèce, et pour combattre cette *nervosité*, ils auraient donné à notre pauvre malade des perles d'éther, de l'opium, du datura stramonium, de la digitaline, peut-être du chloroforme ! Il n'est même pas impossible qu'ils eussent administré de la brucine, ou de la strychnine ; mais à coup sûr, dans l'intention de produire une *hypothétique dérivation* ou une *révulsion gratuitement supposée*, les vésicatoires, les sinapismes, eussent été prodigués sans indications raisonnables, et si le malade n'avait pas succombé, des souffrances nouvelles, suite de la médication employée, auraient alors augmenté la gravité du mal.

Les vitalistes se seraient philosophiquement assis auprès du malade; ils auraient contemplé les efforts médicateurs de dame nature; comme ils croient assez peu à la médecine, ils auraient redouté avant tout de fatiguer le corps par un examen diagnostique sévère qui ne peut se faire que par des manœuvres parfois pénibles mais toujours utiles : ils auraient tout au plus tâté le pouls, ausculté le cœur, regardé la langue, et tenu compte de la chaleur morbide, qui n'est que l'expression de troubles organiques. Ils auraient recommandé avant tout de ne pas inquiéter le malade, de lui éviter toute impression morale; certes alors la nature n'eût pas utilement agi; l'attaque se serait déclarée; dans leur optimisme, ils ne l'auraient pas combattue, et comme Pilate, si le pauvre agonisant était mort, ils s'en seraient lavé les mains!

Qu'auraient donc appris ici les théories et les analyses chimiques? A quoi auraient-elles été utiles? Quels services le microscope eût-il rendus? Sans doute ces moyens, *qu'en général il ne faut pas négliger*, auraient pu démontrer que le sang contenait proportionnellement beaucoup d'eau, peu de globules et de fer; mais le médecin anatomophysiologiste qui soignait M. X... n'a pas manqué d'avoir recours à ces recherches utiles *bien qu'accessoires*. Ne pas agir ainsi eût été se priver de l'un des éléments du diagnostic organique ; mais en somme il n'y avait qu'à tenir compte de la décoloration des capillaires, de la teinte de la peau, pour faire reconnaître que le sang était peu riche! Seraient-ce des chimistes, des physiciens qui auraient pu apprécier au juste la dilatation du foie et du cœur ; la distension de l'estomac par des aliments, et des intestins par des gaz et des scories, circonstances qui étaient les causes principales de la dyspepsie ? Est-ce l'analyse ou le microscopisme qui auraient conduit à faire cesser ces graves états pathologiques ? Est-ce que la chimie aurait pu faire apprécier et mesurer l'augmentation du volume de la rate, qui probablement jouait un si grand rôle dans le retour mensuel et périodique des accès ?

Tous ces doctrinaires, tous ces Gérontes et ces néo-conservateurs médicaux (en supposant qu'ils eussent fait abstraction des doctrines organiques, ce qui eût été impossible à leur conscience) auraient donc été auprès du malade des joueurs hasardeux, d'inutiles témoins, ou encore des théoriciens qui se seraient croisé les bras faute de pouvoir utiliser leurs connaissances doctrinales !

C'est donc exclusivement la diagnose exacte, précise, fondée sur l'anatomisme et le physiologisme, qui, déterminant les lésions, point de départ des symptômes observés, et précisant : leur étendue, leur filiation, leur aggravation ou leur diminution, leurs degrés correspondant aux modifications survenues dans les phénomènes, a permis au médecin d'être si utile au malade et d'indiquer avec certitude les moyens de traitement relatifs à la préservation, à la palliation ou à la curation des accidents ; c'est parce que le plessimétrisme a conduit à constater l'état des organes, parce que le crayon en a dessiné le volume, les formes et les rapports, que les indications thérapiques se sont présentées d'elles-mêmes et ont été remplies avec utilité. Si l'on avait admis l'existence d'un asthme incompris, d'une dyspnée nerveuse, d'une névrose, d'une angine de poitrine, etc., on aurait été réduit à administrer au hasard toutes les recettes antispasmodiques du *Codex* ou des formulaires en renom.

La doctrine des états pathologiques, l'organopathisme, inséparable de l'étude des influences que les organes exercent les uns sur les autres, est la seule base sur laquelle le médecin consciencieux puisse régler sa conduite ; des preuves de cette vérité ressortent des observations qui sont publiées dans chacun des numéros de l'*Événement médical* et des réflexions cliniques qui s'y rapportent. Espérons que les médecins qui les liront étudieront plus que jamais les faits plessimétriques et stéthoscopiques, et que ceux qui ont été les causes de la cessation, à la Faculté, de l'enseignement qui s'y rapportait éprouveront quelque regret de la manière dont ils s'y sont pris pour y mettre un terme.

REFLEXIONS CLINIQUES

Relatives aux deux Observations consignées et rédigées par M. Alph. MOUCHOT dans les numéros 15 et 16 de l'*ÉVÉNEMENT MÉDICAL* (juin 1867), et qui ont trait à la curation du mal de Pott et des abcès par congestion.

Les affections et les tumeurs de la colonne vertébrale ne sont, en général, reconnues qu'au moment où leur développement est parvenu à ce point, que la tuméfaction et la déformation des os ont rendu le mal très-apparent, et où sont survenus des symptômes en rapport avec une myélie (1), que l'on a le très-grand tort

(1) Mot qui signifie : maladie de la moelle en général.

de désigner sous le nom de myélite (inflammation de la moelle), tels que la faiblesse des extrémités, des douleurs, des fourmillements qui y ont leur siége, une paralysie du sentiment, une ataxie locomotrice, des troubles dans l'action du rectum et de la vessie. Ces phénomènes, à leur début, si l'on ne constate pas tout d'abord, par la vue ou par le toucher, une tumeur vertébrale, sont rapportés à une lésion nerveuse, rhumatismale, hystérique, etc., du prolongement rachidien du névraxe, et, souvent, c'est seulement lorsque des abcès par congestion viennent s'ouvrir : à l'aine ; près du rectum; à la fesse ; à la cuisse ; ou dans la région des reins, que l'on recherche mieux et que l'on reconnaît enfin la lésion d'une ou plusieurs vertèbres.

Je ne crains pas d'affirmer que, dans plusieurs dizaines de cas, j'ai eu l'occasion de redresser des diagnoses aussi fausses et aussi funestes, commises non-seulement par des médecins peu connus, mais par des hommes dont la haute position ne devrait pas faire supposer que de telles erreurs fussent possibles.

Que de fois même ne m'est-il pas arrivé de reconnaître sur des malades, que l'on m'adressait comme phthisiques, qu'il existait seulement une déformation ou une tuméfaction des vertèbres dorsales, accidents qui cédaient assez facilement à l'administration du phosphate de chaux, à une nourriture réparatrice et à d'autres moyens hygiéniques !

J'ai publié dans le *Traité de plessimétrisme* (du numéro 1143 au numéro 1171) plus de quarante faits de guérison de ce genre, et plusieurs d'entre eux se rapportaient à des personnes chez lesquelles la diagnose avait été entièrement erronée. Chez les uns, on avait admis, comme cause *de la myélite*, des excès vénériens, des névralgies, un lombago *rhumatismal*, etc., *et il a suffi de rechercher par le plessimétrisme quelle était la forme, la direction, l'épaisseur, la matité, la mollesse ou la dureté d'une ou de plusieurs vertèbres*, etc., *pour constater le mal*, ainsi que la grossière et déplorable erreur que l'on avait commise, erreur qui compromettait au plus haut point la vie du malade.

Il eût certainement suffi de percuter avec soin la colonne vertébrale, d'en dessiner la disposition physique, au niveau des points douloureux, ou encore au-dessus du lieu où existaient les névralgies dorsales ou lombaires, pour que depuis longtemps on ait reconnu le mal; mais pour qu'il en fût ainsi, il aurait fallu prendre la peine d'explorer le rachis avec attention, savoir convenablement plessimétriser les os en général et le rachis en particulier; il aurait été indispensable, pour déterminer la formation initiale d'un abcès étiostéique et des trajets fistuleux, s'être habitué à saisir les caractères que donne la médio-percussion des solides et des liquides, et avoir lu ce qui avait été écrit et démontré expérimentalement; mais on s'était entouré, dans son ignorance ou sa paresse, d'un superbe dédain pour des travaux utiles, et à chaque instant applicables; on avait négligé la diagnose pour se plonger dans des théories chimiques ou des études mécaniques à perte de vue, et comme la pratique manquait, le mal suivait, à l'insu du chimiste ou du médecin à potions fantaisistes, sa marche terrible, qui avait pour conséquence la mort du malade.

Les observations qui viennent d'être publiées par M. Mouchot seraient à elles seules suffisantes pour légitimer la réflexion qui précède. Dans la première, on a plessimétriquement pu reconnaître: la mollesse, la largeur anormale, la déformation des vertèbres, les liquides accumulés autour, et de plus on a dessiné les trajets fistuleux et mesuré leur étendue; on a fait voir qu'ils existaient non pas profondément, mais bien dans les parois et sous la peau ; on a été dès lors conduit à conseiller l'ouverture de ces trajets près du lieu où le foyer purulent d'où ils émanaient se trouvait placé, et éviter ainsi au malade les chances mauvaises qui résultaient pour lui de ce long cheminement du pus à travers les tissus ; il a été encore évident qu'une compression méthodique, précédée de lavage et d'injection avec la teinture d'iode iodurée dans la voie que le pus parcourait, pouvait oblitérer cette fistule dangereuse, et que la ponction du kyste devenait, par suite de ces recherches précises, des plus faciles et avait des chances de succès. (Voyez le *Traité de plessimétrisme*, observations nombreuses, n° 1143), etc., etc.

Dans la deuxième observation, qui m'est commune avec mon ami le docteur Patenôtre de Plancy, le plessimétrisme, joint à la palpation, a fait constater l'existence d'une tumeur rachidienne dont l'existence était, on ne peut pas plus difficile à constater. D'abord on ne reconnaît pas l'augmentation de largeur de la sixième vertèbre dorsale, pas plus que la saillie de son apophyse épineuse ; saillie que la palpation fait découvrir, lorsque la matité plus grande observée dans le point correspondant du rachis fait procéder avec plus de soin à l'exploration.

On put alors constater quelle était la cause de douleurs intercostales, de gastralgies, de névrosciatiqualgies, de faiblesse des extrémités inférieures dont, sans de telles recherches, on ne se serait jamais douté.

Mais c'est peu que de savoir reconnaître ; le point capital est de guérir ; or les deux premières malades vues à Etreille, les nombreux cas cités dans le *Traité de plessimétrisme* et dans l'ouvrage de M. Souligoux prouvent de la manière la plus absolue : que, sous l'influence du phosphate de chaux, du repos, d'un régime réparateur, de la propreté, des soins donnés aux plaies, de la teinture d'iode iodurée au tiers administrée en injections, de l'iodure de potassium pris avec prudence : le plus grand nombre des tumeurs de la colonne vertébrale sont susceptibles d'une guérison prompte et rapide; que les cautères ou sétons qui suppurent ; que les moyens douloureux dits dérivatifs sont inutiles ; voilà donc que le plessimétrisme devient un moyen indirect, il est vrai, mais du premier ordre, d'indiquer au médecin instruit, et qui aime ses malades, la route qu'il doit suivre pour arriver au but qu'il a toujours en vue : la conservation de la vie de ceux qui sont confiés à sa science humanitaire.

OBSERVATION

Relative à une hémorrhagie ou apoplexie pulmonaire (Pneumorhémie). — **Suite probable d'une altération du sang consécutive à une splénopathie.**

M. le docteur X... vint me consulter pour une difficulté de respirer, *accompagnée* de *crachements de sang*, lesquels, depuis deux mois, se renouvelaient tous les quinze jours. D'abord cette hémorrhagie fut peu considérable ; bientôt elle diminua et cessa complétement ; puis la pneumorhémie reparut en très-faible proportion. Il n'y a jamais eu de crachats puriformes.

Depuis quatre ans, M. X... habitait Phals..., petite

ville située sur une montagne au bas de laquelle coule un canal.

Depuis ces deux années, M. X... a été atteint de frissons et surtout d'un refroidissement momentané et très-prononcé.

Au moment où il me consulte, le 22 juin 1867, ce symptôme est des plus manifestes; cependant la poitrine est couverte de sueur.

M. X... éprouve ordinairement quelques troubles du côté du tube digestif, et un peu de dévoiement qui depuis deux jours, époque de l'arrivée de M. X... à Paris, a complétement cessé.

M. X... est robuste; mais très-névropathique; son inquiétude sur sa santé est grande.

Voici à quoi conduit, dans ce cas, l'exploration la plus attentive des organes :

La conformation de la poitrine est excellente. Au-dessus des clavicules et dans les fosses sus-épineuses, on trouve de la sonorité et de l'élasticité.

La respiration est pure; nulle part il n'existe de râles; en un mot, on obtient presque partout la sonorité normale.

Au niveau de la partie moyenne du bord externe du grand pectoral gauche, *on constate par le plessimétrisme une diminution de sonorité dans la dimension d'une pièce de cinq francs.* En arrière, un peu plus haut que le foie, on trouve une matité de la largeur d'une autre pièce de cinq francs. Sur ces points très-soigneusement limités, la respiration ne se fait pas entendre par l'auscultation.

Le cœur et le foie sont volumineux, le premier de ces organes présente 15 centimètres d'un côté à l'autre; le second mesure 16 centimètres de haut en bas. Ces deux organes diminuent considérablement sous l'influence des respirations fréquentes et accélérées.

La rate, *très-épaisse, a de haut en bas 6 centimètres et demi, et 12 centimètres d'un côté à l'autre.*

Le tube digestif contient peu de matières fécales ; seulement on en rencontre une certaine proportion au niveau de l'S iliaque.

L'urine ne contient ni sucre ni albumine.

Il résulte de cet examen :

Que M. X... est atteint d'une splénopathie qui donne probablement lieu à des frissons ; et voici l'explication logique de ces faits :

Cette splénopathie a causé l'altération du sang (hémosplénémie) ; cette dernière a donné lieu aux hémorrhagies dont le poumon a été le siége (apoplexie pulmonaire des auteurs ou pneumorhémie). Ces lésions ne sont pas dues à des tubercules.

La souffrance chronique des bronches est peut-être sous l'influence des accidents pulmonaires résultant des pneumorhémies.

D'après tout ceci, le traitement fut le suivant :

M. X... prit pendant deux jours 30 grammes d'extrait de berberis; et le troisième jour, deux de mes élèves et moi nous constatâmes, de la manière la plus évidente, que la rate, diminuée de beaucoup, était revenue à peu près à sa dimension normale. Je fis administrer *une potion avec le sirop d'ipécacuanha*, *laquelle, à petite dose, fait vomir.*

Le lendemain, M. X... eut un faible crachement de

sang, en partie rouge en partie noir. *La dimension de la matité qui existait en avant avait diminué d'un tiers et celle qui existait en arrière, à droite, était réduite de près de moitié.* M. X..., trouvant son état général on ne peut plus satisfaisant, voulut retourner dans son département. En conséquence, je lui ai donné, avant son départ, le conseil :

1° De continuer l'usage de l'extrait de berberis. Ce médicament était destiné à assurer la disparition de la splénopathie;

2° De faire usage pendant quelque temps du perchlorure de fer, à la dose de 1 gramme par jour, et dissous dans 100 grammes d'eau, et de prendre cette dissolution par cuillerées toutes les deux heures;

3° D'avoir recours à des sucs d'herbes composés de cresson, de laitue et de suc d'orange. (Ces deux médicaments étaient prescrits à l'effet de remédier à l'altération du sang, qui existait depuis longtemps.)

J'ajoutai encore ces prescriptions :

1° Toutes les fois que la bronchite se déclarera, M. X... reviendra à la potion avec l'ipécacuanha;

2° Il aura recours un très-grand nombre de fois par jour aux respirations fréquentes et accélérées (hyperpnéisme). Ce moyen est destiné à faire dissiper les congestions pulmonaire, cardiaque et hépatique;

3° Il serait convenable de favoriser pendant quelques jours l'expectoration par l'usage de pastilles d'ipécacuanha, car cette médication est utile pour évacuer le sang qui pourrait rester dans les poumons;

4° On évitera de respirer l'air froid et humide, et l'on s'en tiendra aux moyens hygiéniques;

5° Enfin, si des hémorrhagies survenaient, on placerait des ligatures au-dessus et au-dessous des mollets, les membres étant tenus pendants. On exécuterait en même temps des respirations profondes et accélérées.

RÉFLEXIONS CLINIQUES

A propos de l'Observation précédente, relatives à la maladie, aux lésions des organes, aux relations physiologiques et pathologiques qui les unissent.

Considérations pratiques sur les splénopathies (maladies de la rate).

Les admirateurs exagérés de la médecine antique et de l'empirisme n'ont pas assez médité sur l'admirable livre de Bichat, relatif à l'influence qu'exercent les uns sur les autres le cœur, les poumons et le cerveau (1); ils n'ont pas compris l'immense portée de cet ouvrage; ils n'ont pas vu que les expériences, les réflexions de notre grand physiologiste sur ce sujet ne tendent à rien moins qu'à modifier de fond en comble les doctrines, alors et actuellement encore généralement reçues, sur la maladie considérée comme un être unitaire; ils ne se sont pas aperçus que le travail de Bichat avait pour inévitable conséquence de substituer l'étude attentive des organes solides et liquides, sains et malades, et des relations de toute sorte qui les unissent, aux notions vagues qui ont dirigé : les anciens; les écrivains du moyen âge; les animistes tels que Stahl; les naturistes, comme Sydenham; les symptomatistes à la façon de Sauvages; les pathologistes analysateurs, comme l'étaient Bordeu ou Pinel;

(1) *Recherches sur la vie et la mort.*

ou encore les empiristes irréfléchis qui veulent faire divorce avec la raison et le bon sens.

Ces médecins n'ont fait que parcourir l'ouvrage de Bichat et n'y ont vu qu'un livre de physiologie pure. Dénigrant cette dernière science, *considérée par eux comme le roman de la médecine*, ils se sont donné garde d'appliquer à l'étude de l'homme malade les faits qu'elle constatait expérimentalement. La grande découverte de Harvée, sur la circulation, les résultats des travaux de Lavoisier, de Goodwin, de Bichat sur la conversion du sang noir en sang rouge déterminée par le contact de l'oxygène, les découvertes des modernes sur le système nerveux n'ont été trop souvent pour les pathologistes que des études curieuses d'histoire naturelle; mais ils n'ont pas vu que c'était par de telles recherches que l'on pouvait parvenir : à démêler les causes et la nature d'un grand nombre de symptômes; à élucider beaucoup de points du pathogénisme des phénomènes observables; à comprendre la marche des accidents intervenus et à remédier enfin aux souffrances des malades.

La plupart des médecins sont donc restés inébranlables dans l'idée de la maladie unitaire, ce qui les dispensait d'études sérieuses. De ce que Broussais, infidèle à sa grande idée : *qu'il n'y a pas de maladie, mais seulement des organes malades;* de ce qu'il avait fini par n'admettre presque plus qu'une seule maladie : l'inflammation, fille de l'irritation ; en abandonnant ainsi, d'une manière si déplorable, la route qu'il avait tracée lui-même, les praticiens de toutes sectes ont continué à regarder la maladie comme un être de raison contre lequel ils se sont portés la lance en arrêt et comme le faisait le fameux chevalier de Cervantès, contre des êtres fantastiques.

Comme leurs prétendues individualités morbides variaient à l'infini et à chaque instant de forme, ils n'ont pu avoir d'autres guides dans leur carrière médicale que le hasard et la routine.

Ce n'est pas seulement l'influence réciproque du cœur, du cerveau et des poumons, qu'en pathologie et en thérapisme il s'agit d'étudier ; c'est celle qu'exercent les uns sur les autres *tous les organes du corps de l'homme* (1) ; et tel praticien qui, n'étant pas convaincu de cette importante vérité, ne peut envisager de haut l'ensemble de la science, est incapable d'apprécier convenablement l'extrême importance de la diagnose organique éclairée par les signes physiques des maladies, en est réduit à se traîner sur les traces de ses devanciers, sans faire avancer d'un seul pas la science médicale et utile qui, certes, ne peut avoir pour flambeau la routine des gardes-malades.

Parmi les organes du corps de l'homme, l'un de ceux dont les relations physiologiques sont les moins étudiées et surtout les moins connues est, à coup sûr, la rate. Les raisons de ce fait sont faciles à comprendre. Ce viscère est profondément caché sous les côtes gauches, et, à moins d'une augmentation extrême dans son volume, on ne pouvait, avant la découverte de la percussion médiate en 1826, juger des variantes survenues dans ses dimensions, ni même préciser son siége exact, et par conséquent savoir si ce viscère était ou

(1) Dès 1819, j'ai déjà établi les fondements de cette idée pratique dans les articles : MUTUEL et PHYSIOLOGIE du grand *Dictionnaire des sciences médicales*.

non le siége de douleurs, de phlegmasies, d'abcès, etc.; ses fonctions sont encore un sujet de doutes; et comme la plupart des médecins ont négligé l'étude *du plessimétrisme, qui seul permet de limiter convenablement la rate* et *d'apprécier le plus grand nombre des lésions dont elle est susceptible*, il en résulte que l'on ne sait pas, en général, le rôle qu'elle remplit dans les maladies. Les fièvres d'accès, paludéennes ou non, alors que leurs symptômes ne sont pas bien accentués, l'altération du sang consécutive aux splénopathies, les névralgies à redoublements périodiques, les splénites, les abcès, les troubles les plus divers de l'organisme sont, par suite des causes précédentes, on ne peut pas plus mal appréciées.

Bien des fois, j'aurai à revenir sur cet important sujet; mais, en attendant que je le fasse, je ne puis me dispenser de citer le fait précédent à l'appui des considérations que je viens d'émettre.

On convient *enfin*, en général, que la rate est la cause organique de la *cachexie paludéenne*, mais beaucoup de gens ne veulent pas avouer que les lésions dont elle est atteinte sont le point de départ des fièvres d'accès, de névralgies ou plutôt de névropathies variées qui se reproduisent au loin et presque toujours alors avec un type périodique; on ne connaît pas les causes organiques de certains états aigus ou chroniques si fréquents à Paris, et que l'on prend: tantôt pour des fièvres synoques ou typhoïdes; tantôt pour des embarras gastriques, des gastralgies, des dyspepsies, et qui sont tellement le résultat de souffrances spléniques que, si le médecin sait reconnaître celles-ci, et s'il y remédie par l'emploi de l'extrait de berberis, de la quinine solubilisée ou des douches, les accidents fébriles ou névropathiques observés cessent, en très-peu de temps, d'avoir lieu. Ce que l'on ignore plus complétement encore, c'est que sous l'influence de la rate malade et de l'altération du sang, qui en est la suite, se manifestent des hémorrhagies de toutes sortes, telles que des pneumorhémies (*Traité de Médecine pratique*, n° 6129), des écoulements de sang par l'intestin (*Ibid.*, n° 7638), le tissu cellulaire (*Ibid.*, n° 10,800), les fosses nasales. Ces *hémorrhagies que j'ai décrites le premier*, et que M. Michel Lévy a vues plus tard (*Ibid.*, n° 5674), sont suivies dans les poumons de ces collections sanguines solidifiées, dites apoplexies pulmonaires par Laënnec. Trop souvent, elles deviennent les points de départ de tubercules, alors que le médecin ne découvre pas les foyers sanguins par le plessimétrisme et qu'il ne provoque pas l'expectoration du sang coagulé, lequel, dépourvu de sa matière colorante et n'étant plus organisable, devient un corps étranger et constitue le noyau d'engorgements phymiques! En faisant cesser la splénopathie, on remédie dans de tels cas à la cause première du mal par suite à l'altération du sang dont les globules sont décolorés, et l'on prévient le développement de nouvelles apoplexies pulmonaires qui pourraient être suivies d'aussi terribles phénomènes.

Ainsi, la rate exerce sur le sang, sur le système nerveux et par suite sur les divers organes, une influence des plus grandes, dont il est infiniment utile de tenir compte en pratique : et puisque le plessimétrisme seul peut faire juger avec certitude de son état matériel, c'est un devoir de conscience pour le vrai médecin d'étudier, avec un soin extrême, les procédés qu'il faut suivre pour la percuter convenablement.

OBSERVATIONS

Relatives à l'empoisonnement chronique causé par l'opium et par les médicaments narcotiques. — Réflexions cliniques relatives à l'étrange abus que l'on fait de cette substance dans la curation des maladies.

PREMIÈRE OBSERVATION.

Aliénation mentale, suite de l'abus de l'opium.

M. X..., âgé de trente ans, est d'une magnifique constitution et très-impressionnable; ses muscles sont extrêmement développés et il a l'apparence de la plus belle santé. M. X... avait été atteint en Afrique, dont le climat, du reste, lui avait été favorable, d'une oxigastrie (pyrosis, acidités gastriques) excessivement pénible, qui était accompagnée d'une splénopathie et de fièvre intermittente. Il revint en France et je fus assez heureux pour remédier avec promptitude à l'augmentation considérable du volume de la rate, ainsi qu'à la fièvre d'accès dont il était atteint, au moyen du sulfate de quinine solubilisé. Je fis cesser momentanément les douleurs d'estomac par l'usage de hautes doses de bicarbonate de soude, et un séjour de quelques semaines à Vichy fut on ne peut plus utile à M. X..., qui repartit pour l'Afrique après avoir passé un certain temps dans sa famille.

M. X... s'occupe des sciences physiques avec passion et se livre avec entraînement aux expérimentations; or il avait voulu savoir, il y a plusieurs années, quels étaient les effets physiologiques du hachich ; pour mieux les apprécier, il en prit une dose considérable. Mal lui en arriva : des accidents cérébraux très-violents se déclarèrent; mais, sous l'influence du café à hautes doses, ou peut-être spontanément, ils se dissipèrent avec promptitude ; cependant, il y eut depuis plus de disposition qu'auparavant à des souffrances nerveuses.

En 1866, M.X... habita une localité où les fièvres intermittentes étaient si fréquentes qu'elles se déclaraient presque chez tous ceux qui y séjournaient. *Il n'en fut pas frappé, et, se conformant à mes avis, il combattit les plus légers symptômes qu'il éprouvait par l'extrait de berberis, dont il avait emporté une assez ample provision.* L'influence d'une excessive chaleur, le défaut de distraction, l'ennui le privèrent de sommeil. Il fut pris de gastralgies causées par une oxigastrie portée à un tel degré, qu'il se vit forcé d'entrer dans un hôpital militaire, où il reçut d'un médecin éclairé les soins les plus assidus et les plus affectueux. Une potion dans laquelle des préparations opiacées entraient à des doses modérées fut prescrite; mais, comme le malade, dans les premiers moments qui suivirent l'administration de ce médicament toxique, s'était trouvé soulagé de ses douleurs, sans pour cela obtenir un sommeil de quelque durée, il augmenta les proportions du médicament narcotique. Très-promptement après, le malade se persuada qu'il était atteint d'une affection interne grave, dont il ne présentait pas et dont il n'avait jamais présenté le moindre caractère. Il s'imaginait communiquer le mal qu'il pensait faussement avoir à toutes les personnes qui l'approchaient; M. X... croyait trouver dans la coloration du teint de ces personnes, dans le moindre bouton de la peau, dans le plus petit accident qu'elles éprouvaient, des preuves de l'action de la cause qu'il supposait avoir communiquée. De là des remords de fautes imaginaires, un désespoir continuel, des terreurs sans motif, la croyance qu'il allait passer la vie la plus triste et qu'il était atteint d'une maladie incurable.

Pour chasser ces idées sinistres et dans l'intention d'obtenir du repos, M. X... *continuait à prendre de l'opium, lequel ne procurait pas le sommeil.*

Les pensées tristes n'en prenaient que plus d'intensité. M. X... finit par ne plus vouloir d'aliments et refusa tous ceux qu'on cherchait à lui faire prendre. Cédant aux instances de son médecin et d'un ami aussi dévoué qu'intelligent, il fut soigné chez celui-ci de la manière la plus affectueuse, mais sans succès aucun. On ne cessait pas l'usage de l'opium, et il arriva que l'excitabilité nerveuse devint extrême, que l'appétit se perdit complétement; à peine put-on faire ingérer quelques aliments.

Il fallut bientôt ramener M. X... en France, où je le vis au mois d'août 1866. M. X... était alors dans le plus triste état, c'est-à-dire que, tourmenté par la même idée fixe depuis deux mois, il ne dormait pas, se livrait à des contractions musculaires spasmodiques et sans but. Désespéré, s'emportant sans cause, vous l'eussiez vu pâle et complétement amaigri; ses membres si volumineux étaient devenus grêles; il se persuadait plus que jamais qu'il avait communiqué son mal à tout ce qui l'entourait et à moi-même; il parlait de suicide, et même, à deux reprises, il tenta de mettre fin à ses jours.

M. X... avait conservé des fioles remplies de préparations opiacées, et, quelque chose que l'on fît, il en faisait toujours usage ; il s'en procurait même à l'insu de tous, et ne prenait plus aucune espèce de nourriture. Tout portait à croire que la maladie de l'esprit qui durait depuis deux mois aurait pour issue un état chronique incurable, à moins que la mort par inanition ne terminât promptement la marche des accidents.

Aucun discours, aucune raison n'ébranlait la conviction de M. X.... Il paraissait un moment persuadé, mais, aussitôt après, il reprenait la série d'idées sinistres qui faisaient son désespoir.

Je ne me décourageai pas ; je commençai par faire chercher avec la plus grande attention dans toutes les parties de l'appartement les fioles qui pouvaient contenir de l'opium ; elles furent brisées. On fit en sorte que tous les moyens qu'employa le malade pour se procurer de l'opium devinssent inutiles. Dans l'intention de faire sortir de l'organisme les parties du poison qui avaient pu y séjourner et causer les accidents, je fis prendre des bains tièdes prolongés, administrer des boissons aqueuses à hautes doses, donner des lavements purgatifs, et, pour remédier au défaut de sang qu'annonçait la petitesse du cœur, la faible dimension du foie, la petitesse du pouls qui s'effaçait lorsque l'artère radiale était élevée au-dessus de la tête, etc., *je forçai le malade à prendre des aliments.* D'abord j'éprouvai une peine extrême à obtenir ce résultat ; mais, usant de l'empire que son affection me donnait sur lui, agissant alternativement par la crainte, l'affection, l'espérance, en un mot par tous les moyens moraux, je contraignis M. X... à prendre devant moi de la nourriture. Le malade consentit d'abord à faire usage de quelques cuillerées de panades très-cuites faites avec du bouillon gras; puis de lait, ensuite d'un peu de vin de Bordeaux. Comme M. X... se trouva soulagé, il continua; le sommeil reparut pendant quelques instants; à mesure que les moyens moraux et l'alimentation agirent, le sommeil se prolongea davantage, la nourriture devint plus abondante et plus variée; le calme revint, l'excitabilité nerveuse diminua, et peu à peu, en trois mois, la santé physique se rétablit d'une façon à peu près complète.

Les idées fixes cessèrent aussi, mais très-lentement, de tourmenter le malade. Ce fut par des raisonnements, par des preuves répétées que je lui donnai du peu de fondement de ses craintes, par des visites de confrères qui voulurent bien le rassurer, alors que je les priai de voir le malade, que les déplorables restes du mal se dissipèrent complétement; et maintenant, depuis un an, M. X..., tout à fait guéri, n'ayant pris d'autres médicaments que des substances incapables de nuire, est revenu à la plus florissante santé, soit au point de vue matériel, soit sous les rapports moraux.

J'ajouterai enfin qu'ayant remarqué que tous les deux jours M. X... était plus malade, et me ressouvenant de son ancienne souffrance splénique, je lui fis prendre du sulfate de quinine à trois reprises: ce fut alors que les névralgies violentes qu'il éprouvait se dissipèrent; les pleurs abondants qui eurent lieu lorsque l'on joua devant le malade des airs variés, mais plutôt tristes que gais, furent suivis d'un soulagement marqué dans les douleurs et dans le trouble de l'esprit.

DEUXIÈME OBSERVATION.

Opium donné journellement à la dose de 1 gramme. Empoisonnement. — Mort.

M. X., âgé de cinquante ans, éprouvait dans la profondeur de l'épigastre une douleur atroce. Je n'y trouvai pas de tumeur; ne connaissant pas alors le plessimétrisme du rachis, je n'explorai pas au moyen de la percussion la colonne vertébrale. Tout à coup, le corps s'infléchit en avant, et à la hauteur de la première vertèbre des lombes, il y eut une telle déformation du rachis, que sa région dorsale se courba à angle droit avec la région lombaire. Des douleurs excessives furent le résultat de cet accident, qui n'eut pas pour conséquence, ainsi que l'on aurait pu le craindre, la paralysie des extrémités inférieures et de la vessie. — Le médecin du pays crut devoir employer l'extrait aqueux d'opium à des doses de plus en plus élevées, de telle sorte qu'en moins de deux semaines, il finit par administrer au malheureux malade *jusqu'à 1 gramme par jour* de ce médicament. Les douleurs n'en furent pas calmées, mais survint ce délire si fréquent qui survient lors de l'empoisonnement par l'opium. M. X., tout en souffrant beaucoup, ayant les paupières injectées, les yeux brillants, la parole haute et brève, se croyait transporté dans des espaces fantastiques et merveilleux : autour de lui tout paraissait éclairé et brillant; il reconnaissait les personnes qui l'entouraient, mais il pensait être dans un palais féerique. Le pouls était plein et fort, un état fébrile marqué s'était déclaré ; cependant, de temps en temps, les douleurs arrachaient des cris perçants. Il ne me fut pas difficile de rapporter à l'opium les accidents cérébraux qui avaient lieu; je fus d'avis d'insister sur des applications émollientes, sur des boissons aqueuses abondantes, et, beaucoup plus tard, de donner seulement 5 centigrammes d'extrait aqueux thébaïque. Or, sous l'influence de ces moyens, le calme revint, la toxencéphalie cessa, la fièvre et le délire discontinuèrent, et les douleurs devinrent moins vives. Le médecin ordinaire resta fort surpris de voir une médication si simple réussir, alors que lui-même avait sans succès employé d'énormes doses d'opium. A quelques semaines de là, le malade mourut, portant évidemment une rachisomalaxie en rapport avec quelques phymies ou quelques carcinies rachidiennes. Malheureusement, la nécroscopie ne put être obtenue; mais, sans aucun doute, les souffrances névralgiques existant dans ce cas étaient dues à la compression qu'éprouvait la moelle par suite de la déviation spontanée du rachis. Cette observation, qui n'a pas besoin de commentaire, prouve bien, suivant nous, que l'action calmante de l'opium doit souvent être rapportée à une modification du névraxe et non pas des nerfs eux-mêmes. On peut dire de la morphine et de ses divers sels des choses analogues à celles qui viennent d'être établies relativement à l'opium.

TROISIÈME OBSERVATION.

Névralgie de la huitième paire et des nerfs de la langue, du pharynx, etc. — Inutilité et abus des narcotiques. — Disparition des douleurs et des accidents en remédiant à une splénopathie qui en avait été le point de départ.

M. de M... était primitivement d'une constitution éminemment névropathique. Agé à peu près de quarante ans, appartenant aux plus hautes classes de la société, il avait éprouvé dans sa vie beaucoup de contrariétés. En 1865, il fut pris, dans la région maxillaire gauche, de douleurs excessivement violentes, qui occupaient la langue, le pharynx et la partie supérieure du larynx. Il paraissait évident que le nerf pneumogastrique gauche et peut-être le maxillaire supérieur étaient le siége du mal. On avait admis, cependant, que la septième paire en était atteinte, et l'on était tellement convaincu de ce fait, qu'un chirurgien en renom avait sérieusement proposé de pratiquer la section de cette branche nerveuse, opération grave et qui eût exposé le malade à être atteint d'une paralysie du mouvement dans le côté gauche de la face. On ne savait en rien à quelle cause physique le mal devait être rapporté.

Lorsque je fus consulté, il y avait plus d'un an que le mal durait, et aucun des moyens employés ne l'avait même calmé. M. de M..., soit qu'il voulût parler, soit qu'il cherchât à mâcher, à avaler ou seulement à boire, était pris tout d'abord d'épouvantables douleurs que son imagination exagérait peut-être encore, et qui avaient pour siége les parties dont il vient d'être parlé. Je vois encore ce monsieur couché dans le fond d'une alcôve, évitant l'action de la lumière; ne voulant plus, depuis très-longtemps, manger ou boire; ne pouvant répondre aux questions que par écrit; étant réduit à une maigreur excessive; repoussant ses proches; ayant les yeux toujours fermés, et en proie à un état d'exaspération morale continue. Son désespoir était porté à l'extrême. Fatigué des médicaments narcotiques de tout genre, et principalement d'opium (dont il prenait encore de hautes doses), de chloroforme, de belladone, etc., etc., il venait de consulter des médecins haut placés et qui, plus que d'autres encore, avaient insisté sur de semblables moyens. Enfin, il avait eu recours à ce que l'on dit être l'homœopathie, dont un disciple consulté s'était au moins abstenu d'administrer un médicament dangereux. Les douleurs n'en continuaient pas moins, et la médication narcotique fut alors, plus que jamais, appelée à les combattre ; mais elle ne produisit encore d'autre effet que d'exaspérer l'état névropathique, qui fut bientôt accompagné d'une sorte de délire triste et même de pensées de suicide.

L'examen matériel du malade fut on ne peut pas plus difficile à obtenir. Je ne trouvai aucune lésion des poumons, du tube digestif, ni de la région postérieure du cou ; des maux de tête violents existaient, mais ils étaient superficiels ; les dents ne paraissaient ni douloureuses, ni cariées, et le cerveau, à part les troubles intellectuels dont il vient d'être parlé, ne semblait pas être malade.

Un seul organe présentait une disposition anormale, et cet organe était la rate, dont la dimension était de plus de 14 centimètres de long sur 7 de hauteur. Des accès de douleurs se déclaraient toutes les heures ou toutes les deux heures. Les paupières étaient rouges et les yeux hagards. Depuis plusieurs semaines, le sommeil était nul et l'aversion pour les aliments et les boissons était extrême. L'hypémie (défaut de sang) était portée au plus haut degré, le cœur n'avait plus que 9 centimètres, le foie 10 ou 11 ; le pouls, très-affaibli et très-fréquent, disparaissait complétement alors qu'on élevait le bras. Encore quelques jours dans la continuation de l'abstinence et de la persévérance des douleurs, la mort, par défaut de sang, allait devenir inévitable.

Je fis, avec une difficulté extrême, changer de régime et de médication ; les narcotiques de toute sorte et surtout l'opium furent suspendus. Le malade se refusa à prendre de la quinine; l'extrait de berberis le remplaça. Des bains prolongés furent prescrits, des applications dites émollientes furent faites. A force d'insistance, il fallut absolument me céder. M. de M... prit quelques bouillons; la dose du berberis augmenta, la rate décrut promptement et les paroxysmes de la douleur s'éloignèrent.

En moins d'un mois, les aliments étant devenus de plus en plus abondants, le sommeil commença à reparaître; le sang se répara, le cœur et le foie devinrent un peu plus volumineux, l'artère prit du développement; les muscles acquirent plus d'énergie; le courage revint; la maigreur fut portée moins loin, et bientôt j'eus le bonheur de recevoir la visite de M. de M..., qui me témoigna une reconnaissance à laquelle j'attachai un grand prix.

M. de M... partit pour le Midi. Un an après, le mal reparut ; on eut de nouveau recours à l'homœopathie. Le malade revint plus tard à Paris ; son état cérébral était tellement empiré que, dans de sinistres intentions, des pistolets restaient habituellement près du malade ; je ne pus obtenir qu'on les enlevât. Mes prescriptions ne furent pas exécutées : alors je me retirai, désolé que j'étais de voir ce cher malade atteint, après tant de mois, d'une récidive dans les accidents terribles dont j'avais eu le bonheur de le voir sortir.

QUATRIÈME OBSERVATION.

Phénomènes d'angine de poitrine. — Abus et inutilité des narcotiques. — Rate malade. — Administration de l'extrait de berberis et du sulfate de quinine. — Guérison.

Un homme de service, chez un haut personnage du faubourg Saint-Germain, éprouvait depuis un an des douleurs excessives dans la région du cœur, douleurs dont les caractères étaient ceux de l'angine de poitrine. L'opium, la belladone, le chloroforme, etc., ne prévenaient en rien les accès horriblement pénibles qui se manifestaient vers la nuit. Il y avait plus de deux ans que le mal durait et augmentait d'un jour à l'autre. M. le docteur Laroche et moi nous constatâmes qu'il s'agissait ici d'une névralgie intercostale qui s'étendait au nerf cubital gauche et au cœur lui-même, ainsi que d'une splénopathie ancienne qui probablement donnait lieu à ces terribles accidents. Ceux-ci étaient le résultat d'une névropathie qui, partant de la rate, s'irradiait au loin et jusqu'aux nerfs de la moelle. Nous cessâmes l'emploi des narcotiques et de toute autre médication opiacée. En trois jours, la douleur que tous les médicaments dits calmants, sédatifs, etc., n'avaient pu guérir se dissipa, alors que, sous l'influence de l'extrait de berberis et de la quinine solubilisée, l'organe splénique eut repris ses dimensions normales. J'avais appris, du reste, que trois ans auparavant le malade dont il s'agit avait été atteint, dans un château entouré de fossés marécageux, d'une fièvre dite typhoïde suivie d'accès intermittents. J'ai revu plus d'un an après cette même personne, et aucune rechute n'était alors survenue.

J'ai encore sous les yeux un de mes clients devenu l'un de mes amis, sujet aussi à des douleurs dans la région du cœur (dont il s'inquiète plus que cela ne devrait être), chez qui des accidents névriques extrêmement douloureux avaient aussi lieu dans les parois de la poitrine et à la hauteur du cœur; ces accidents avaient persisté malgré l'emploi des narcotiques. Dans ce cas encore, la rate était volumineuse; or, sous l'influence de l'extrait de berberis, les douleurs se calmèrent de la manière la plus remarquable.

NOMBREUSES OBSERVATIONS

De fièvres dites typhoïdes dans lesquelles le délire était la conséquence de l'opium que l'on avait fait prendre au malade.

Dans un très-grand nombre de cas, soit à la Charité, soit à l'Hôtel-Dieu, j'ai vu des malades atteints de fièvre grave et d'un délire attribué à la maladie elle-même ou à des affections cérébrales coïncidantes. Avant leur entrée dans le service, on leur avait administré en ville, soit dans l'intention de remédier à l'insomnie, soit pour calmer les accidents nerveux dont ces malades étaient atteints (tels que des contractions spasmodiques, des douleurs vagues, des troubles sensoriaux variés, etc.), diverses préparations opiacées : ces symptômes n'avaient en rien été calmés; bien au contraire, l'agitation, l'état typhique de l'intelligence avait parfois fait place à un désordre intellectuel beaucoup plus marqué; à de la céphalalgie, et parfois même à un état comateux bien différent d'un sommeil réparateur. Jamais, chez de tels malades, je n'ai vu, sous l'influence de l'opium, survenir ce calme du corps et de l'esprit qui, pour eux, aurait été si utile. Les rêvasseries, les hallucinations, un délire très-violent succédaient aux premiers accidents; or, dans de tels cas, il m'est arrivé un très-grand nombre de fois de voir se dissiper la plupart de ces phénomènes fâcheux, alors que je faisais cesser l'emploi de ces médicaments destinés à les combattre.

C'est principalement lorsque je remédiais à l'hypémie du malade atteint de troubles cérébraux, en même temps que je cessais l'usage des narcotiques, que je voyais survenir l'amélioration dans les symptômes dits nerveux et dans le délire.

RÉFLEXIONS CLINIQUES

En rapport avec les observations précédentes.

Opium! Hercule, non me sedat. Certes, l'opium ne me calme pas! s'écria un jour un médecin systématique, mais un homme d'une intelligence exceptionnelle (Brown?). Qu'il ait eu raison ou non, j'ai trop de remarques pratiques à faire sur les observations qui précèdent pour me livrer ici à des considérations théoriques et sans portée en rapport avec les mots : excitation et sédation. On a tant abusé de ces expressions qu'un savant chimiste, qui, de sa propre autorité, s'est fait malencontreusement médecin, a appelé *eau sédative* un médicament-poison qui lèse, irrite, enflamme, fait suppurer ou cautérise les tissus sur lesquels il est appliqué. Mais j'irai plus loin que Brown, et je dirai : *Certes, l'opium ne guérit pas le mal, mais il peut quelquefois* endormir la douleur en paralysant les nerfs, qui en sont le siége ou qui établissent une communication entre le point lésé et le centre auquel les sensations aboutissent ; le fond du mal, la lésion primitive qui cause et entretient la souffrance, ne sont en rien attaqués par le narcotique puissant, mais à effets variables, qui est constitué par le suc du *papaver somniferum*, et l'on en peut dire autant des alcaloïdes que l'on prépare avec l'opium (morphine, narcotine, nicéine, etc.), et avec d'autres substances analogues dans leurs effets, comme le sont la belladone, la jusquiame, la digitaline, le datura stramonium, le chloroforme, etc. : tout cela peut quelquefois calmer la souffrance, suspendre des contractions, et, comme l'alcool et même l'éther, plonger le cerveau ou quelques parties du système nerveux dans une torpeur capable d'endormir les souffrances causées par une lésion, mais, encore une fois, ne remédie en aucune façon à celle-ci. Cette lésion n'en poursuit pas moins ses phases successives et finit trop souvent, malgré les narcotiques, par donner lieu à la désorganisation. Je conçois bien qu'il est agréable au malade et *avantageux au médecin* de calmer, même momentanément, une douleur ; mais que le praticien consciencieux n'oublie jamais que c'est le mal profond et souvent difficile à découvrir qu'avant tout il doit avoir en vue et qu'il doit combattre ; qu'il n'imite pas ces empiriques éhontés qui, ne voyant que le succès professionnel, songent avant tout à plaire au malade, et qu'ils sachent bien que s'ils reposent leur diagnose dans une quiétude paresseuse, ils oublient la recherche de l'altération organique dont la découverte et la guérison doivent être le but honnête de leurs humanitaires efforts !

Ah! je l'affirme, mille fois, à chaque instant, les médecins se sont contentés d'une diagnose insuffisante et confuse; bien contents d'avoir reconnu une névralgie et de l'avoir soulagée, ils se sont arrêtés là; ils ne se sont pas élevés, par des investigations suivies, par des recherches minutieuses, à la cause matérielle ou organique des douleurs; ils ont négligé l'étude des phénomènes physiques qui auraient déterminé et qui entretiennent la souffrance. Palpant à peine, auscultant peu, ne plessimétrisant jamais, ils ont été comme le serait cet homme qui, négligeant le feu qui dévorerait un édifice, en cacherait l'éclat par un écran au lieu de l'éteindre!

Les narcotiques administrés à l'intérieur ont, alors que le médecin en abuse, bien d'autres inconvénients que de laisser, par le calme décevant qu'ils produisent, empirer les lésions qui donnent lieu à la douleur que l'on veut calmer; mais, plaçons d'abord ici une remarque importante qui se rapporte à l'opinion que l'on doit se faire sur l'action réelle de ces agents localement appliqués.

On voit souvent, sous l'influence de cataplasmes arrosés de laudanum, s'endormir certaines douleurs; mais il faudrait faire la part, dans cet heureux résultat, de ce qui est dû au narcotique et de ce qui doit être attribué à l'influence de l'humidité tiède dans laquelle les tissus sont placés. On ne réfléchit pas que sur les 20, 30, 40 gouttes de la dissolution opiacée versée sur la surface dite émolliente, il y en a bien les dix-neuf vingtièmes qui restent soit dans la pâte mucilagineuse, soit sur les linges qui la contiennent et qui teignent seulement l'épiderme sans le traverser. Ailleurs encore, on emploie un liniment graisseux ou huileux qui contient de l'opium : or, comme les corps gras empêchent d'une part le contact de l'air et que de l'autre ils sont mauvais conducteurs du calorique, ils préviennent par cela même l'excitation de la peau ; de là un mieux-être bien à tort rapporté au narcotique.

Dans ce dernier cas, la substance toxique ne peut guère agir, car ces mêmes corps gras empêchent l'absorption à travers les porosités de l'épiderme ; mais que le médecin dénude la peau de cette couche protectrice avec un vésicatoire ou avec l'ammoniaque concentrée qu'il ait recours, comme je le prescris fréquemment : d'abord à un liniment alcoolique ou éthéré propre à enlever les substances huileuses qui imprègnent la surface tégumentaire, et qu'ensuite il fasse pratiquer des frictions avec une dissolution aqueuse de morphine ou même d'extrait thébaïque : il verra survenir des symptômes qui seront les résultats de l'action toxique du médicament absorbé. Le plus souvent, comme la dose de celui-ci introduite dans la circulation sera faible, non-seulement il n'en résultera pas de graves inconvénients, mais encore les douleurs seront calmées par suite de l'action locale exercée par le narcotique sur les nerfs douloureux. C'est là, à coup sûr, l'un des meilleurs moyens d'administrer la morphine solubilisée, le sulfate d'atropine, et cependant il faut encore n'employer ces médicaments qu'avec une extrême prudence, car trop souvent, si l'on n'est pas très-réservé sur les doses du narcotique administré de cette façon, il en peut résulter de très-fâcheux effets.

Il y a quelques années, alors que l'on s'occupait beaucoup de l'introduction des narcotiques au-dessous de la peau, et que mon collègue M. Béhier avait publié sur ce sujet d'intéressantes observations, j'eus plusieurs fois recours à cette méthode que, conformément aux principes de ma nomenclature, d'autres médecins que moi ont appelée hypodermique ; or je fis assez promptement céder par ce traitement des douleurs intercostales, consécutives à diverses lésions, mais qui reparurent à quelques jours de là. Une autre fois, il m'arriva dans un cas pareil et chez une jeune fille de dix-huit ans, d'injecter ainsi 2 milligrammes *seulement* de sulfate d'atropine, et peu de moments après, cette malade, qui n'avait jamais eu d'attaques d'hystérie, fut frappée d'accidents cérébraux terribles, tels qu'un coma profond, une paralysie du sentiment, des contractions spasmodiques des membres ; et ces phénomènes si graves persistèrent pendant trois jours. Mes inquiétudes furent telles, que depuis cette époque j'ai à peine osé avoir recours aux injections de cette sorte, même pratiquées avec 1 milligramme de sulfate d'atropine, et que je préfère de beaucoup à cette méthode l'emploi des petits vésicatoires morphinés, dont les effets sont plus calculables. Cherchons à soulager, mais que la prudence ne cesse pas un moment de nous diriger ! Le chloroforme inspiré a souvent empêché de souffrir ; mais, dans des cas toujours trop nombreux, son emploi a été suivi de la mort ; engageons donc les malades à supporter la souffrance et dissuadons-les de s'exposer à ce qu'un sommeil destiné à calmer la douleur soit remplacé par le sommeil qui fait mourir.

Il semblerait, en vérité, par la pratique de beaucoup de gens, qu'avec de l'opium ils croient guérir toutes les souffrances ; pour peu qu'il y ait des évacuations de matières liquides (hydroscories), tout d'abord et sans bien préciser s'il est convenable de les arrêter ;

sans constater, au moyen du plessimétrisme, si l'intestin contient ou non des débris d'aliments, des mucosités, voire des substances toxiques; sans se préoccuper de l'idée que de tels agents peuvent être les causes de la persistance du mal, on a recours à du laudanum, que l'on semble regarder comme un talisman propre à arrêter la diarrhée (entérorhée), laudanum qui souvent a pour unique effet de paralyser l'intestin, car ce médicament n'arrête les douleurs qu'en empêchant les contractions des fibres intestinales. Si la dose du narcotique ne produit pas l'effet désiré, on l'augmente, et l'on ne recherche guère s'il n'existerait pas quelque circonstance matérielle qui entretiendrait le mal.

Ailleurs, un malade atteint de gastropathie vomit, et, sans savoir le pourquoi de ce vomissement, tel praticien a recours, même si l'estomac est plein de substances délétères (qu'il faudrait avant tout évacuer), à de l'opium, qui arrête les contractions gastriques, ainsi que celles des muscles qui produisent l'action de vomir.

Si des gaz accumulés en masse dans l'intestin, si du plomb contenu dans ce viscère déterminent des douleurs violentes, il arrive trop souvent qu'au lieu d'en provoquer l'expulsion, on donne de l'opium par l'estomac, du laudanum par le rectum, on prescrit sur le ventre des applications narcotiques; souvent alors la douleur ne s'apaise pas, et l'on ne s'aperçoit pas que le délire, qui parfois vient à se déclarer, est dû au poison que l'on a administré.

Mais de semblables abus sont encore bien autrement pernicieux dans les maladies des poumons, alors que les bronches sont remplies de liquides, et surtout d'écume. Il est bien vrai qu'en amortissant la sensibilité bronchique, il arrive souvent que, sous l'influence de très-petites doses d'opium, des crachats trop aqueux s'épaississent et deviennent plus faciles à expectorer, et c'est ainsi qu'agissent tant de potions dites boissons calmantes, pectorales, tant de sirops décorés des noms de spéculateurs émérites; mais donnez-vous garde de prescrire à tout propos ces préparations opiacées, belladonées, hydrocyanosées, etc.; rappelez-vous que de bien petites proportions d'eau non expectorées contenues dans les bronches, agitées avec l'air inspiré ou expiré, y deviennent bientôt une écume fatale qui noie promptement le malade. C'est ce qu'a vu à Bicêtre M. Maisonneuve, qui défendit de donner des préparations opiacées à des vieillards atteints de ce que l'on appelle si ridiculement : catarrhe chronique, rhumatisme bronchique, rhume des vieillards, lesquels vieillards périssent si souvent par suite de l'accumulation des mucosités bronchiques, de l'écume qu'elles forment, des troubles de circulation qu'elles produisent et de l'anoxémie qui termine la scène.

Les observations précédentes prouvent assez combien sont grands les dangers de l'administration de l'opium dans les névraxies (maladies des centres nerveux), pour qu'il soit inutile d'y insister davantage; mais sachez bien que l'on calme beaucoup mieux les intolérables douleurs dont s'accompagne si souvent le cancer utérin en évacuant les caillots endo-utériques par des injections et par la dilatation du col de la matrice qu'on ne les soulage par la morelle, le laudanum et par tous les narcotiques possibles; rappelez-vous enfin que c'est la sortie du fœtus qui met un terme aux douleurs de l'accouchement, et que le chloroforme ne peut les faire un instant oublier qu'en paralysant momentanément le cerveau.

Ce qu'il y a de plus triste dans l'emploi abusif des narcotiques, c'est que tous les médicaments de cette sorte, dont l'action sur l'encéphale est accentuée, frappent d'une manière sinistre les plus beaux attributs de l'homme : les facultés intellectuelles et affectives; en effet, l'état funeste qu'ils produisent a pour épouvantable caractère d'enivrer, et le charme insidieux qu'ils causent est tel, que le malheureux qui en use avec excès se livre par un attrait inexprimable à l'usage de l'horrible poison qui le plonge peu à peu dans une torpeur qui le prive de toute force morale, de toute volonté. Bientôt, une passion délirante l'entraîne en quelque sorte; sous l'influence des doses du poison chaque jour augmentées, la vue se trouble, la mémoire se perd, toutes les inclinations mauvaises deviennent des entraînements impérieux qui portent au mal; parfois la colère, conduit à l'homicide, que le délirant commet avec indifférence, et lorsque des moments de lucidité, de plus en plus rares, et dus à la discontinuité dans l'ingestion de poison, surviennent, l'énergie de la pensée étant anéantie, l'homme qui parfois a encore le remords des crimes qu'il commet ne peut trouver assez d'énergie pour cesser de se livrer de nouveau à son affreux penchant; enfin, la mort morale précède souvent la mort matérielle.

On ne cesse de parler des déplorables résultats de l'opium sur les malheureux qui le fument. On plaint les Chinois, on trouve abominables les trafiquants de l'Inde qui les ont forcés par la guerre à recevoir le poison qui les tue ; mais on ne regarde pas autour de soi, et l'on ne voit pas que l'alcool, l'absinthe, la chartreuse abrutissent l'ouvrier, le soldat, le marin, et diminuent en France et à l'étranger la hauteur de l'intelligence, ruinent les familles, peuplent les hôpitaux, les prisons, les pénitentiaires, les bagnes, et fournissent des matériaux vivants au fatal couteau ! Avec raison vous voulez abolir la peine de mort, mais faites donc en sorte que l'alcool ne conduise pas fatalement au crime, qu'il faut avant tout chercher à prévenir ; punissez quand il en est temps le jeune ivrogne de n'avoir pas su éviter de s'exposer au délire, car l'homme devenu caduc par l'alcoolisme est un aliéné qui, alors qu'il est plongé dans les accès de délire chronique de l'ivrognerie, finit par n'être plus maître de lui-même et de ses actions.

La plupart des médicaments employés comme narcotiques présentent des inconvénients du même genre que les préparations opiacées. Il en est ainsi de la belladone (Observation de la jeune fille dont il a été précédemment parlé), du datura stramonium que, d'une manière empirique, on a administré en fumigations contre l'asthme que l'on admettait comme une maladie spéciale, asthme qui n'était que le résultat de la présence de mucosités épaisses dans les bronches : la fumée du datura, stimulant celles-ci, déterminait un effort d'expectoration, lequel faisait rejeter les crachats qui obstruaient les conduits aériens ; de là une amélioration sensible, qu'il fallait si peu rapporter au narcotisme qu'il suffisait, comme je l'ai souvent expérimenté, de faire fumer une cigarette de papier, pour obtenir le même résultat. Seulement, dans ce dernier cas, les malades n'éprouvaient en rien les vertiges, les troubles de sensations, les nausées que provoque si fréquemment la fumée du datura incandescent que les malades respirent.

La digitale trouble l'action du cœur, cause des intermittences, des irrégularités dans ses pulsations plus souvent encore qu'elle ne ralentit le pouls. Que de fois n'ai-je pas été appelé pour des personnes chez lesquelles la circulation était très-altérée, et qui avaient pris des doses assez fortes de digitale en poudre ou de digitaline. On les croyait atteintes de cardiopathies persistantes : or, fréquemment, il a suffi de faire cesser l'emploi de ce narcotique pour voir se dissiper tout d'abord ces symptômes inquiétants, que le plessimétrisme et l'auscultation ne permettaient pas de rapporter à une cause matérielle et appréciable. J'ai publié plusieurs cas de ce genre, et notamment celui d'une certaine Mme Aumont, que l'on croyait être affectée d'une hypertrophie du cœur avec dilatation, et qui n'avait d'autre affection cardiaque qu'un trouble de circulation déterminé par la digitale qu'on lui avait fait prendre. Ce médicament ralentit parfois utilement les contractions du cœur, mais il ne remédie en rien aux rétrécissements de son orifice, à son augmentation de volume, aux végétations de ses valvules, à son refoulement par les viscères ; et il ne faut employer la digitaline qu'avec une extrême prudence.

Des considérations du même genre sont applicables au chloroforme, à l'oxyde de carbone, à la vapeur d'éther, à tous les moyens enfin que l'on prodigue inutilement et qu'il ne faut employer à des doses élevées que lorsqu'il est impossible de mieux faire.

DES

INCONVÉNIENTS DE L'USAGE DU TABAC

ET SURTOUT DE L'ACTION DE FUMER

Les médecins hygiénistes, c'est-à-dire ceux qui cherchent à prévenir les maladies et à les combattre, comme le faisait Celse, par des moyens de régime que secondent des médicaments bien connus, et dont les effets salutaires ont été démontrés par des observations nombreuses et par des expérimentations exactes ne peuvent trop s'élever contre l'incroyable abus que l'on fait de nos jours du tabac pris sous toutes les formes, et dont les nombreuses préparations font varier la dose de la nicotine, en sollicitant la passion effrénée de la plupart des hommes pour l'usage de ce détestable poison dont les effets désastreux ne tendent à rien moins qu'à faire perdre la mémoire, qu'à engourdir et abrutir l'intelligence, et peut-être à ramollir les centres nerveux.

Qu'il me soit permis, à l'appui de ces propositions, de citer deux faits parmi un si grand nombre d'autres que je possède.

PREMIÈRE OBSERVATION.

Perte de mémoire. — Ivresse produite par l'action de fumer.

Un médecin de Paris avait, depuis un an, pour valet de chambre un homme de vingt-quatre ans qui faisait parfaitement son service, qui ne buvait pas et fumait rarement ; sa santé était bonne, sa mémoire excellente et il avait une intelligence assez développée pour bien s'acquitter de ses devoirs. Comme il avait été postillon, il obtint de son maître de remplacer le cocher de la maison, qui était sorti pour inconduite. Pendant un mois il s'acquitta avec soin de sa nouvelle tâche, et sa mémoire ne laissait rien à désirer ; mais il ne tarda pas à fumer avec excès, et toutes les recommandations, tous les ordres ne purent faire que ce malheureux ne se livrât pas depuis le matin jusqu'au soir à l'action de fumer ; le cigare ou la pipe étaient constamment à sa bouche, et sur le siége même de la voiture il ne cessait pas de respirer les vapeurs du tabac. D'un jour à l'autre, son intelligence décrut ; bien qu'il prît fort peu de vin, qu'il ne fît en rien usage d'alcool ou d'absinthe, il tomba dans une sorte d'hébétude, de torpeur morale telle, qu'il comprenait à peine les ordres qu'on lui donnait ; sa malpropreté devint extrême, et sa mémoire diminua d'abord, puis se perdit si complétement qu'il oubliait un moment après les ordres qu'on lui avait donnés. Il finit par se ressouvenir à peine du chemin qu'il devait prendre dans les rues de Paris ; vacillant sur son siége, il manquait à chaque instant d'en tomber ; et enfin, sur le quai aux Fleurs, alors qu'il attendait son maître, il trébucha de telle façon qu'un sergent de ville, dont l'attention avait été éveillée sur lui, s'en approcha et le reçut au moment de la chute inévitable qui entraîna ce malheureux, lequel, comme on le pense bien, perdit, ce jour-là, une place où il ne restait depuis longtemps qu'à cause de l'attachement que son maître avait pour lui.

DEUXIÈME OBSERVATION.

Symptômes d'apoplexie dus à l'abus du tabac.

L'un de nos littérateurs les plus distingués et dont la facilité d'écrire égale le talent, M. H..., fut tout à coup atteint, dans le courant de juillet 1867, de vertiges, de troubles dans la vision, dans la mémoire, et même d'une altération marquée dans l'intelligence; quelques moments après il tomba sur le sol, et un médecin jugea convenable de lui pratiquer une saignée, bientôt suivie d'une amélioration très-grande et de la disparition à peu près complète des accidents dont il ne resta qu'une diplopie (vue double) qui continua les jours suivants, époque à laquelle je fus appelé.

Ayant examiné M. H... avec un soin extrême, je ne pus trouver ailleurs que dans les yeux la moindre altération dans la sensibilité et dans la motilité. En marchant, le malade ne fléchissait ni de la jambe droite ni de la gauche, et ses pas n'avaient rien perdu de leur décision et de leur étendue. La parole était ferme et accentuée, l'intelligence n'avait alors en rien faibli, et la diplopie, dont aucun caractère extérieur n'annonçait la présence, était devenue presque nulle. La langue seule, alors que M. H... la tirait, se déviait légèrement à droite; mais, ainsi que je l'ai depuis longtemps fait voir, ce symptôme est loin de dépendre dans tous les cas d'une lésion du cerveau : il résulte fréquemment de la perte de quelques dents du côté où la déviation a lieu, et cette circonstance entièrement mécanique se rencontrait chez le malade... Le cœur, le foie, les artères et les veines, contenant des proportions normales de sang, n'étaient pas plus malades que la rate, et le facies, à part cependant l'expression d'une grande inquiétude sur les suites du mal, était on ne peut plus naturel.

Rien ne prouvait donc que M. H... eût été frappé d'une hémorrhagie cérébrale (céphalorhémie), tout au plus il avait été atteint d'une congestion sanguine (céphalémie), à la suite de laquelle avait persisté une très-légère lésion qui était la cause de la diplopie ; mais dire que le cerveau était congestionné n'était pas aller au fond des choses : c'était la raison de cette congestion qu'il fallait trouver. Or, à ces diverses questions: Avez-vous été soumis à quelque circonstance matérielle, telle que des coups, une chute ou une blessure? Avez-vous travaillé plus que de coutume? Des aliments auraient-ils été pris en trop grande proportion, ou la digestion aurait-elle été troublée? Des matières, des gaz se seraient-ils accumulés dans le tube digestif? M. H... répondit toujours d'une manière négative.

Rapprochant ces documents du caractère des symptômes observés, je fus conduit à penser qu'il devait s'agir dans ce cas de l'action d'une substance toxique. Alors je posai ces autres questions : Avez-vous pris plus de vin, plus d'alcool ou de liqueurs que d'habitude? Auriez-vous été sujet à la respiration des vapeurs du charbon en ignition? Auriez-vous eu recours à quelque médicament dit calmant, et qui aurait pu contenir de l'opium? A toutes ces demandes, le malade affirma qu'aucune de ces circonstances ne pouvait être accusée des accidents qui avaient eu lieu.

Dès lors, je demandai à M. H... s'il avait fumé? « Sans doute, me dit-il ; mais j'en ai largement l'habitude et cela ne m'incommode pas. » Comme j'avais épuisé l'énumération de la plupart des causes qui pouvaient avoir produit les phénomènes observés, et comme je trouvais dans leurs caractères la plupart de ceux qui ont lieu dans la nicotoxémie (empoisonnement par la nicotine), j'insistai sur les renseignements en rapport avec l'action de ce poison. « Je suis persuadé, dis-je alors, que vous avez ce jour-là beaucoup plus fumé que vous ne le faites ordinairement, ou que vous avez fait usage d'un tabac beaucoup plus actif. » Alors M. H... s'écria: «Mais, en vérité, il y a de la divination dans ce que vous dites; car, une heure avant d'être pris du vertige, j'étais à l'Exposition où j'avais examiné avec beaucoup d'attention des objets minutieux; je vis, entre autres, des cigares extrêmement odorants, dont le prix était très-élevé (1 fr. 25 c.); j'en fumai un qui me parut d'une qualité supérieure; je sortis et dans la route, le vertige me prit et fut suivi de la série d'accidents que vous venez d'étudier. »

Dès lors, la cause du mal était connue; la nicotine l'avait causé, et si les symptômes du côté des organes de la vision avaient été si marqués, c'est que les yeux venaient d'être très-fatigués par le travail auquel ils avaient été soumis, et que la congestion consécutive avait été plus forte dans leur appareil nerveux que dans les autres points du névraxe. D'ailleurs, si l'on se rappelle: l'influence de l'œil sur le cerveau, les phénomènes encéphaliques qui constituent l'hypnotisme; l'éblouissement, les attaques d'épilepsie dont le point de départ est si souvent le nerf optique, on se demande si la lésion primitive chez M. H... n'a pas eu pour siége la rétine modifiée par la nicotoxémie ?

Cette diagnose me conduisit à rassurer complétement M. H... sur les suites des accidents qu'il avait éprouvés, à lui donner l'espoir de la disparition prochaine des symptômes très-légers qui persistaient encore du côté de l'œil. Craignant l'action d'une lumière trop vive sur la rétine, je renvoyai à plus tard l'examen de l'intérieur de l'œil au moyen de l'ophthalmoscope, et je n'eus pas l'occasion de m'en servir, car tous les accidents se dissipèrent en peu de jours. Quelques boissons aqueuses aromatisées, des bains, des purgatifs légers, des soins de régime furent les seuls moyens internes que je prescrivis; mais ce que je recommandai surtout (et ce qu'à coup sûr on n'exécutera pas), c'est de ne pas s'exposer de nouveau à l'action de la nicotine, c'est-à-dire de ne pas fumer.

Lorsque l'on adopte, en hygiène et en thérapisme, l'usage d'une substance quelconque ou d'une médication n'importe laquelle, le premier soin que la prudence exige impérieusement est de comparer et de mesurer : d'une part, les inconvénients et les dangers; de l'autre, les avantages que peut avoir l'emploi de cette substance ou l'application de cette médication. C'est de cette façon que l'on peut acquérir les éléments convenables pour porter un jugement sur la valeur de ces choses, et sur la convenance d'y avoir recours. Voyons donc jusqu'à quel point le tabac peut être utile ou agréable, et jusqu'à quel degré il est aussi susceptible de nuire.

Il faut, avant tout, qu'à l'usage de la nicotiane soit attaché un charme bien puissant pour que la plupart des hommes, tout en étant persuadés que ce narcotique exerce sur la santé une influence pernicieuse, s'y livrent avec un entraînement que l'on est convenu de considérer comme irrésistible. Quelle est donc la nature d'un tel plaisir ? D'abord, ce n'est pas celui de voir sortir de sa bouche un jet de fumée nauséeuse, lequel force les assistants à s'écarter de sa direction et qui incommode à un si haut degré les gens qui habitent le même lieu ; ensuite, ce ne peut être de promener la pipe ou le cigare dans sa bouche à l'effet de se donner une contenance ; de faire, en aspirant l'air, de hideuses grimaces, ou de se servir d'un petit rouleau de papier allumé par un bout et dont on contemple le feu qui le consume lentement ! Serait-ce pour s'en servir comme d'un joujou stupide employé par la paresse contre le *far niente*, et qui satisferait de la manière la plus inutile et la moins agréable ce besoin de sensations et d'occupations dirigées par l'homme sage vers les moyens de s'instruire, de s'améliorer et surtout d'être utile ? La mode ou plutôt la manie de l'imitation conduirait-elle à surmonter le dégoût que cause dans les premiers temps l'usage du tabac ? Certes, il y a quelque chose de tout cela dans cette pratique à tous égards condamnable ; mais il ne faut pas s'y méprendre, il y a une cause plus grave qui la fait adopter d'une manière si générale, et cette cause n'est autre que le narcotisme, que l'enivrement qu'elle produit. Ce narcotisme est très-actif les premiers jours où l'on surmonte le dégoût instinctif qui porte à mâcher, à priser, et surtout à fumer le tabac ; il a pour symptômes : des nausées, des vomissements, de la céphalalgie, des troubles de la vue, des étourdissements ; on a vu des gens qui, pour avoir consommé une cigarette, se trouvaient forcés de garder le lit pendant quelques heures, puis de s'endormir et ensuite de se réveiller malades. A la longue on s'habitue à ce poison, comme les Chinois s'accoutument à l'opium ; peu à peu, les accidents ne suivent plus à un si haut degré l'action de fumer ou de chiquer (mot que l'on ne prononce qu'avec dégoût), mais l'effet du narcotique, tout en étant moins marqué, ne cesse pas de persister; peu à peu, il se produit un état particulier de l'intelligence qui ne laisse pas d'avoir son charme, et qui présente de l'analogie avec ce qu'éprouvent : les Arabes qui prennent du hachich; les Orientaux qui trouvent un inexplicable plaisir à fumer le suc du *papaver somniferum*, et les Européens à se gorger d'alcool ou d'absinthe. Il se déclare une sorte d'engourdissement moral, d'oubli des contrariétés de la vie, de satisfaction à ne rien faire, et, l'habitude aidant, les doses de la nicotiane étant augmentées, un grand nombre d'individus s'abrutissent, restent dans une sorte de délire qui se complique souvent de celui que produit le vin *ou l'alcool vers l'abus duquel le tabac entraîne;* car le fumeur éprouve une soif qui le porte à boire les liqueurs fortes et à le faire de plus en plus.

Je cherche d'autres avantages, pour les fumeurs, à l'usage du tabac, et je n'en puis trouver; mais il en est un que l'on ne peut méconnaître et dont l'importance est grande pour les besoins sociaux, c'est de produire à l'Etat des sommes énormes (180 millions en 1867), et certes l'impôt qui donne lieu à de tels revenus est à coup sûr l'un des mieux et des plus utilement établis, puisqu'il frappe un poison dont les effets sont désastreux, et que par l'élevation de prix qu'il lui donne, il doit tendre plus ou moins à en restreindre l'usage, que la raison et la volonté pourraient facilement éviter. Combien ne serait-il pas à désirer que l'alcool en boisson, que l'absinthe, et tant d'autres liqueurs vénéneuses, surtout vendus en détail, augmentassent le budget, qui pourrait cesser alors d'imposer les aliments et les boissons utiles!

Les inconvénients attachés, je ne dis pas seulement à l abus, mais encore à l'usage du tabac, ne sont pas si difficiles à trouver.

Une des manies qui rend la vue de certains vieillards plus repoussante est leur habitude d'introduire dans le nez de la poudre de nicotiane; la malpropreté qui en résulte, l'odeur qui s'échappe des narines du priseur sénile semblent augmenter sa décrépitude. Cet usage permettait cependant aux rois de donner jadis à leurs protégées des tabatières enrichies de pierres précieuses; mais ils leur faisaient là un triste cadeau, qui les encourageait à se servir d'une poudre infecte, laquelle enlevait aux femmes une partie de leurs grâces. Napoléon était sujet à des accidents névropathiques que l'étrange abus qu'il faisait du tabac, inspiré par le nez, ne devait certes pas calmer. L'action de mâcher la nicotiane est encore bien autrement immonde que celle de la priser; aussi est-elle presque exclusivement mise en pratique par le vieux matelot dégradé ou par les ouvriers qui préfèrent la débauche au travail, gens abrutis à la fois par le tabac, le tafia, le gin ou l'absinthe; mais l'usage de la nicotiane en fumée est bien autrement commun, et cependant la politesse en avait d'abord réduit l'habitude aux gens qui tiennent peu aux convenances sociales.

Si vous recevez chez vous un fumeur, ayez le soin de placer dans un endroit apparent de l'appartement un vase rempli de sable pour recevoir la salive brunâtre qu'à chaque instant il crachera, ou bien vous serez exposé à voir votre logis en être malproprement taché. Si vous vous trouvez dans une réunion de gens qui fument, à vous, qui n'aurez pas partagé leur manie, les habits, les cheveux, la barbe surtout, seront imprégnés de l'odeur du tabac, laquelle se répandra au loin et infectera les personnes que vous irez ensuite visiter.

Une haleine fétide s'échappe de la bouche du fumeur, et ses dents deviennent à la longue jaunâtres et déchaussées.

Le professeur Roux a publié un travail intéressant, fondé sur l'observation de beaucoup de faits, d'après lequel l'habitude de la pipe était une cause fréquente du cancer des lèvres.

Loin que l'action de fumer rende, comme on l'a dit, la digestion meilleure, j'ai guéri plus d'une gastralgie en faisant discontinuer l'usage du tabac dont les émanations, dissoutes par la salive, puis avalées avec elle, portent souvent sur l'estomac une influence fâcheuse.

Les maux de tête, les étourdissements dont les fumeurs sont si fréquemment atteints, sont-ils le résultat des digestions laborieuses, ou faut-il les attribuer à l'action directe de la nicotiane portée sur le nerf frontal par la médiation du sang? Cela est douteux; mais il ne l'est pas que ces douleurs de tête soient, dans bien des cas, accompagnées de troubles de la vue, de vertiges semblables à ceux qui existaient chez M. H...; il ne l'est pas moins que l'air de l'appartement où l'on se réunit pour fumer est vicié, soit par la fumée de la nicotiane, soit par la respiration, et que ces causes de mauvaises digestions viennent encore se joindre à l'action de la nicotiane sur le travail gastrique.

Les conduits de l'air sont aussi influencés de la manière la plus fâcheuse par la fumée du tabac, et, bien que celle-ci n'y pénètre qu'en très-petite proportion, sa présence sur la membrane aérienne et sur les cavités pulmonaires donne lieu à une toux et à des phénomènes qui prédisposent aux bronchites et aux pneumopathies chroniques, que parfois j'ai vues se dissiper alors que, par mes conseils, les malades avaient cessé de fumer!

Mais, encore une fois, c'est sur le cerveau que le tabac porte sa plus déplorable influence. Bien que le narcotisme produit par l'action de fumer soit en général léger, comme il se renouvelle chaque jour, il porte à la longue une atteinte de plus en plus profonde à l'intelligence et à la mémoire, il engourdit la pensée, il conduit à la paresse; le plaisir stupide que le narcotisme de la nicotiane produit fait préférer à certaines gens un isolement abrutissant ou des réunions dangereuses à la fréquentation d'une société agréable et de bonne compagnie; le salon où des conversations choisies réunissaient des femmes aimables est abandonné pour le club ou le fumoir. On échange quelques mots d'une civilité banale avec la maîtresse de la maison ou sa société, puis on s'enferme à la hâte dans une atmosphère infecte où le sans-gêne permet de s'occuper de toute autre chose que de hautes pensées et de plaisirs délicats; trop souvent on en sort pour se livrer à des excès de tout genre qui dégradent l'homme, le font reculer dans la civilisation et descendre plus bas que la brute, laquelle au moins cède à des besoins instinctifs et non pas à une ivresse qu'il aurait été si facile d'éviter.

La manie de fumer s'étend, se propage de la manière la plus rapide et la plus désolante, et gravit tous les échelons de la société. La femme elle-même, prenant exemple de l'étranger, s'accoutume à ce hideux usage, car elle serait parfois réduite à l'isolement si elle ne fumait pas aussi; et l'homme à la mode, autrefois couvert de parfums qui lui avaient fait donner le nom de *muscadin*, est devenu le *crevé* de notre temps, qui répand autour de lui les émanations du tabac, du cognac, du gin ou de l'absinthe. Rien n'est désolant comme de voir une bouche rosée de jeune femme, qui ne devrait exhaler que des odeurs suaves, être armée de la *cigaretta ai papel* ou du cigare nauséeux. La mode n'est pas ici partie de haut; mais née dans la fange, elle s'est élevée jusqu'aux sommités sociales, et l'ivresse que produit le tabac a conduit à d'autres ivresses qui font oublier la raison, la pudeur, les grâces et le bon goût.

Ah! qu'on le sache bien, les hôpitaux sont peuplés de gens qui y languissent dans un abrutissement moral où les plonge l'abus du tabac et de l'alcool. Le mal s'étend dans la société et progresse d'une manière incessante; le nombre des ramollis de tout âge augmente sans cesse, et le chiffre de la hauteur de l'intelligence humaine, narcotisée par la nicotine, l'alcool et l'absinthe, diminuera pour les populations futures!

Mais des événements désastreux sont encore quelquefois les suites de l'habitude de fumer.

L'incendie des habitations, des forêts, est souvent le résultat d'un fragment de tabac encore brûlant qui, par l'imprudence d'un fumeur, enflamme des herbes sèches, les meules de paille, et consume un village; et cette femme à la robe légère, ou cette princesse brillante de jeunesse et de beauté, qui vient à s'approcher, sans s'en apercevoir, d'un débris embrasé de cigare, est bientôt entourée de flammes qui la brûlent, au milieu des plus affreuses tortures.

Non certes, le tableau que je viens de tracer des

inconvénients et surtout de l'abus du tabac n'est en rien chargé, il n'est que la peinture fidèle des faits qui, chaque jour, se présentent à l'observation. L'artisan, pour se procurer de la nicotiane, dépense une partie des ressources de sa famille, et s'alcoolise avec le reste dans des bouges infects. Il en est même qui, pour se livrer avec excès à leur triste passion de fumer, se privent d'une nourriture salubre qu'ils pourraient prendre. Dès son bas âge, l'enfant s'efforce de s'enivrer avec le tabac, et le public s'est infatué de la fausse idée que cette habitude déplorable ne peut, dit-on, être maîtrisée ! C'est là, croyez-le bien, une erreur aussi complète que funeste.

Il est plusieurs moyens de s'accoutumer à ne plus fumer.

Le premier de ces moyens, que plusieurs fois j'ai fait mettre utilement en pratique par des hommes de courage, est de cesser brusquement de se livrer à l'usage du tabac. Pendant quelques jours on éprouve un véritable ennui ; il semble alors qu'il manque quelque chose à la vie ; un désœuvrement continuel se fait sentir ; mais le lendemain ces phénomènes diminuent d'intensité et deviennent bientôt, plus supportables ; ils finissent par disparaître ainsi que les très-légers troubles qui, par suite d'un changement d'habitude, auraient pu survenir du côté de l'estomac, des sens et même du cerveau, et on remédie plus facilement encore à ces petits inconvénients, en s'imposant quelque travail sérieux, en prenant des distractions, en évitant la compagnie des fumeurs, et en se pénétrant bien de cette grande vérité : *que la volonté d'un homme de cœur est facilement maîtresse de ses actions, alors qu'elles sont condamnables ou dangereuses.*

Le second moyen de s'accoutumer à ne pas fumer, est de diminuer tous les jours d'un peu, soit la quantité du tabac que l'on consomme, soit le temps durant lequel on se livre à cette action. En moins de huit, dix ou quinze jours, on finit, de cette façon, par se déshabituer complétement de l'usage du cigare ou de la pipe, et l'on finit par oublier de s'en servir.

Le dernier des moyens dont il s'agit est de substituer à la nicotiane d'autres végétaux qui, se brûlant d'une manière lente, comme le font les feuilles desséchées de cette plante, auraient une odeur propre à satisfaire à la fois le goût et l'odorat (double avantage que certes le tabac ne présente pas).

Il semblerait tout d'abord que rien ne serait plus facile que d'en trouver qui réunissent ces mêmes avantages ; les feuilles d'un grand nombre de labiées, les semences d'anis ordinaire et étoilé, etc., etc., paraîtraient devoir remplir les conditions requises pour un tel usage; mais il leur manquerait la qualité ou plutôt l'inconvénient que recherchent, à leur insu, les fumeurs, c'est de produire sur le système nerveux ce narcotisme, cet engourdissement de l'esprit qui les stupéfie.

Le café est, — de toutes les substances que l'on peut substituer au tabac à fumer celle qui, modifiant aussi le cerveau, mais d'une manière non dangereuse, ayant, lorsqu'on le torréfie, un parfum excellent, — le principal agent qui soit apte à remplir cet usage. Des cigarettes de café en poudre, peu brûlé et bien desséché dont, sur mon invitation, quelques fumeurs émérites se sont servis, leur ont paru être d'un agréable usage, mais l'huile empyreumatique qui se dégage alors altère le goût et l'odeur du café; j'ai pensé, soit à la possibilité de laminer des graines, d'en faire des sortes de feuilles que l'on roulerait pour en confectionner des cigares, soit à imprégner de vapeurs concentrées de café certains corps que l'on fumerait ensuite, soit à se servir pour le même usage des feuilles de caféier, etc., etc. Ce sont là des essais dont l'industrie pourrait tirer parti et qui sont fort peu de ma compétence ; mais ce qui est davantage dans mes principes et dans mes habitudes humanitaires, c'est de dissuader, par la raison, le bon sens et l'expérience, ceux qui veulent bien me lire, de l'usage de priser et de fumer quelque substance que ce soit, et surtout le *nicotiana tabacum.*

Les faits incontestables et les réflexions que je viens d'exposer, auront-elles assez de valeur pour combattre avec quelque chance de succès la manie de se livrer à l'usage de la pipe ou du cigare ? Rien n'est moins probable, et l'attrait du narcotisme qui porte le Tartare à s'enivrer avec le lait fermenté de jument, le sauvage à périr par les excès d'alcool, l'Arabe à délirer avec le hachich, le Chinois à devenir idiot sous l'influence funeste de l'opium, l'ouvrier à s'abrutir par l'absinthe, etc., prévaudra mille fois sur les conseils de l'expérience, de la science et de la raison ; au *qui a bu boira*, on peut ajouter : *qui a fumé fumera ;* mais ce qu'il est au moins permis d'espérer, c'est que les gens de courage et de détermination qui me liront, éviteront de se livrer à un usage dangereux qui abaisse le niveau de l'intelligence de l'homme et le fait descendre au niveau du sauvage stupide.

DE LA DYSPEPSIE

Des innombrables souffrances que l'on désigne ainsi : de l'oxigastrie. — Des sels de Vichy, et du bicarbonate de soude. — Voyage à Vichy et modifications utiles dans l'emploi des eaux de cet établissement thermal. — Observations et réflexions cliniques.

Depuis longues années, je vois aller à Vichy et en revenir un grand nombre de malades atteints d'affections variées ; les uns sont manifestement soulagés au retour ; chez d'autres, la santé ne s'est pas améliorée, et il en est enfin chez lesquels le mal a suivi sa marche fatale. Il y a bien longtemps encore que j'ai largement utilisé pour les autres et pour moi-même les sels de Vichy (le bicarbonate de soude), et j'ai été conduit par les faits à les considérer comme l'un des agents les plus utiles que la médecine possède.

Une gracieuse invitation de l'un de mes élèves les plus distingués, l'honorable docteur Barbier, de Vichy, me décida, au mois de juillet dernier (1867), à réaliser un projet que j'avais, à plusieurs reprises, reculé d'accomplir, celui de visiter les principales sources d'eaux minérales de l'Allier, et de rechercher quelles sont les principales causes des succès, qu'éprouvent si souvent les malades, qui fréquentent le magnifique établissement que dirige avec tant d'intelligence et de bon goût le très-aimable monsieur Callou.

Avant de parler de mon voyage à Vichy, de la trop

courte visite que j'ai faite à l'Hôtel-Dieu de Lyon, il est convenable de donner rapidement l'histoire de quelques cas remarquables recueillis, parmi un très-grand nombre d'autres, et dans lesquels l'usage du bicarbonate de soude a été pour les malades d'une utilité extrême, et de dire aussi quels sont les cas dans lesquels les eaux de Vichy ont échoué. Les réflexions cliniques qui suivront ces observations feront voir combien de choses différentes (et dont chacune exige des traitements tout à fait dissemblables) ont été réunies sous le nom de *dyspepsie;* ce vieux mot scientifique, conforme aux principes d'une nomenclature régulière, désigne un symptôme commun à une multitude de lésions, c'est-à-dire une difficulté dans l'action de digérer, *et il ne se rapporte en aucune façon à une maladie spéciale, déterminée, et exigeant des moyens de traitement de même nature.*

PREMIÈRE OBSERVATION.

Gastralgie due à la formation habituelle d'une grande proportion d'acides dans l'estomac (oxigastrie de la nomenclature) persistant pendant de longues années, et disparaissant immédiatement après l'administration de hautes doses de bicarbonate de soude.

M. A. P., d'une forte constitution et dont la taille est élevée, se livrait depuis son jeune âge à des travaux scientifiques et littéraires de toutes sortes. Sujet à des migraines violentes, il était très-fréquemment atteint de douleurs très-pénibles dans la région épigastrique; elles consistaient en une sensation de resserrement, de crampe, pendant la durée de laquelle on voyait quelquefois se manifester sur cette même région, dès le moment où cette souffrance se prononçait, une saillie à surface convexe, appréciable à la main, résistant à la pression et qui se dissipait instantanément, quand la douleur cessait de se faire sentir ; il en était surtout ainsi alors que le malade évacuait avec bruit par la bouche, des gaz dont la source était évidemment l'estomac; ces gaz inodores n'étaient autres que de l'acide carbonique. En même temps que ces fluides élastiques, il arrivait parfois que de très-petites proportions de liquides très-acides, parfois âcres, amers et d'un goût bilieux, remontaient par l'œsophage dans le pharynx et la bouche. Les digestions étaient presque toujours très-laborieuses, et c'était trois ou quatre heures après avoir mangé que l'ensemble de ces phénomènes se déclarait.

Jamais M. A. P. ne vomissait d'aliments; seulement une ou deux fois par an, et alors que les accidents étaient portés au plus haut degré d'intensité, des nausées accompagnées d'un très-grand malaise avaient lieu ; et il arrivait, mais une fois tout ou plus par an, que des matières verdâtres, d'une acidité extrême, étaient évacuées dans la proportion de plusieurs litres. A l'instant même tous les accidents cessaient et pendant plusieurs jours ils ne se renouvelaient pas.

Jamais, pendant plus de vingt ans, il n'y eut chez M. A. P. de vomissements ou d'évacuations alvines, de sang ou de matières noires.

Toutes les digestions, sur quelques aliments qu'elles s'exerçassent, étaient accompagnées des douleurs, parfois extrêmes, qui viennent d'être décrites. Les purgatifs, de légers émétiques, le vin, de petites doses de liqueurs alcooliques ne réussirent pas plus que l'eau, le lait, les aliments tirés du règne animal ou végétal, à prévenir l'apparition des douleurs qui se manifestaient constamment trois ou quatre heures après les repas; seulement elles étaient moins fréquentes et moins fortes lorsque peu d'aliments étaient pris, et surtout quand le malade s'éloignait de Paris et discontinuait de se livrer à ses travaux habituels de cabinet. En vain le régime variait-il de toutes les façons possibles, l'apparition de la douleur n'en survenait pas moins. Du reste, la digestion des substances ingérées, bien que lente, s'effectuait toujours de la manière la plus régulière.

On constatait par le plessimétrisme, quand les douleurs se déclaraient, la formation dans l'estomac d'une énorme quantité de gaz, reconnaissable à la sonorité et à l'élasticité extrême que leur percussion produisait, et leur expulsion était tout d'abord suivie d'un soulagement de peu de durée. Ce n'était que le matin, alors que la digestion était terminée, que la gastralgie était complétement dissipée.

Ces souffrances avaient commencé à se manifester vers l'âge de quinze ans, quelque temps après qu'une pièce de soixante-quinze centimes avait été avalée par mégarde, qu'il avait été impossible et la retrouver dans les selles, et alors ainsi que des noix fraîches entourées de la pellicule de l'amande avaient été ingérées en grandes proportions. Peu à peu les douleurs étaient devenues plus violentes et rien n'avait pu les calmer. Cependant la constitution de M. A. P. n'en avait été en rien altérée; tout au plus il en était résulté de la pâleur et une apparence de langueur.

Ce fut à l'âge de quarante ans que, d'après mes conseils, monsieur A. P. eut recours au bicarbonate de soude. Je le fis administrer au moment où la douleur se déclarait, à la dose d'un gramme et en dissolution dans une demi-verrée d'eau très-sucrée ; des gaz furent presque aussitôt évacués par l'œsophage, et la souffrance cessa tout d'abord ; mais elle reparut bientôt, céda de nouveau à l'administration d'une semblable dose de sel de Vichy, puis revint encore et fut de nouveau combattue momentanément de la même façon.

Je n'avais pas osé d'abord faire prendre à de hautes doses le bicarbonate de soude ; car je me rappelais les expériences et les conseils de Magendie, fondés sur la croyance où était ce grand physiologiste expérimentateur, qu'une action dissolvante était exercée par ce sel sur le sang ; mais je me ressouvenais aussi des excellents travaux de Darcet sur l'efficacité de ce moyen dans la curation de l'oxigastrie. Encouragé par mes premiers succès, tout incomplets qu'ils étaient, je fis élever les proportions du sel de Vichy jusqu'à 4, 5, 6 et 8 grammes dissous dans la potion suivante *prise en une seule fois au moment où la gastralgie reparaissait*, et c'était là administrer une dose presque dix fois plus forte que celle que contient une demi-verrée d'eau de Vichy (sources des Célestins ou de la Grille).

Bicarbonate de soude	5 gramm.
Eau	60
Sirop de fleurs d'oranger	60
	125 gramm.

Mon but était, en élevant ainsi la dose du médicament, *de neutraliser tous les acides contenus dans l'estomac ;* c'était en effet à ces acides que j'attribuais une action fâcheuse sur la membrane muqueuse gastrique, d'où résultait une douleur produite par la contraction des fibres de l'estomac sur les gaz et les aliments.

Or le succès couronna cette tentative ; la douleur se calma tout d'abord ; des gaz (de l'acide carbonique) s'accumulèrent et furent tout d'abord évacués avec une abondance extrême, et après cinq minutes il n'y eut durant les cinq heures suivantes aucune espèce de souffrance.

Le mal était momentanément guéri ; il reparut non-seulement à la digestion suivante, mais dans toutes celles qui suivirent; de sorte que pendant les trente ans qui s'écoulèrent depuis (M. A. P. est parvenu à la soixante-dixième année), les mêmes accidents se renouvellent, quelque chose que je lui aie conseillé de faire et qu'il ait religieusement exécutée : les voyages, les distractions, la cessation des travaux de cabinet, les longues promenades, les exercices de toute sorte n'empêchent pas le retour de la gastralgie, que n'exaspèrent pas les contrariétés de toutes sortes et l'étude ; mais toujours l'administration du bicarbonate de soude à la dose et sous la forme qui vient d'être indiquée est suivie de l'évacuation très-abondante d'un gaz inodore, qui distend tellement l'estomac, que sur une vaste étendue ce viscère est, avant qu'elle ait lieu, extrêmement sonore au plessimétrisme.

Jamais depuis tant d'années, le sel de Vichy pris de la façon qui vient d'être dite n'a manqué son effet salutaire et presque instantané, et rien n'a pu prévenir l'invasion des douleurs qui sont extrêmement faibles lorsque M. A. P. fait usage pour seuls aliments, de panades très-cuites, ou mange fort peu. Mais il se donnerait garde de ne prendre que de très-petites proportions de nourriture ; car l'excellente constitution, qui lui est propre, et qui est citée comme un type de conservation de la force physique et morale, pourrait être profondément atteinte par un régime trop sévère.

DEUXIÈME OBSERVATION.

Symptômes fonctionnels d'un cancer ulcéré du pylore (pylorelcosie carcinique). Absence de tumeur. Vomissements noirs (gastrorhémie). Fait on ne peut plus remarquable de guérison à la suite de l'emploi du bicarbonate de soude (sel de Vichy) à hautes doses.

M. C..., âgé de quarante ans, était primitivement d'une constitution robuste; littérateur des plus distingués, se livrant habituellement au travail de cabinet, il était, par suite de la disposition de ses yeux, forcé, alors qu'il voulait lire ou écrire, et pour voir distinctement, d'abaisser fortement la tête (1). Il se couchait et se levait fort tard, vivait bien, menait, du reste, une vie sédentaire. Ses digestions devinrent très-laborieuses, des douleurs se manifestèrent sous la forme de crampes au creux de l'estomac; elles furent accompagnées de nausées, et quelques mois ne se passèrent pas sans que des vomissements les suivissent. D'abord des liquides visqueux, salivaires, acides, parfois amers, se déclarèrent et des gaz furent rendus en abondance par l'œsophage; leur évacuation était momentanément suivie d'un soulagement marqué. Plus tard les aliments furent aussi rejetés, et, de quelque nature qu'ils fussent, ils ne séjournaient que quelques heures dans l'estomac et étaient ensuite vomis *en totalité.*

M. C... ne tarda pas à maigrir et l'affaiblissement fit des progrès rapides, *des vomissements de matières noires eurent lieu à plusieurs reprises*, et quelques selles, présentant la même teinte, eurent lieu; la peau

(1) Un travail exagéré des yeux trouble la digestion.

perdit toute coloration rosée, et devint blême; les joues se creusèrent, et le facies prit tous les caractères observés d'ordinaire dans les cas de lésions organiques et profondes de l'estomac. M. C... était devenu si faible qu'il restait constamment au lit.

Ce fut dans ces circonstances, et alors que le mal, durant depuis un temps très-long (plusieurs années), faisait sans cesse de nouveaux progrès, que je fus appelé et que j'explorai les organes avec l'attention la plus grande.

Les poumons, à part une sonorité et une élasticité exagérées, donnèrent les caractères plessimétriques et d'auscultation de l'état normal ; le cœur n'avait que neuf centimètres et demi d'un côté à l'autre, il était donc très-peu volumineux. Le foie n'était pas altéré dans sa forme, mais il présentait peu de dimension ; la saillie du ventre ne s'élevaitpas au niveau des côtes, et offrait une dépression remarquable; il en était ainsi à l'épigastre. *Quelque soin que j'y misse, il me fut impossible de constater par la palpation* : dans cette région et au-dessous du bord du foie; à l'ombilic et sur la ligne blanche, aucune trace de tumeur ou d'inégalités, et au plessimétrisme aucune matité. *Une main portée sur le creux de l'estomac, une autre pressant sur la région lombaire* ne me firent en rien saisir de saillies résistantes. *Il en fut ainsi lorsque je pressai les deux flancs de façon à les rapprocher l'un de l'autre. Les muscles droits abdominaux étant très-contractés, comme cela arrive si souvent alors que l'estomac souffre, je fis prendre un bain prolongé pour ramollir les parois du ventre, et soit dans ce bain* (2), *soit dans le lit, je ne pus distinguer aucune induration abdominale.*

(2) Cette pratique est infiniment utile pour faire reconnaître des

Après les vomissements, l'estomac donnait au plessimétrisme une sonorité et une élasticité qui, lorsque les aliments étaient encore contenus dans le viscère, étaient remplacées par le son hydrique ou hydro-aérique.

L'intestin ne contenait pas de matières et les selles étaient presque nulles.

Il était d'une évidence absolue : qu'une lésion grave existait dans l'estomac ; qu'il y avait au moins une ulcération ; que celle-ci devait siéger vers le pylore, car les aliments parvenaient bien dans le viscère, mais ils ne sortaient que très-difficilement et que très-incomplétement de la cavité gastrique ; que certainement il y avait sur les parois de celle-ci une ulcération ou au moins une excoriation ; que les vaisseaux y étaient divisés et de là des vomissements de matières brunes, qui ne pouvaient être autre chose que du sang qui avait séjourné dans l'organe et qui y était devenu noir (1).

Rien ne démontrait encore qu'il y eût une affection cancéreuse de l'estomac ; car il m'avait été impossible de trouver, dans l'abdomen, vers l'épigastre, le moindre indice d'une tumeur, quelque petite qu'elle fût, ou, dans le foie, la moindre déformation qui aurait pu me donner cette fâcheuse certitude.

Je ne me décourageai donc pas ; les matières vomies continuant à être très-acides, je pensai qu'elles pouvaient éroder : soit les parois gastriques, soit quelques veines ; j'avais fréquemment vu, sur les cadavres,

tumeurs abdominales profondes ; elle est peu connue, et je crois l'avoir proposée le premier.

(1) Le malade n'avait pas ingéré de préparations ferrugineuses, qui auraient pu donner une teinte d'encre aux matières vomies.

des ramollissements de l'estomac situés à la partie la plus basse du viscère, plus avancés en bas qu'en haut, cessant à la hauteur d'une ligne de niveau, permettant de voir des vaisseaux à nu par suite de la destruction de la membrane muqueuse gastrique et laissant suinter du sang, tandis que le reste de l'organe était sain. Il était donc pour moi certain, comme l'avaient vu, dans des expériences sur des animaux et sur des suppliciés, Hunter et Carswell, que c'étaient les sucs contenus dans la cavité gastrique qui avaient ici occasionné la *gastro-malaxie.*

Je rapprochai ces considérations des souffrances qu'avaient éprouvées tant de malades par suite de la présence d'acides dans l'estomac et de la manière rapide dont le bicarbonate de soude, administré à hautes doses, avait calmé leurs douleurs, et je prescrivis à M. C... le traitement que voici :

Des panades légères d'abord par cuillerées, puis de plus en plus épaisses et abondantes, faites avec du bouillon consommé, et très-cuites; du lait d'excellente qualité et en proportion successivement plus considérable, *pour unique boisson ;* 4, 5, 6 et même 10 grammes de bicarbonate de soude pris quelques moments après l'ingestion des aliments et au moment même où les nausées se déclaraient, furent les seuls moyens employés. Ce sel était administré sous la forme indiquée dans l'observation précédente.

Or, voici ce qui arriva : dès le premier jour du traitement les douleurs, les crampes, les vomissements d'aliments et de matières noires cessèrent complétement, les selles naturelles se rétablirent bientôt, l'appétit qui avait été perdu reparut; peu à peu la nourriture fut augmentée et en même temps les doses du sel de soude furent continuées ; l'épigastre et le ventre s'affaissèrent moins, la coloration reparut, le cœur et le foie augmentèrent de volume ; la maigreur devint moins grande, puis fit place à un embonpoint remarquable. Un mois s'était à peine écoulé que j'étais parvenu à faire prendre à M. C... des aliments de toute sorte ; à peine les douleurs se manifestèrent-elles, et tout d'abord quand elles se renouvelèrent, elles furent utilement combattues par le sel de Vichy toujours dissous dans peu d'eau, et donné à de fortes doses. Il y a plus de quatre ans de cela, et ce cher malade, devenu un de mes meilleurs amis, et qui a parlé à toute occasion de la *poudre de perlimpinpin* du médecin pour lequel il a conservé une bien vive reconnaissance, est revenu à une santé parfaite, et a acquis de telles facultés digestives, que j'ai quelque peine à ne pas l'empêcher de commettre des écarts de régime, dont il combat toujours les fâcheuses suites avec le bicarbonate de soude à hautes doses.

TROISIÈME OBSERVATION.

Ensemble des symptômes généralement rapportés à l'unité morbide dite *dyspepsie*.

Oxigastrie ou pyrosis, acidités gastriques troublant la digestion ; bicarbonate de soude à hautes doses ; régime convenable ; guérison.

Manœuvres de palpation et de percussion et moyens nouveaux de diagnose anatomique et chimique pour constater l'état matériel de l'estomac.

M. X..., banquier, âgé de trente ans, dont la constitution est excellente, éprouvait depuis plusieurs années des accidents du côté de l'estomac. Les digestions, d'abord laborieuses, le devinrent peu à peu de plus en plus, et finirent par être suivies de vomissements d'aliments, ou de matières âcres, amères et acides.

Il ne mangeait pas, cependant, moins que par le passé, et son régime se composait d'aliments d'excellente qualité, mais qui n'étaient peut-être pas pris dans des proportions modérées; une gastralgie était en quelque sorte devenue permanente, et des voyages successifs, de Berlin à Paris et de la France en Prusse, avaient si peu amélioré son état que chaque jour le mal augmentait. L'amaigrissement était sensible, la peau paraissait beaucoup plus pâle que par le passé; elle avait perdu de sa fermeté, et les mois s'écoulaient sans qu'aucun mieux-être se déclarât; plusieurs années même se succédèrent sans que les innombrables moyens généralement employés contre *la dyspepsie*, tels que les amers de toute sorte, le vin de quinquina, le sous-azotate de bismuth, la magnésie, les eaux renommées dans des cas pareils, eussent réussi le moins du monde à faire disparaître ces accidents qui devenaient de plus en plus graves.

Des médecins de haute réputation, soit en France, soit en Allemagne, *rapportaient à une affection du foie les phénomènes que M. X... éprouvait;* ils avaient même cru reconnaître une augmentation de volume de ce viscère, sa saillie au-dessous du rebord des côtes, et n'avaient pas manqué de conseiller des traitements en rapport avec cette diagnose, qui n'avait en rien été nettement formulée, car on n'avait pas dit: ce qui constituait cette hépathie; si elle consistait: en une simple congestion sanguine; dans quelque obstacle au cours de la bile; dans des calculs biliaires; de la cyrrhose; des cancers ou dans toute autre lésion.

Le mal continuait et empirait. M. X... n'en continuait pas moins à se livrer à ses travaux de banque; des pertes considérables qu'il venait de faire à la Bourse venaient encore d'avoir sur sa santé une fâcheuse influence.

Ce fut dans ces circonstances que M. C... (voyez l'observation précédente, p. 186) me recommanda M. X..., qui craignait d'être atteint d'une gastrocarcinie.

Mon premier soin fut de constater, chez ce monsieur, l'état des organes, et de préciser quel était celui où siégeait la douleur. Tout d'abord, il fut évident que les poumons, la rate, étaient exempts de lésion appréciable; le cœur, mesuré par le plessimétrisme, à part une diminution très-marquée survenue dans son volume (ce qui était le résultat d'une proportion insuffisante de sang) ne présentait aucune altération que l'on pût saisir; *rien n'indiquait une souffrance quelconque du foie*, qui même avait d'assez faibles dimensions; l'urine, traitée par l'acide azotique, la coloration pâle de la sclérotique et de la peau, éloignaient l'idée de l'admission d'une cholémie ou jaunisse; l'estomac contenait encore quelques aliments pris de la veille, et les gros intestins étaient remplis de scories, même après que les évacuations de matières solides avaient eu lieu.

Je recherchai encore si la souffrance éprouvée à l'épigastre existait dans l'estomac ou dans le foie; l'organe hépatique fut dessiné et limité avec le plus grand soin, et il en fut ainsi de l'estomac. Ce dernier, qui était reconnaissable au son hydraérique qu'il donnait par la médio-percussion, pouvait à peine être palpé, tant la douleur qui en résultait était vive! bien au contraire, tous les points qui étaient compris dans l'espace occupé par la figure du foie, n'étaient le siége de souffrance que par en bas et dans le lieu où le choc était pratiqué assez fortement et assez directement pour faire vibrer l'estomac placé au-dessous du rebord thoracique, tout au contraire, en percutant superficiellement le même espace, c'est-à-dire en le frôlant, pour ainsi dire, aucune sensation pénible ne se manifestait, et l'on constatait seulement par ce moyen la présence d'une lame mince de l'organe hépatique située au-devant du viscère gastrique (1).

La vésicule du fiel était peu distendue et non douloureuse.

Il était donc évident: que l'estomac, et non le foie, était malade; que la glande biliaire paraissait complétement étrangère aux accidents éprouvés par M. X..., et que c'était sur le premier de ces viscères qu'il fallait diriger toute l'attention du médecin.

Mais il était urgent de savoir s'il n'existait pas ici profondément quelque tumeur cancéreuse vers le pylore, ou dans les parties voisines, qui occasionnât les symptômes si pénibles que M. X... éprouvait. Le plessimétrisme ne m'ayant pas permis de rien constater de pareil, la palpation simple ne m'apprenant rien de mieux sur ce sujet, *je fis*, comme dans l'observation précédente, *placer pendant deux ou trois heures le malade dans un bain tiède, et lorsque les parois abdo-*

(1) Récemment, par la sonorité qu'au-dessous du foie donne l'estomac (alors qu'il contient des gaz), ou par une matité spéciale (quand il renferme des aliments), matité de même nature que celle qui est alors fournie par l'estomac débordant le rebord hépatique, je suis parvenu à limiter et à dessiner avec une exactitude rigoureuse la présence et même la forme de la portion du viscère gastrique que recouvre la partie inférieure de l'organe hépatique.

minales furent suffisamment ramollies, je palpai sous l'eau avec un soin extrême et le plus profondément possible, l'épigastre, les viscères abdominaux et même les reins situés derrière eux. Une main fut portée postérieurement sur la région qui recouvre les glandes urinaires en arrière, l'autre pressa le ventre en avant, de légers mouvements d'aller et de venue furent dirigés dans tous les sens, et il me fut impossible de rencontrer dans la profondeur du ventre, et quelque attention que je misse dans mes recherches, aucun vestige de tumeur quelconque.

Je voulus alors savoir si des acides formés et contenus dans l'estomac, réagissant sur les matières renfermées dans le viscère, n'étaient pas les causes chimiques du dégagement abondant du gaz que le plessimétrisme permettait de constater dans l'estomac, et qui provoquaient les contractions et les douleurs dont les suites de la digestion étaient ordinairement accompagnées.

Or, je fis prendre tout d'abord à M. X... dix grammes de sel de Vichy dissous dans du sirop de fleurs d'oranger, étendu de moitié d'eau; le stéthoscope fut porté sur l'épigastre, et j'entendis très-manifestement la crépitation, résultat du dégagement de beaucoup de fluides élastiques (1). *Tout d'abord la région épigastrique devint au plessimétrisme, et dans une très-large étendue, sonore et élastique. Une énorme proportion d'un gaz inodore, semblable à celui qui s'élève du vin de Champagne, fut évacuée avec bruit; le soulagement fut instantané et toute souffrance ne tarda pas à disparaître.*

(1) Il en arrive ainsi dans la fabrication de l'eau de seltz, alors que l'on traite le bicarbonate de soude par l'acide tartrique.

Il était donc tout à fait manifeste : que des acides endogastriques étaient pour beaucoup dans la production des accidents éprouvés par M. X... ; que combattre leur formation exagérée, et en prévenir autant que possible la récidive, était le nœud du traitement ; qu'ainsi on parviendrait à soulager le malade et à prévenir les lésions de l'estomac qui, telles que le ramollissement et le cancer (dont actuellement on ne rencontrait d'ailleurs aucun signe) auraient pu ultérieurement survenir.

Pour obtenir des résultats aussi désirables, je commençai d'abord par diminuer considérablement la proportion des aliments et du vin dont M. X... faisait usage. Durant un ou deux jours, le malade fut soumis à une abstinence complète, puis il prit du lait en abondance et des bouillons réparateurs très-réduits; je prescrivis : de la musculine Guichon, des panades faites avec des extraits de viande ; du tapioca ; les jours suivants : du poisson, du poulet, du gibier non faisandé, des viandes grillées et rôties d'excellente qualité ; je ne permis que de petites proportions de pain ; je recommandai absolument de ne prendre des aliments nouveaux que cinq ou six heures après que le précédent repas aurait été effectué, et de le faire autant que possible seulement lorsque l'appétit se serait prononcé ; je recommandai des distractions et surtout de ne pas s'inquiéter, de ne pas tant s'occuper d'affaires, et j'annonçai une guérison prochaine. Ces conseils furent suivis, et l'on ne manqua pas non plus de prendre, deux heures après chaque repas, et au moment où l'on éprouvait la moindre douleur ou la plus petite gêne à l'épigastre, la potion avec le bicarbonate de soude à hautes doses dont il a été parlé (p. 184). Jamais celle-ci ne manqua de produire son effet salutaire, et en moins de deux mois, M. X... vit disparaître toutes ses souffrances, récupéra sa santé primitive, et continua plus de deux ans de digérer sans douleur et sans accidents.

QUATRIÈME OBSERVATION

Dyspepsie causée par une oxigastrie. — Extrême amélioration par le régime et le bicarbonate de soude à hautes doses.

M. M... , âgé de cinquante ans, était primitivement maigre et assez faible de constitution. Sans avoir éprouvé de maladie aiguë, et *alors qu'il avait perdu un grand nombre de dents, perte qui rendit sa mastication difficile*, il éprouva des digestions de plus en plus laborieuses, et qui finirent par ne s'opérer qu'avec une extrême difficulté; des liquides aigres, parfois amers, des gaz inodores furent rendus en abondance pendant la durée de digestions opérées très-lentement et accompagnées d'une douleur vive au creux de l'estomac; des vomissements de substances alimentaires mal élaborées eurent fréquemment lieu et soulagèrent le malade, qui pâle, les joues creuses, les traits tirés et très-amaigris, ayant inutilement tenté depuis longues années beaucoup de médicaments, me fut adressé par son parent dont l'histoire a été tracée dans la deuxième observation (p. 186).

Aucune cause appréciable, si ce n'est une extrême attention portée à un commerce florissant et à des travaux d'écritures qui avaient exigé un genre de vie sédentaire, ne pouvait être accusée d'avoir provoqué les symptômes éprouvés par le malade. L'examen anatomique par la médio-percussion permit de constater que le foie, bien que l'on eût rapporté le mal à une hépathie, n'était en rien altéré dans sa forme, mais qu'il était peu volumineux. Du reste, les signes de la cirrhose manquaient complétement (1).

Il n'y avait pas d'apparence de jaunisse (cholémie), les douleurs que le malade éprouvait pendant la digestion correspondaient *précisément à l'espace où le crayon guidé par le plessimétrisme circonscrivait l'estomac situé immédiatement sous les parois abdominales, et placé aussi sous une lame assez mince du foie qui ne débordait pas le rebord des côtes*. Le cœur avait peu de volume, les poumons étaient très-sonores et très-élastiques et ne faisaient entendre aucun râle (2) ; le tube intestinal ne contenait pas de matières. Sept ou huit heures après avoir pris des aliments, on trouvait encore dans l'estomac une matité hydrique correspondant aux quantités d'aliments ingérés. On constatait aussi par le plessimétrisme une accumulation considérable de gaz dans l'estomac qui se contractait sur eux d'une manière partielle. Ce viscère formait en effet sur des points plus ou moins larges de son étendue une tumeur de forme arrondie un peu demi-sphérique et qui, loin d'être permanente, disparaissait à la suite d'une éructation donnant lieu par la médio-percussion à une sonorité et à une élasticité exagérées.

(1) Ces signes sont les suivants : *petitesse exagérée du foie; cet organe diminue fort peu par l'hyperpnéisme (profonds soupirs répétés à plusieurs reprises) et augmente à peine alors que l'on retient la respiration; la vésicule du fiel contient fort peu de bile ou de liquide, l'urine traitée par l'acide azotique en médiocre quantité prend, après quelques minutes, une teinte rougeâtre, très-fréquemment on observe des hydropysies abdominales (hydropéritonie) ou un œdème (hydrethmie) des membres inférieurs consécutif à l'ascite.*.

(2) Etats anatomiques consécutifs à l'hypémie.

Ces caractères plessimétriques étaient limités à un espace séparé par une ligne de niveau des points où la matité hydrique des aliments pouvait être constatée.

Il me fut impossible de trouver dans la région épigastrique et par un moyen de diagnose quelconque, l'existence d'une tumeur à tissu solide ou bosselé, jamais M. M..... n'avait vomi de matières noires.

La rate était volumineuse et le soir, ainsi que la nuit, de très-légers accès fébriles avaient lieu.

Le traitement fut, à peu de différence près, le même que dans les cas qui viennent d'être énumérés : l'extrait de berberis remédia tout d'abord à l'augmentation de volume de la rate ; le bicarbonate de soude à hautes doses fit cesser les douleurs et la plupart des symptômes de dyspepsie ; l'abstinence pendant vingt-quatre ou trente-six heures, suivie d'une alimentation modérée puis plus abondante, remédia à des rechutes causées par quelques faibles écarts de régime ; il fallut à plusieurs reprises combattre l'entérorrhée (diarrhée) par une diète sévère et de peu de durée, ainsi que par de la thériaque et le lavage des intestins au moyen d'injections anales réitérées avec l'eau pure ; mais enfin du sang fut plus abondamment formé, les forces reparurent, l'amaigrissement diminua, le facies reprit meilleur aspect, et bien que l'on fût fréquemment obligé de revenir à des panades préparées avec du bouillon gras, à du lait en grandes proportions, et à l'usage, deux ou trois heures après chaque repas, du bicarbonate de soude, M. M..... qui, depuis le commencement du traitement, avait presque cessé d'éprouver sa gastralgie et qui n'avait jamais vomi, reprit en quelques mois un état de santé sinon excellent du moins très-supportable.

CINQUIÈME OBSERVATION.

Dyspepsie, oxigastrie.— Apparence d'une tumeur épigastrique qui n'était autre qu'une anse d'intestin distendue par du gaz. — Diagnose par le plessimétrisme. — Régime et bi-carbonate de soude, — Guérison.

M. N..., âgé d'à peu près cinquante ans, est essentiellement névropathique, assez maigre, d'une taille moyenne, et se livre depuis longtemps, avec beaucoup d'assiduité et de zèle, à la gestion de la grande fortune de madame la duchesse de X...; de là : une vie agitée, des contrariétés fréquentes, des travaux d'écriture suivis et des préoccupations continuelles. Depuis longtemps, alors qu'il vint me consulter, il y a trois ans (1865), il souffrait considérablement à l'épigastre et dans la région sous-hépatique. Il présentait la plupart des symptômes relatés dans les précédentes observations, et c'était particulièrement à droite de la ligne médiane inférieure au foie que, dans les heures qui suivaient les repas, se manifestaient : soit des douleurs vives qui augmentaient par la pression, soit un sentiment de pesanteur dont le siége correspondait à un espace situé entre les côtes et l'ombilic. Des gaz étaient évacués en abondance, et c'était pendant tout le temps que les aliments, pris d'ailleurs en petite proportion, mettaient à se digérer, que ce phénomène avait lieu. M. N... avait depuis quelque temps dépéri, l'abdomen était tuméfié, les selles n'avaient lieu que rarement; la face était pâle, les joues caves, les yeux sans éclat, le pouls faible; le malade et ceux qui l'avaient vu croyaient à une maladie du foie chronique et des plus graves.

J'examinai attentivement tous les organes, et je

trouvai que le cœur, les poumons, le foie, les intestins étaient exempts de lésion; seulement le plessimétrisme et la palpation permettaient de constater que les centres circulatoires, les artères, les grosses veines, les vaisseaux de la peau contenaient peu de sang. *Le palper de la région sous-hépatique me fit d'abord supposer qu'il y existait une tumeur du volume de cinq centimètres sur trois; elle me paraissait lisse au toucher et de forme elliptique; mais bientôt le plessimétrisme me fit reconnaître, dans toute son étendue, superficiellement comme profondément, une sonorité et une élasticité marquées; c'étaient donc des gaz qui distendaient : soit une anse d'intestin; soit une portion de l'estomac contracté sur les fluides élastiques. Le malade eut quelques éructations gazeuses, et la tumeur qui me semblait être évidente disparut. Il ne s'était donc en rien agi, dans ce cas, d'une induration cancéreuse ou autre.*

La douleur correspondait exclusivement aux points de l'abdomen où l'estomac se trouvait placé, et la région endolorie était située bien au-dessous du foie. Celui-ci, quoique peu volumineux, avait sa forme accoutumée, augmentait ou diminuait par l'hyper et l'hypopnéisme (augmentation et diminution de respiration), et la vésicule du fiel contenait de la bile; il n'y avait donc pas chez M. N... de cirrhose ni d'autres maladies du foie.

Une gastropathie seule donnait lieu aux accidents, et les acidités gastriques qui remontaient dans le pharynx lors des éructations, l'ensemble des symptômes qui existaient, l'évacuation abondante d'acide carbonique qui suivaient l'administration du sel de Vichy à haute dose ne permettaient pas de douter que le mal fût autre chose qu'une oxigastrie.

De plus, la plessimétrisme me fit encore constater que la rate présentait douze centimètres d'avant en arrière, et cinq centimètres de haut en bas, au lieu de huit dans le premier sens et de quatre dans le second (dimensions propres à l'état normal); de plus, quelques frissons le soir et de petites sueurs la nuit, qui étaient en rapport avec cet état anatomique et contribuaient à faire admettre l'existence d'une splénopathie. Quelques scories se rencontraient au moyen de la médio-percussion dans les gros intestins.

L'extrait de berberis, administré à la dose de 40 grammes pendant quelques jours, remédia très-promptement à la maladie de la rate, et la rhubarbe, des injections purgatives (séné, eau, sirop de nerprun) combattirent avec succès une scorentérasie qui coexistait (distension des intestins par des fèces), et le bicarbonate de soude, administré de la même façon que dans les cas précédents, remédia instantanément aux douleurs gastriques.

La santé de M. N... se rétablit, seulement à plusieurs reprises, et récemment encore des accidents semblables se produisirent du côté de l'estomac, mais le même traitement de nouveau prescrit, ainsi qu'un régime constitué par des aliments réparateurs pris en petites proportions à la fois, d'excellent vin, de la distraction, l'éloignement momentané des affaires, suffirent pour faire cesser les douleurs, la dyspepsie et les inquiétudes de M. N... dont la sincère affection pour moi, et la gratitude dévouée me sont on ne peut plus chères.

Les quelques observations qui viennent d'être relatées, sont une bien minime partie de celles que j'ai recueillies dans les hôpitaux et en ville, et je crois seulement utile d'y ajouter la simple citation de quelques faits relatifs à des cas d'oxigastries compliquant soit des ramollissements de l'estomac (gastro-malaxie) soit des cancers gastriques.

NOMBREUSES OBSERVATIONS

Soulagement d'accidents graves et prolongation de la vie dans des cas de cancer et de ramollissement de l'estomac compliqués d'oxigastrie.

Dans un grand nombre de cas où tout me faisait croire à l'existence d'un ramollissement de l'estomac (gastromalaxie), lequel très-probablement existait chez plusieurs des malades dont l'histoire fidèle vient d'être tracée et qui était sans doute le résultat de l'action des acides sur les membranes gastriques; dans des cas dis-je, où la présence d'une tumeur dans l'épigastre, jointe aux vomissements d'aliments et de matières noires, rendues aussi par les selles (melœna des auteurs, gastrentérorhémie de la nomenclature), chez des malades dont le facies le plus carastéristique, l'amaigrissement et les douleurs, joints aux symptômes de dyspepsie les plus caractérisés, ne permettaient pas de mettre en doute l'existence d'une carcinémie (diathèse cancéreuse de la plupart des médecins); dans des cas semblables, dis-je, j'ai maintes fois calmé les souffrances, fait digérer des malheureux chez lesquels la pepsine, les amers, les préparations ferrugineuses, les élixirs de toutes sortes, le sous-azotate de bismuth, les médicaments les plus hasardés et les plus dangereux, les infiniment petits homœopathiques, les narcotiques, etc., avaient été pendant longtemps inutilement mis en usage, et c'est par des moyens hygiéniques, par l'emploi du régime et du bicarbonate de soude, et quelquefois de la magnésie que j'ai été assez heureux pour faire vivre longtemps les malades et pour leur rendre l'existence plus supportable.

RÉFLEXIONS CLINIQUES

Sur les dyspepsies, l'oxigastrie et sur l'emploi des eaux et des sels de Vichy dans ces affections. — Diagnose différencielle.

Il faudrait bien se garder de croire que toutes les affections désignées par les auteurs anciens et modernes, sous le nom de dyspepsies, soient calmées, améliorées ou guéries aussi facilement par les bicarbonates de soude et les sels de Vichy, que le sont les affections ou les souffrances des malades dont il vient d'être fait mention. Je n'ai voulu parler, dans les précédentes observations, que des cas d'oxigastries, dont les caractères sont les suivants :

1° Douleurs plus ou moins vives, se déclarant spontanément ou par la pression, se faisant sentir à la région épigastrique et même au-dessous du foie, derrière son rebord et exclusivement sur les points où le plessimétrisme et l'organographisme permettent de dessiner l'estomac profondément placé ; c'est en général deux ou trois heures après le repas (temps auquel le suc gastrique est formé en abondance) que la gastralgie a lieu. Cette souffrance persiste tant que la digestion dure ;

2° Fréquemment éructations et même vomissements : de gaz, de matières acides, âcres, parfois amères, et presque jamais d'aliments ;

3° Evacuation par l'œsophage de gaz le plus ordinairement inodores qui soulagent pour le moment les malades;

4° Souvent, au moment où les exacerbations de douleur se déclarent, se prononce une sensation de crispation, de resserrement, et alors, sur le lieu même où elle existe, la main portée sur la paroi abdominale y constate une saillie de forme bombée, arrondie, assez dure, et qui, disparaissant quelques moments après, est évidemment due à la contraction des fibres musculaires qui recouvrent le point douloureux. Il faut bien se donner garde de prendre cette tuméfaction pour une tumeur solide et pour un cancer; le plessimétrisme en faisant reconnaître sur ce même lieu une sonorité et une élasticité à la fois superficielles et profondes, fait éviter cette erreur grossière et dangereuse;

5° Ce même plessimétrisme fait encore constater dans les gastralgies causées par les acides qui dégagent les fluides élastiques dans l'estomac, l'accumulation de ces fluides, lesquels donnent lieu, par la médio-percussion, à un son et à une élasticité très-grandes dont le degré correspond à la proportion des gaz qui distendent le vière, lequel prend souvent de telles dimensions qu'il donne à la vue et à la main de l'observateur la sensation que produirait un vaste ballon de caoutchouc largement insufflé (1);

6° Vient-on à faire prendre au malade atteint d'oxigastrie: cinq, six, dix grammes de bicarbonate de soude et porte-t-on l'oreille sur la région épigrastrique, on entend bientôt une crépitation plus ou moins bruyante

(1) Si cette distension est extrême, on peut trouver par la *medio-percussion* pratiquée à la surface de l'estomac, une sorte de matité résistante; mais si le plessimètre déprime un peu les parois en même temps que l'on percute directement et profondément, on

due au dégagement d'acide carbonique ; un instant après la sonorité et l'élasticité plessimétriques deviennent extrêmes, et diminuent d'étendue ou cessent tout d'abord, au moment où les éructations gazeuses se sont opérées et ont singulièrement soulagé le patient.

Une infinité d'autres sympômes, conséquences des précédents et des états pathologiques nombreux qui peuvent compliquer l'oxigastrie, se réunissent souvent à l'ensemble des phénomènes qui vient d'être signalé ; mais ces symptômes suffisent pour distinguer les gastralgies causées par les acides gastriques des autres affections dites dyspepsies.

S'il fallait tracer les tableaux des autres états organopathiques, dits dyspepsies, lesquels réclament chacun un traitement différent, la tâche serait interminable. Je n'en citerai que quelques-uns.

1° Les névro-gastralgies des femmes et des jeunes filles si fréquemment observées, et qui sont dues à des névropallies dont le point de départ est l'angiove (appareil génital). Dans de tels cas, ce n'est ni à l'eau, ni aux sels de Vichy qu'il faut penser comme traitement, mais à des moyens en rapport avec les organes primitivement affectés et avec les circonstances qui ont déterminé leurs souffrances.

2° La dyspepsie qui résulte d'une mastication incomplète, suite de l'absence ou du mauvais état des dents, dyspepsie qui exige plutôt les soins d'un dentiste habile, tels que MM. Preterre, Richard fils, Durand, etc., que l'emploi des médicaments.

constate la présence d'une sonorité et d'une élasticité exagérées. (Voyez le *Traité de plessimétrisme*, et la réfutation des opinions de M. Scoda sur la prétendue matité des organes creux très-distendus par des gaz.)

3° Celle qui provient d'écarts habituels de régime, d'une alimentation de mauvaise nature, d'une alimentation trop abondante ou insuffisante, de l'usage de l'eau prise en trop grande quantité pendant le repas, etc., et qui doit être traitée par des moyens hygiéniques relatifs au genre de vivre, et non pas par le bicarbonate de soude.

4° Les mauvaises digestions causées par la scorentérasie habituelle, que l'on reconnaît surtout par la matité que l'on constate dans les gros intestins au moyen du plessimétrisme, lequel permet de dessiner la forme des colons, remplis de scories. Dans des cas semblables, les purgatifs, surtout la magnésie et la rhubarbe, la *sinapis alba*, etc., sont les médicaments qu'il convient surtout d'employer.

5° Tel se plaint de digestions laborieuses, de gastralgie; questionnez-le attentivement, vous apprendrez qu'il fume du matin au soir, qu'il mâche du tabac, etc. Si vous obtenez de lui qu'il renonce à cette déplorable habitude, vous obtiendrez une guérison que tous les médicaments du monde ne lui donneraient pas. (Voyez l'article précédent relatif à l'habitude de fumer.)

6° Sous l'influence de la tristesse, de la douleur morale, du travail de cabinet trop assidu, de l'action continue de fixer les objets, des préoccupations d'esprit, il arrive que les digestions languissent, que l'appétit se perd, et que tous les symptômes dyspeptiques se prononcent de la manière la plus fâcheuse. Ces souffrances sont très-probablement dues à un défaut d'influence nerveuse transmise par la huitième paire (nerf pneumo-gastrique) à l'estomac ; vous feriez prendre à ces malades toutes les eaux possibles, tous les sels que vous imagineriez, tout le quinquina d'Amérique, vous ne les guéririez pas. Ce seront les distractions, l'exercice, les voyages, les promenades dans les montagnes, et *le temps*, qui calme les chagrins et amène de salutaires réflexions, qui, *suivant les cas,* seront les moyens que le médecin habile devra et saura prescrire. A coup sûr, pour de tels malades, les plaisirs de toutes sortes (fournies par les administrations d'eaux minérales, surtout celles de Vichy si bien dirigées par M. Callou), alors qu'on n'en abuse pas, sont d'une utilité plus grande que les eaux et les préparations médicamenteuses, quelles qu'elles soient.

7° Pour digérer, il faut que du sang soit porté par la circulation vers l'estomac, et qu'il soit riche en principes réparateurs. Toutes les circonstances organiques qui rendront son élaboration difficile et incomplète et qui l'altèreront, produiront la dyspepsie, qui durera tant que ces causes agiront. Voilà pourquoi l'hypémie, l'hydrémie, la pyémie, la carcinémie, la phymémie et les maladies incurables du poumon, les cancers de diverse nature, etc., causent des dyspepsies que l'on pourra parfois calmer en enrayant la marche de la lésion qui l'entretient, mais des dyspepsies que l'on ne parviendra pas à guérir.

8° Il en arrivera ainsi pour les altérations profondes dans la structure du foie. Le rôle que joue ce viscère dans l'hémogénisme (hématose), ainsi que l'importance de la sécrétion de bile dont il est l'organe, expliquent comment il se fait que certaines de ces affections causent des dyspepsies que les médicaments ne peuvent guérir qu'autant que le foie n'est pas assez altéré dans son organisation pour être encore susceptible de revenir à son état normal. J'ai bien souvent employé le bicarbonate de soude sans succès, dans des cas où l'organe hépatique était atteint d'hypertrophie, de cirrhose, de cancer, et ce sel n'a pas alors réussi, tandis que les douches froides et les respirations profondes et réitérées (hyperpnéisme) ont produit dans les augmentations de volume du foie dues à une congestion sanguine, et dans les dyspepsiés qui en sont les suites, les plus heureux effets.

9° Lorsque la rate malade cause, ainsi que cela arrive si fréquemment, des phénomènes dyspepsiques, c'est exclusivement par l'usage de l'extrait de berbéris, de la quinine solubilisée donnée à hautes doses, et par les douches froides, dirigées sur le côté gauche que l'on fait cesser, en détruisant la cause organique qui le produit, l'état de souffrance de l'estomac.

Théorie des accidents (dits dyspepsie) causés par les acides gastriques.

Les faits innombrables recueillis sur l'action du bicarbonate de soude dans la curation de l'oxigastrie, ainsi que toutes les données anatomiques et physiologiques connues, conduisent à établir sur la pathogénie de cet état morbide et sur la manière d'agir du sel de Vichy la théorie suivante :

Dans l'état physiologique, l'estomac dégage pendant le *gastrisme* ou digestion stomacale des liquides acides ainsi qu'un ferment auxquels on a donné le nom de suc gastrique, et qui a été très-largement étudié : soit dans des expériences sur les animaux, soit dans les faits observés et recueillis sur l'homme. Sous l'influence de causes qui malheureusement ne sont pas bien connues, il arrive que chez certaines personnes et particulièrement chez les hommes qui se livrent à des travaux de cabinet et qui mènent une vie agitée ou sont atteints de contrariétés et même de chagrins; chez ceux dont la mastication se fait mal, qui mangent beaucoup et trop vite, etc., il arrive, dis-je, que cette sécrétion est augmentée et que les acides gastriques deviennent plus actifs. Il est possible même que, par suite d'une action chimique dont l'estomac est le siége, la salive, tout alcaline qu'elle est, et par suite de l'action de l'oxygène qui entre dans la composition de l'air avalé lors de la déglutition, il est possible, dis-je, que la salive s'acidifie plus ou moins; beaucoup de gens, atteints d'oxigastrie forment du moins une très-grande proportion de fluide salivaire.

Ainsi que la physiologie le fait voir chez les animaux, l'influence de la huitième paire de nerfs (pneumogastrique) est sans doute pour beaucoup, soit dans l'action de l'estomac, soit dans la formation du suc gastrique, soit dans la déglutition de l'air étudiée avec soin par Magendie, et dont on n'a pas tenu assez compte dans l'appréciation des phénomènes du gastrisme.

Quoi qu'il en soit des causes qui déterminent l'oxigastrie, les acides contenus dans l'estomac réagissent sur les aliments et sur les liquides stomacaux, et sont pour beaucoup dans l'accomplissement de la digestion; c'est à eux qu'est due en santé la coagulation du lait, l'aigreur que prend le vin avalé, et très-probablement une partie de la fermentation spéciale qui constitue la chymification. L'action de ces acides paraît avoir été la cause: du ramollissement de l'estomac, vu par Carswell; de la perforation de ce viscère observé par

Hunter chez les suppliciés, et chez les animaux qui venaient de manger avant de périr ; de la gastromalaxie que l'on voit chez les malades longtemps soumis à une nourriture insuffisante, gastromalaxie portée d'autant plus loin que l'on observe la membrane muqueuse gastrique sur des points plus déclives ; de la perforation de l'estomac, étudiée par M. Cruveilher chez les jeunes enfants, etc., etc.

Or, si les acides, par quelque circonstance que ce soit, sont formés en trop grande abondance ou sont plus actifs qu'il ne le faudrait, ils réagissent, d'une part, sur la membrane stomacale qu'ils blessent (1), et de l'autre sur les aliments, de façon à déterminer le dégagement considérable de gaz (et surtout d'acide carbonique) qui distendent le viscère; pour en faciliter davantage l'excrétion, les malades instinctivement avalent souvent de l'air; si ce dernier n'est pas évacué, l'estomac est encore plus dilaté ; de temps en temps se contractent alors les fibres musculaires de cet organe, et cela, comme le prouvent la palpation et le plessimétrisme, a particulièrement lieu sur les points où les gaz sont accumulés ; de là cette tumeur sonore et élastique signalée dans les observations précédentes et qui s'efface complétement à la suite d'éructations bruyantes. Ces douleurs épigastriques qui fréquemment irradient au loin ; ce dégagement, cette éructation abondante de gaz, lorsque l'on n'y porte pas remède, continuent pendant un temps considérable et ne cessent qu'à la longue, alors que l'estomac est vide et après que le malade a tellement souffert, qu'il

(1) De là des douleurs épigastriques plus ou moins sourdes et continues.

est découragé, triste et incapable de se livrer au travail d'esprit et de corps. Parfois des nausées surviennent, et il arrive même, quoique rarement, que des vomissements de substances alimentaires, d'ailleurs en petite quantité, se déclarent ; bien plus ordinairement ce sont des liquides âcres, acides, donnant au pharynx une sensation de chaleur désagréable, et dans certains cas paraissant teints d'un peu de bile, qui sont abondamment rejetés par l'œsophage et cela avec un très-grand soulagement pour le malade.

Tel est le tableau fidèle de l'état pathologique dit oxigastrie, lequel complique souvent le cancer de l'estomac, la scorentérasie et un grand nombre de collections symptomatiques diverses.

D'après ce qui vient d'être dit, le mode d'action curative du bicarbonate de soude, de la magnésie, des eaux de Vichy, de Vals, de Contrexeville, etc., est très-facilement explicable.

Les sels alcalins isolés ou en dissolution dans les eaux qui en contiennent, s'emparent des acides que l'estomac renferme pendant la digestion et les transforment en sels inoffensifs ; l'acide carbonique se dégage, distend aussi l'estomac d'une manière rapide, et provoque ainsi une contraction des fibres musculaires, qui, par cela même que l'accumulation du gaz est alors presque instantanée, se déclare promptement et rejette au dehors le fluide élastique qui dilatait l'organe. Dès lors, les souffrances plus ou moins continues causées par les acides gastriques, et les douleurs aiguës déterminées par l'action de la membrane musculaire sur les gaz lentement accumulés, cessent l'une et l'autre d'avoir lieu, et la digestion, qui s'opérait difficilement dans un estomac rempli de fluides élastiques, s'opère convenablement alors qu'ils sont évacués.

Cette théorie est si conforme aux faits observés et aux notions chimiques, qu'elle paraît être au-dessus de toute contestation.

Plusieurs réflexions relatives à la curation de l'oxigastrie, et quelques considérations pathologiques qui ne sont pas sans importance, ressortent des considérations qui précèdent.

1° Les eaux de Vichy, de Vals, de Contrexeville, etc., contenant tout au plus par litre 7 grammes 28 centigrammes de bicarbonate de soude et une petite portion de magnésie, ce qui fait moins de deux grammes par verrée, peuvent bien à cette dose calmer les accidents de l'oxigastrie; mais sont très-insuffisantes pour faire subitement cesser la gastralgie et les éructations que cause la grande quantité d'acides contenus dans l'estomac. Il est impossible, en effet, que cette grande proportion d'acides puisse être absorbée par une aussi petite proportion du sel alcalin; à plus forte raison en est-il ainsi, des eaux provenant des sources où la quantité de bicarbonate de soude est moins abondante.

2° Des réflexions analogues sont applicables aux pastilles de Vichy ou de bicarbonate de soude; elles calment, mais ne font que suspendre les douleurs qui reparaissent quelques instants après. Il faudrait, pour qu'elles réussissent mieux, augmenter considérablement leur dose ou la quantité de sels alcalins qu'elles contiennent, mais alors elles seraient désagréables à prendre.

L'efficacité des eaux de Vichy et de Vals augmen-

terait singulièrement en y faisant dissoudre, en plus des proportions qui s'y trouvent naturellement : de dix à vingt grammes de bicarbonate de soude ; alors à la dose d'une verrée leur effet devient instantané, et l'eau de Vals, ainsi que je l'ai constaté, probablement aussi quelques-unes des sources de Vichy, *ont la précieuse propriété de dissoudre parfaitement une grande proportion de bicarbonate de soude, même alors qu'une grande partie de l'acide carbonique qu'elles contiennent en est évaporée;* c'est un avantage qu'elles possèdent sur la potion que j'ai proposée et qui, constituée par du sirop, de l'eau et du bicarbonate de soude, laisse encore déposer une certaine proportion de sel alcalin. La dissolution complète du bicarbonate de soude, dans l'eau minérale, est d'ailleurs infiniment moins désagréable à prendre que la simple suspension de ce sel dans un liquide peu sucré.

Encore une fois, le sel de Vichy, le bicarbonate de soude, donnés à de hautes doses, comme il convient de le faire, ne sont pas dangereux, et les médecins, ainsi que le public, ne doivent pas avoir d'inquiétudes à ce sujet. Les expériences de Magendie et de ceux qui l'ont suivi prouvent en effet que le bicarbonate de soude mélangé avec le sang extrait de ses vaisseaux empêche sa coagulation (1) et le tient en dissolution; mais l'acétate, l'hydrochlorate, le lactate de soude qui, par suite de l'ingestion du bicarbonate de soude, se forment dans l'estomac aux dépens des acides qui, dans l'oxi-

(1) Toutefois j'ai inutilement cherché à dissoudre la couche plastique formée dans le serum trouble et couenneux, et je n'ai même pu prévenir la formation de cette couche en y ajoutant du bicarbonate de soude, tandis que par l'ammoniaque j'ai obtenu cette dissolution.

gastrie, s'y trouvent contenus, ne produisent pas un semblable effet. Ils ne sont pas absorbés, ou s'il en arrivait ainsi, à coup sûr le sang ne serait pas altéré ; de plus, les sels magnésiens agissent comme purgatifs ; donc il n'y a rien à redouter de l'administration à hautes doses des sels de Vichy et du bicarbonate de soude dans l'oxigastrie; mais peut-être ces médicaments pourraient avoir de graves inconvénients chez les malades qui seraient atteints de gastralgies, de dyspepsies causées par d'autres circonstances que les acidités gastriques. Cette distinction est d'une immense utilité pratique. On n'avait pas même songé à l'établir, c'est qu'en général on ne procède guère en médecine de la même façon que le font les physiciens, les chimistes et tous ceux qui cultivent les sciences exactes; on constate un fait, et loin de tenir compte des innombrables circonstances qui peuvent modifier ses applications et en faire infiniment varier leurs résultats, on fait ces applications avec légèreté et sans réflexion, ce qui conduit à des conclusions fausses et dangereuses.

Dans les cas d'oxigastrie qui reconnaissent pour cause une scorentérasie habituelle que fait constater le plessimétrisme, évidemment la magnésie donnée à peu près à la même dose (dix grammes) que le sel de Vichy et administrée dans du sirop d'orgeat, en même temps qu'elle remédie aux acidités gastriques, a l'avantage sur ce sel, de provoquer des évacuations salutaires que l'on peut aussi obtenir par l'emploi de la rhubarbe, du sinapis alba, etc.

N'oublions jamais, enfin, qu'un régime convenable des aliments salubres qui ne dégagent pas de gaz en abondance; que la sobriété, l'usage de crème de pain très-cuit dans du bouillon très-réduit, des distractions, des voyages, etc., sont d'excellents moyens de prévenir, soit la formation d'acides trop abondants, soit l'oxigastrie et la gastralgie, ainsi que les autres accidents qu'elles causent.

CAS REMARQUABLES

DE

TUMEURS ET DE MALADIES DU FOIE

Diagnose et traitement.

PREMIÈRE OBSERVATION.

M. F..., âgé de 25 ans, était primitivement doué d'une excellente constitution. Il se laissa entraîner par les plaisirs de son âge et commit de nombreux excès de liqueurs fortes, de vin et de femmes; puis il s'engagea dans la marine, fit des voyages dans les colonies, *y fut atteint d'un abcès au foie* que l'on ouvrit un peu au-dessus de l'ombilic par l'application d'un cautère. M. F... continua plusieurs années à souffrir. Cependant ce même abcès, duquel s'était écoulé un liquide brunâtre et purulent, finit par se cicatriser. Le malade se rendit inutilement à Vichy pendant trois années de suite, et reçut ultérieurement un coup d'épée qui pénétra dans le thorax vers la partie supérieure droite du poumon droit et vint sortir dans le côté gauche.

Cinq ans s'étaient écoulés depuis l'invasion de la maladie du foie lorsque je vis le malade, qui présentait l'état matériel et fonctionnel suivant :

M. F..., d'ailleurs très-amaigri, présentait cependant un facies peu altéré ; il n'y avait pas de cholémie (jaunisse) ; le côté droit près du rebord costal semblait être plus saillant que le gauche. Un peu d'entérorrhée et d'entéralgie avaient lieu ; l'auscultation ne faisait découvrir dans le thorax aucun caractère qui pût faire croire à une affection des poumons et des organes circulatoires.

Le plessimétrisme faisait constater que le cœur avait un petit volume ; la rate offrait les huit centimètres sur quatre de l'état physiologique, et les intestins, peu développés donnaient lieu au point correspondant au colon descendant et à l'*s* iliaque, le bruit hydraérique le plus prononcé (circonstance en rapport avec la présence de gaz et de liquides sur le lieu où ce bruit se faisait entendre). J'appris alors que le jeune malade rendait des selles brunâtres, liquides et infectes.

Le foie avait un volume considérable ; il présentait dix-neuf centimètres au niveau du mamelon et de l'aisselle, et dépassait la ligne médiane de plus de dix centimètres. Au premier abord cet organe me parut très-régulier dans sa forme, mais ayant dessiné celle-ci avec le plus grand soin, *je reconnus, au-dessus de la ligne en rapport avec la surface convexe du viscère une saillie demi-circulaire dans la largeur de quatre centimètres* sur la hauteur de deux, saillie qui donnait *une matité beaucoup plus dure* que celle du foie et qui, *très-distincte*, s'étendait inférieurement dans la dimension de huit centimètres de haut en bas sur quatre d'un côté à l'autre ; la forme de cet espace très-mat était ovoïde et la dureté au doigt et à l'oreille sur toute sa surface offrait le même caractère. Il y avait donc là une tumeur de même nature dans toute son étendue.

La cicatrice de l'ouverture de l'ancien abcès fort éloignée de la tumeur, et dont le diamètre était celui d'une pièce de cinquante centimes, *se voyait à quinze millimètres au-dessous du rebord du foie*, près de la ligne médiane, et se trouvait placée à douze centimètres de l'extrémité inférieure de la tumeur dont il vient d'être parlé.

La vésicule du fiel, située à sa place ordinaire, avait les dimensions de l'état normal.

Il était d'une importance extrême, au point de vue de la diagnose et du traitement, de savoir : si le foie était ou non désorganisé, si la circulation s'y opérait facilement, et si la tumeur était vasculaire et susceptible de varier sous l'influence de l'hyperpnéisme.

Or, je dessinai, en me servant du crayon dermographique et avec un soin extrême, au moyen du plessimétrisme et des sensations tactiles ou acoustiques si variées que me donnaient les organes voisins : soit la figure du foie et de la tumeur, soit les points où correspondaient le poumon, l'estomac et le cœur. Je fis alors pratiquer de suite vingt respirations profondes et suspirieuses (hyperpnéisme) ; immédiatement après cette manœuvre, l'étendue du foie *était diminuée en haut de trois centimètres, en bas de quinze millimètres et à gauche de la ligne médiane d'à peu près quatre centimètres*; de plus, la tumeur était abaissée de trois centimètres ; mais elle n'avait en rien décru, car sa dimension et *sa forme ovoïde étaient exactement les mêmes qu'avant que le malade pratiquât l'hyperpnéisme.* La conclusion de ce premier fait était celle-ci :

1° Le foie n'est pas désorganisé; la circulation s'y opère même avec beaucoup de facilité;

2° La tumeur est d'une autre nature que le tissu du foie; car sous l'influence des respirations profondes elle ne décroît pas; son tissu est différent de celui de l'organe hépatique puisqu'elle offre beaucoup plus de dureté et de matité que ce viscère;

3° *Cette tumeur est adhérente au foie, puisqu'elle le suit alors que le viscère s'abaisse;*

4° *Elle n'est pas adhérente à la plèvre costale et aux côtes puisqu'elle n'est pas fixe et qu'elle descend dans le thorax en suivant le foie.*

5° Cette tumeur a été probablement le point de départ de l'abcès qui a eu lieu à la région épigastrique.

Je conseillai à M. F... de continuer cent fois par jour à faire dix fois de suite de larges respirations suspirieuses. Des injections rectales abondantes furent, dans les vingt-quatre heures, cinq à six fois administrées et firent évacuer un liquide noirâtre horriblement fétide et qui n'était autre que du sang altéré. En effet, le lendemain du sang rouge fut rendu par les selles. Le malade qui avait éte soumis à une abstinence presque complète prit plusieurs potages faits avec du bouillon concentré et du pain converti par la cuisson en une sorte de bouillie.

Le surlendemain je vis avec une extrême satisfaction que le foie n'avait en rien repris les dimensions qu'il avait présentées avant l'emploi de l'hyperpnéisme, et que sa configuration et ses limites étaient les mêmes que celles qui avaient été observées après que cette manœuvre avait été pratiquée. La tumeur n'avait pas varié comme forme, comme volume et comme dureté;

les selles étaient devenues plus rares, moins abondantes, moins fétides et rouges.

J'eus de nouveau recours à l'hyperpnéisme et sous son influence le foie diminua encore d'un centimètre par en haut, de cinq centimètres par en bas et de deux centimètres à gauche. La tumeur resta absolument la même.

J'accordai plus de nourriture, je fis administrer une potion avec le perchlorure de fer et continuer les injections rectales ainsi que l'hyperpnéisme.

Trois jours après (le 8 octobre), la diminution du foie par l'hyperpnéisme fut encore d'un centimètre par en haut, d'un millimètre par en bas et de près de deux centimètres à gauche, de sorte que l'organe hépatique n'avait plus que onze centimètres au niveau du mamelon et sous l'aisselle et qu'il ne dépassait la ligne médiane que de trois centimètres.

La vésicule, toujours peu distendue, avait suivi le bord inférieur du foie dans son retrait par en haut, et la tumeur conservant toujours les mêmes caractères physiques s'était abaissée dans les mêmes proportions que le bord supérieur de la figure de l'organe hépatique.

Les selles étaient alors réduites à deux par jour ; infiniment moins copieuses, elles n'étaient plus constituées que par des matières jaunâtres, moins aqueuses et moins fétides. L'appétit était revenu, le malade se levait, tout semblait annoncer le retour à la santé.

Ce fait si intéressant de diagnose plessimétrique me conduisit à ne pas désespérer de pouvoir *trouver par cette méthode les traces du conduit fistuleux* que je soupçonnais pouvoir exister à travers le foie ou à sa surface entre la tumeur et la cicatrice épigastrique.

Or, percutant avec un soin extrême l'espace où j'avais

dessiné l'organe hépatique et le faisant dans la direction d'une ligne transversale qui eût partagé en deux le foie, je trouvai de la manière la plus évidente (et pour moi et pour les assistants) une matité plus marquée que sur les autres points du foie, et qui, dans la largeur de deux centimètres, s'étendait de l'extrémité inférieure de la tumeur à la cicatrice épigastrique.

Je revins à dix reprises sur une semblable investigation, et toujours j'obtins le même résultat. *Il était donc démontré que c'était bien là le trajet de l'ancien trajet fistuleux qui avait eu précédemment lieu au-dessous du foie, et qui provenait du point où existait la tumeur.*

Quelle était la nature de cette production anormale? S'agissait-il ici d'une de ces lésions d'apparence encéphaloïdique, entourées d'une membrane isolante et qui, de forme sphérique, sont si facilement énucléées du kyste où elles sont contenues? Mais de telles tumeurs ne sont guère le siége d'abcès; elles se rencontrent que bien rarement sur d'aussi jeunes sujets; la forme ovoïde n'est pas la leur; il serait possible qu'une hydatide dégénérée eût été le noyau de cette production; mais tout porte à croire qu'il s'agit ici d'une masse phymique ou tuberculeuse, qui se serait en partie ramollie et aurait donné lieu à la collection purulente ouverte au dehors.

Figure de la tumeur du foie dont il est question dans la Première Observation (p. 217).

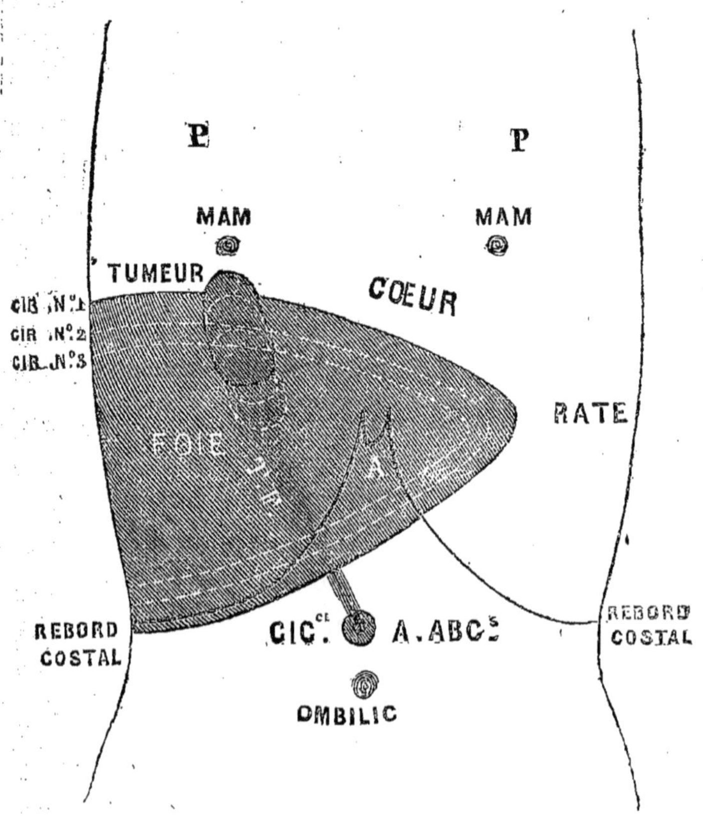

P, poumons.

MAM, mamelons.

CIR. N° 1, circonférence du foie *avant* l'hyperpnéisme.

CIR. N° 2, circonférence du foie *après* le premier hyperpnéisme.

CIR. N° 3, circonférence du foie *après* le second hyperpnéisme.

TUMEUR. La ligne noire contournant l'ovale noir indique la première limite et le siége de la tumeur avant l'hyperpnéisme; les lignes ponctuées blanches sa position et sa circonférence *après* les hyperpnéismes.

CICe A.ABC, cicatrice de l'ancien abcès.

A, appendice xiphoïde.

TF, rajet fistuleux ancien.

RÉFLEXIONS CLINIQUES SUR L'OBSERVATION PRÉCÉDENTE.

Remarques sur l'utilité de la diagnose plessimétrique dans le traitement des maladies du foie.

Le traitement, la guérison ou le soulagement du malade, tel est le but de la médecine entière. Pour parvenir à ce but, il faut non-seulement tenir compte des souffrances et des accidents que ce malade éprouve, mais encore remonter à la cause de ces douleurs ou de ces accidents, et déterminer avec précision quels sont les phénomènes organiques d'où irradient les symptômes observés.

Chez M. F., dont l'histoire vient d'être tracée, il était tout d'abord évident qu'il existait un état dit général, chronique et grave, d'où résultaient : l'émaciation ; l'angibrômie (maladie du tube digestif) ; consécutivement une dyspepsie habituelle et, de plus, un défaut du sang (hypémie) que l'on aurait pu rapporter à telle ou telle *cachexie*, à la *fièvre hectique*, etc., bien qu'elle fut en effet la conséquence d'une alimentation insuffisante.

Sans doute il suffisait de la connaissance de ces derniers faits pour qu'il se présentât ici l'indication pratique d'alimenter ; mais il y avait aussi une entérorhée et des douleurs de ventre ; les digestions étaient on ne peut pas plus mauvaises ; il fallait qu'il y eût des causes organiques qui entretinssent les accidents, et si elles n'étaient pas reconnues, le mal continuerait, s'aggraverait, et ferait bientôt périr le malade. Toutes les recherches chimiques que l'on eût pu faire n'eussent pas prévenu la marche fatale de la maladie.

Les circonstances commémoratives faisaient bien

savoir qu'il y avait eu un abcès dans la région épigastrique, abcès que des hommes de valeur avaient rapporté au foie, et avaient ouvert en donnant ainsi issue à des flots de pus. Mais cet abcès s'était guéri et une cicatrice seule en indiquait l'ancienne existence. Le malade n'était pas atteint de cholémie ou jaunisse; le foie ne débordait pas les côtes, nul caractère fonctionnel ne permettait de remonter jusqu'à l'appréciation positive de la lésion qui entretenait l'altération de la santé, lésion sans la guérison de laquelle il était impossible de remédier à l'état du malade.

Restait un seul moyen de diagnose propre à faire reconnaître les organies profondes qui existaient chez M. F., — et ce moyen n'était autre que le plessimétrisme. C'est donc à lui qu'il fallut avoir recours, et l'observation précédente a fait constater des faits du plus grand intérêt au point de vue du pathogénisme et des indications thérapiques.

1° Le plessimétrisme démontra que le foie était très-volumineux, mais qu'il n'était en rien altéré dans sa forme et qu'il variait infiniment de volume suivant que le malade exécutait ou non des inspirations et des expirations profondes et réitérées.

2° Il prouva ainsi que ce viscère n'était pas désorganisé, que ses vaisseaux étaient très-probablement conservés et libres, et qu'en conséquence il y avait possibilité de le ramener à son état physiologique.

3° De là, le traitement par l'hyperpnéisme lequel a été très-utile à M. F. puisqu'il a ramené le foie à sa dimension naturelle.

4° Le plessimétrisme a fait reconnaître une tumeur située à la surface du foie, derrière les côtes et au-dessous du poumon.

5° Il a fait voir la forme de cette tumeur, apprécier sa hauteur, sa longueur, son épaisseur, sa dureté supérieure à celle du foie, et jusqu'à un certain point sa nature; car il a conduit à ne pouvoir rapporter qu'à un petit nombre d'espèces de lésions la production accidentelle observée.

6° La médio-percussion a fait reconnaître le trajet par lequel autrefois le pus s'écoulait. Certes, on aurait été porté de prime abord à croire que le foyer de l'abcès existait à la face inférieure du foie, mais la plaque d'ivoire fit voir qu'il s'était formé à une grande distance de la cicatrice épigastrique.

7° Le plessimétrisme prouva encore que le trajet fistuleux avait été superficiel, qu'il s'était étendu et prolongé (au-dessous des côtes latérales droites) jusqu'à l'épigastre.

8° Le dessin linéaire, l'organographisme, dirigés par le plessimètre, prouvèrent que la tumeur n'était pas adhérente aux côtes, mais qu'elle appartenait au foie, puisqu'elle s'élevait quand cet organe montait vers le thorax et s'abaissait dans le cas contraire.

9° Elle ne pouvait être adhérente à la plèvre ; sa mobilité en fournissait la preuve.

10° Cette production n'était pas vasculaire, attendu que l'hyperpnéisme ne la faisait pas diminuer.

11° La percussion médiate faisant trouver que le cœur et les vaisseaux étaient très-petits, contribua à démontrer que le malade avait fort peu de sang et qu'une indication de premier ordre était de le nourrir.

12° C'est le plessimétrisme qui a indiqué le lieu précis occupé par la tumeur, lieu sur lequel des frictions avec la teinture d'iode devront être faites et vers lequel aussi il conviendra de porter des douches, etc., etc.

13° Ce sera lui qui permettra de suivre : les diverses phases des modifications qu'ultérieurement présentera la lésion organique dont il s'agit ; le développement ou la diminution possibles de la tumeur ; la récidive probable d'un abcès ; le temps où il faudra opérer ; le lieu où il conviendra de le faire, à l'effet d'éviter que le pus s'accumulant par trop, reprenne sa route première, et fasse récidiver à l'épigastre, la collection purulente, etc., etc.

14° Grâce au plessimétrisme, aux évacuations et à l'inspection de matières rouge-noirâtres et très-fétides, on a pu dessiner les gros intestins remplis du sang qui y pourrissait et qui provenait peut-être d'une région élevée du tube digestif (angibrôme) et l'on est parvenu à faire dissiper ce funeste symptôme : par l'abstinence continuée pendant 48 heures ; par des lavements réitérés et à grande eau ; par le perchlorure de fer, etc.

Comment comprendre, après une telle rigueur et un positivisme si absolu dans cette diagnose exacte qui conduit évidemment à un traitement rationnel, et alors que ce même positivisme s'étend à la connaissance de la plupart des lésions chirurgicales et médicales (1) ; comment comprendre, dis-je, cette opiniâtreté ou cette négligence, ce *laisser-aller vraiment coupables* qui conduisent tant de médecins à ne pas s'occuper de la percussion sur la plaque d'ivoire, à ne pas s'y exercer, à se servir encore du doigt comme moyen de médiation (que j'ai le premier, très à tort, proposé) et à se contenter de notions confuses sur l'état réel des malades ? Il serait cependant facile, avec un peu d'étude, d'acquérir l'habileté nécessaire pour bien percuter et

(1) Voyez les divers articles du *Traité de Plessimétrisme*, intitulés : Applications à la pratique.

pour dessiner avec exactitude, à l'intérieur, les organes profonds du corps de l'homme ? Que ces praticiens ne disent pas que, pour apprendre, le temps leur manque. *Est-ce que le temps fait défaut à l'homme de science et de bon vouloir, alors qu'il veut le trouver?* Est-ce que c'est une chose si ardue que d'appliquer et de percuter convenablement une plaque d'ivoire? Est-ce que le *Traité de Plessimétrisme* ne leur a pas donné toute la théorie de la méthode que comporte ce moyen d'investigation et tous les documents nécessaires pour le mettre en pratique ? Est-ce qu'il ne leur suffira pas de s'en servir utilement sur leurs malades, alors qu'ils voudront acquérir l'habileté nécessaire? Est-ce qu'il n'est pas d'une facilité extrême de suivre en percutant la direction des lignes qu'avec tant de soin j'ai indiquées dans mon livre?

Certes, il faut savoir de l'anatomie et de la physiologie pour tirer de la médio-percussion tout le parti possible, et le *public non médecin ne pourra mesurer le foie, le cœur, et leurs diverses parties ; il sera incapable d'apprécier : soit les différences ou les variations de siége, de forme, de volume qui peuvent survenir dans les organes en santé et en maladie*, soit l'influence de ces variations sur les indications thérapiques ; mais le médecin digne de ce nom (qui ne peut se dispenser de connaissances scientifiques étendues) doit avoir assez étudié l'organisme humain pour apprendre facilement, et en quelques semaines, à se servir du plessimétrisme et pour y devenir plus tard très-habile ; il n'aura qu'à continuer à se livrer dans sa pratique à la médio-percussion de la plaque d'ivoire pour acquérir toute la dextérité voulue. A moins d'être paralysé du sentiment tactile, de l'ouïe, et d'avoir son intelligence en mauvais état, celui qui veut s'exercer suffisamment acquerra bientôt l'habitude manuelle nécessaire pour être utile aux malades et à lui-même. Le public veut maintenant que l'on étudie les malades avant de faire des prescriptions, les médecins qui ne se conformeront pas à ses justes convictions perdront leur réputation et leur position médicale.

DEUXIÈME OBSERVATION

Tumeur du foie de forme arrondie, offrant les caractères des kystes hépatiques et qui contenait probablement de la matière encéphaloïdique reconnue à l'aide du plessimétrisme et de l'hyperpnéisme.—Amélioration de durée et guérison apparente.

Mon excellent ami M. le docteur Léon Boyer et moi nous avons constaté il y a trois ans, de la manière la plus évidente, chez une dame qui éprouvait depuis très-longtemps des douleurs très-vives dans le côté droit et dans la hanche, l'existence dans le foie d'une tumeur sphéroïde du volume d'un œuf, et qui offrait tous les caractères de ces kystes encéphaloïdiques qui se développent assez fréquemment dans cet organe. D'abord, rien n'indiquait sa présence. Or, nous sommes parvenus à rendre celle-ci on ne peut plus apparente à l'aide de la même manœuvre plessimétrique que dans le cas précédent; c'est-à-dire, en faisant varier par l'hyperpnéisme le volume de la glande hépatique et en percutant ensuite. Il nous fut facile de dessiner et de circonscrire par le crayon organographique une production arrondie beaucoup plus résistante au doigt que le tissu du foie environnant, et qui avait près de quatre centimètres dans ses divers diamètres. En faisant pratiquer ensuite et coup sur coup plusieurs respirations suspirieuses, le foie décrut par en bas de plus d'un pouce. La tumeur, elle, ne diminua pas; sa structure non vasculaire s'y opposait. Elle devint alors tellement saillante que son existence fut aussi évidente pour la main qui la palpait, qu'elle l'avait été pour le doigt qui la percutait. Il fut dès lors facile d'en saisir les contours. Plusieurs autres tumeurs plus petites furent alors manifestement distinguées sur le côté extrême du foie au moyen de l'organographisme plessimétrique.

Chose remarquable et bien en rapport avec ce que M. le docteur Fleury a écrit sur l'influence utile que l'hydrothérapisme exerce sur le foie et sur ses lésions, il arriva qu'ayant eu les jours suivants recours à des douches froides sur la région qu'il occupe, et à des frictions avec la teinture d'iode étendue d'eau, cet organe diminua encore de volume, et qu'il en fut même ainsi des tumeurs dont il vient d'être parlé.

M. le docteur Boyer, qui a continué à voir la malade, m'a appris que la guérison avait été complète.

TROISIÈME OBSERVATION

En 1865, j'ai vu encore à l'Hôtel-Dieu un homme adulte, dont le ventre était naturellement très-développé, et chez lequel l'hyperpnéisme rendit très-évidente par le plessimétrisme l'existence d'un kyste caché en partie au-dessous du rebord inférieur de l'organe hépatique.

QUATRIÈME OBSERVATION

Tumeur enkystée sous-hépatique d'une grande dimension. — Diagnose remarquable. — Douches. — Guérison.

Ces faits me conduisent à parler d'un cas du même

genre dans lequel la guérison eut lieu sans opération. Je fus appelé il y a cinq ans par M. Pat..., ingénieur. Ce monsieur, âgé d'à peu près 40 ans, portait une tumeur sous-hépatique envahissant tout l'espace où se trouve d'ordinaire l'estomac distendu. Il y avait longtemps qu'on traitait ce monsieur pour toute autre affection que celle dont il était atteint. Le plessimétrisme permettant de dessiner cette lésion et d'en tracer avec l'azotate d'argent toute la circonférence, on constata l'existence du son et du tact hydriques dans l'espace limité par la ligne de la circonscription que le crayon avait indiquée. Ayant eu recours pendant quelques semaines : soit à la teinture d'iode (au 10e) administrée en friction; soit à la compression, ainsi qu'à l'iodure de potassium donné intérieurement, et aux douches froides prises chaque jour, la tumeur diminua peu à peu, ce qu'il fut facile de reconnaître par le plessimétrisme ; l'hydrethmie des extrémités inférieures, l'hydropéritonie qui s'étaient manifestées antérieurement cessèrent d'avoir lieu, et le mal se dissipa bientôt de la manière la plus complète (1).

CINQUIÈME OBSERVATION

Kyste abdominal, guérison à la suite de l'emploi de la compression et des frictions avec la teinture d'iode étendue de 9 parties d'eau.

Il y a deux ans j'ai obtenu par le même traitement un succès de diagnose et de thérapisme, tout aussi re-

(1) J'ai actuellement sous les yeux (mars 1868) un fait du même genre non moins remarquable dans lequel le succès fut aussi complet et qui sera prochainement publié dans l'*Événement médical.*

marquable dans un cas de *cèlie* abdominale développée au-dessus du bassin, et qui présentait les mêmes caractères que la tumeur sous-hépatique dont il vient d'être parlé. (*Traité de plessimétrisme*, nos 524, 525, 526, 527.)

SIXIÈME OBSERVATION

Abcès de la vésicule du fiel.— Sa détermination au moyen du plessimétrisme lequel prouve que la tumeur est assez profonde pour que l'on puisse y pratiquer une ponction. — Dilatation de la plaie par l'éponge préparée. — Sortie de calculs biliaires.— Guérison.

MM. les docteurs Rousseau, Fatout et moi, nous avons observé, alors que je faisais le service à l'hôpital de la Pitié, un fait remarquable sous plusieurs rapports, et dont il est utile de tracer ici une rapide analyse. A la suite d'accidents d'hépathie mal déterminés, une douleur vive se manifesta chez une femme de quarante ans, au-dessous du foie et sur le lieu où siége d'ordinaire la vésicule du fiel. Le plessimétrisme permit de dessiner sur ce point un espace mat débordant le rebord du foie, et dont le pourtour présentait à la percussion et à la palpation une dureté assez marquée. Au centre de cet espace, la percussion médiate donnait les caractères propres aux liquides, et le toucher faisait sentir une fluctuation obscure. Il était évident qu'un abcès existait sur ce point; l'induration de sa circonférence devait faire admettre l'existence d'adhérences : celles-ci devenaient encore plus probables quand on remarquait que la tumeur conservait les mêmes rapports avec les parois, lors des changements de position du corps et quels que fussent aussi les mouvements d'inspiration et d'expiration. En effet, dans les cas où la vésicule dilatée est libre de toute adhérence, elle suit le foie et elle s'abaisse dans les mouvements d'inspiration, pour s'élever lorsque l'expiration s'accomplit. Avant de se décider à une opération, on voulut savoir dans quels rapports les intestins étaient avec la tumeur, et on reconnut par le plessimétrisme qu'un son tympanique, dû à la présence du tube digestif, se trouvait à l'entour (excepté du coté du foie). En appliquant le plessimètre sur le centre de la matité, il fallait déprimer très-profondément (à quatre centimètres, par exemple) avec la plaque d'ivoire, pour que l'on trouvât de la sonorité. Ainsi quelque portion de l'angibrôme, remplie de gaz, était située derrière la tumeur; mais c'était très-profondément qu'elle était placée, et il n'y avait, sous ce rapport, aucun risque à pratiquer une ponction. D'ailleurs, on mit en usage un moyen très-propre à éviter toute pénétration dans l'intestin: *les mains de deux d'entre nous entourèrent et pressèrent la tumeur, de façon à la rendre plus profonde d'avant en arrière et à éloigner ainsi l'intestin des parois. Un trois quarts fut alors plongé au centre du point mat;* il donna issue à une grande quantité de pus; une mèche d'éponge préparée remplaça la canule, et ce fut par l'ouverture fort large qu'elle produisit, que s'échappèrent, quelques jours après, plusieurs calculs biliaires volumineux. Leur sortie fut suivie d'une prompte guérison. (*Traité de plessimétrisme*, n° 577.)

RÉFLEXIONS CLINIQUES SUR LES OBSERVATIONS PRÉCÉDENTES.

Les six observations qui viennent d'être réunies mo

paraissent offrir un immense intérêt, soit au point de vue de la diagnose, soit sous le rapport du thérapisme.

Rien n'était plus obscur, il faut en convenir, que l'étude clinique des maladies du foie, et c'est avec étonnement que l'on voit si souvent des malades être traités pour des affections hépatiques dans des cas où les caractères organiques et physiologiques des hépathies manquent complétement.

On ne saurait trop le répéter, toutes les fois que le foie ne déborde pas les côtes, ce qui a lieu dans la majorité des cas où cet organe est modifié pathologiquement; toutes les fois qu'il n'y a point de signes de cholémie (bile dans le sang, jaunisse), on peut bien soupçonner l'existence des affections de la glande biliaire, mais il est à peu près impossible d'affirmer leur présence et encore plus de les caractériser. Déjà, à l'occasion de l'étude de l'oxigastrie, j'ai établi cette grande vérité, laquelle devient tout à fait évidente par l'observation journalière.

La cyrrhose était le plus ordinairement méconnue quand on ne pouvait constater que la glande hépatique avait diminué de volume; on ne possédait guère en effet de caractères à peu près certains de son existence autres que cette diminution, puisque c'est seulement d'une façon très-tardive que se déclarent les hydropisies. Comment eût-il été possible, avant la délimitation organique, par le plessimétrisme, de la glande biliaire, d'apprécier l'hypotrophie hépatique? Aussi les médecins qui admettent des maladies essentielles, voyant certaines hydropéritonies, et véritablement les plus graves, s'être manifestées sans que l'on ait pu trouver de maladies organiques du cœur, des reins, des veines, etc.; propres à expliquer les causes anatomiques des collections séreuses abdominales, et ne pouvant diagnoser la lésion du foie, ne manquaient-ils pas de considérer de telles ascites comme des maladies primitives, c'est-à-dire indépendantes de causes organiques.

Les tumeurs, les abcès du foie, pour ceux qui ne savent pas convenablement percuter, sont, tout aussi bien que la cyrrhose, très-difficiles à reconnaître, et c'est seulement alors que le mal est parvenu à un accroissement considérable que leur diagnose est convenablement établie. C'est ce qué prouvent non-seulement les observations qui viennent d'être citées, mais encore ce que démontrent une infinité d'autres faits du même genre que j'ai eu l'occasion de voir.

Dans cette impossibilité matérielle de reconnaître les lésions dont il est ici question, comment pourrait-on, sans les progrès de la science, soumettre, dans les premiers temps de ces affections, les malades qui en sont atteints à un traitement basé sur des connaissances positives? Ne voit-on pas encore ici la conjecture, le doute, les *à peu près*, diriger le médecin et le chirurgien? Lors même que l'existence du mal est soupçonnée, je dirai même démontrée à la suite des modifications survenues dans la lésion, comment en suivre les phases ultérieures d'accroissement, de diminution, ou encore les changements de forme survenus, etc., alors que l'on ne possède aucun moyen précis pour les déterminer ?

Dans les observations première, deuxième, troisième, quatrième et sixième, on a vu combien *le plessimétrisme, combiné avec les résultats de l'hyperonéisme, a pu facilement faire reconnaître non-seulement l'existence de tumeurs hépatiques*, mais encore la présence de trajets fistuleux conduisant à des abcès ouverts très-loin du lieu où ces pyocélies avaient pris naissance.

Mais s'il n'est pas aisé de s'assurer qu'un abcès ouvert extérieurement a eu son point de départ dans le foie, et surtout dans un lieu très-éloigné de celui où le pus a trouvé une issue au dehors, on est quelquefois exposé (alors que pour éclairer la diagnose on n'a pas recours au plessimétrisme) à prendre pour des hépatopyoïes des collections purulentes provenant des poumons, de la plèvre et même d'organes plus éloignés ; le fait suivant se rapporte à un cas dans lequel, en Allemagne, des médecins fort instruits avaient pris pour un abcès hépatique un foyer de pus dont la source n'était autre que la colonne vertébrale.

SEPTIÈME OBSERVATION.

Abcès ouvert dans le côté droit, à la hauteur de la partie moyenne de la région hépatique et au niveau des neuvième et dixième côtes droites. Rachisophymie ayant donné lieu à cette collection purulente et à un trajet fistuleux très-étendu ; diagnose positive due au plessimétrisme. Le malade avait été traité antérieurement pour un abcès du foie.

Au mois d'octobre 1867, un jeune homme de vingt-cinq ans, M. Z...., me fut adressé du duché de Nassau, pour le traiter d'un abcès que l'on attribuait au foie et qui, ayant en effet son siége à l'hypochondre droit, correspondait à la partie moyenne de la neuvième côte. L'ouverture qui en avait été faite et de laquelle s'étaient écoulés des flots de pus, était restée fistuleuse et avait continué depuis plusieurs années à donner issue à des proportions extrêmement considérables d'un liquide purulent et dont l'odeur était horriblement fétide. La quantité de ce liquide était si grande que le malade se trouvait obligé de recouvrir le côté droit d'une masse de charpie qui en était bientôt souillée.

Tous les symptômes de la pyémie : l'amaigrissement, l'extrême pâleur, l'hypémie, les petits frissons suivis de sueurs nocturnes, la fréquence extrême et la faiblesse du pouls, la chaleur sèche de la peau, et parfois une hydrentérorrhée persistante et fétide, existaient au plus haut degré, et vraiment il avait fallu beaucoup de courage au malade pour se rendre dans un tel état de souffrance des bords du Rhin à Paris.

L'exploration des organes chez M. Z..... me donna les résultats suivants : Les poumons présentaient les caractères de l'état normal, et même une sonorité et une élasticité exagérées (ainsi que cela a lieu chez les hypémiques) ; *le diamètre transversal du cœur était tout au plus de neuf centimètres* (trois en moins que chez un homme en santé) ; le pouls disparaissait lors de l'élévation du bras. — La rate, chez ce malade atteint de frissons et de sueurs nocturnes, de splénomégalie, *qui est constante lors de la septicopyémie accompagnée de fièvre* dite *hectique*, avait douze centimètres sur six (état physiologique huit sur quatre) ; l'ouverture fistuleuse correspondait exactement au milieu de l'espace où le plessimétrisme circonscrivait le foie, ne dépassait pas le rebord costal, *ayant des dimensions faibles*, et qui, *comme cela a lieu alors qu'il y a peu de sang*, n'était en rien altéré dans sa forme, et occupait la position qui lui est naturelle. On ne distinguait pas dans la plus grande partie de son étendue de dureté à la palpation ou au plessimétrisme, et nulle part on n'y rencontrait de fluctuation ; c'était seulement dans la largeur de deux centimètres et suivant une ligne qui, partant de la plaie fistuleuse, se dirigeait obliquement en arrière et en haut vers la colonne vertébrale, que l'on constatait des caractères plessimétriques différents de ceux que le reste du foie présentait. Ces caractères consistaient en une matité hydrique, plus sourde et moins élastique que le tissu hépatique d'alentour et qui avait lieu dans l'étendue d'à peu près dix centimètres. *On suivait cette matité par delà le foie et jusqu'à la lésion rachidienne dont je vais parler et dont j'avais reconnu l'existence avant d'avoir constaté l'espace* où existait le son hydrique dont il s'agit. Vers la partie moyenne de cet espace de forme allongée on trouvait dans l'étendue de trois centimètres à peu près, et par le plessimétrisme superficiellement pratiqué, une sonorité et une élasticité très-grandes, en rapport avec des gaz contenus dans une cavité; circonstance qui expliquait la putréfaction du pus qui s'échappait par l'ouverture de l'abcès.

Le tube digestif, à part la présence de quelques scories liquides et de gaz dans les gros intestins, ne présentait aucune lésion appréciable.

Le rachis vers le milieu du dos offrait au dessin plessimétrique trois centimètres et quelques millimètres d'un côté à l'autre, et à la région lombaire trois centimètres six millimètres, dimensions un peu au-dessous de l'état normal, hypotrophie qui correspondait à l'état d'exténuation du malade. La médio-percussion, pratiquée sur ces points par un faible choc, faisait encore facilement entendre des sons en rapport avec les viscères situés derrière les os. Tout au contraire, à la neuvième et à la dixième vertèbre dorsale, la largeur de l'épine était de cinq centimètres et les sensations plessimétriques permettaient de constater une très-grande épaisseur du corps de ces os.

L'espace allongé et mat que j'avais reconnu et dessiné se prolongeait jusqu'à la tumeur formée au niveau de la neuvième et de la dixième vertèbre dorsale.

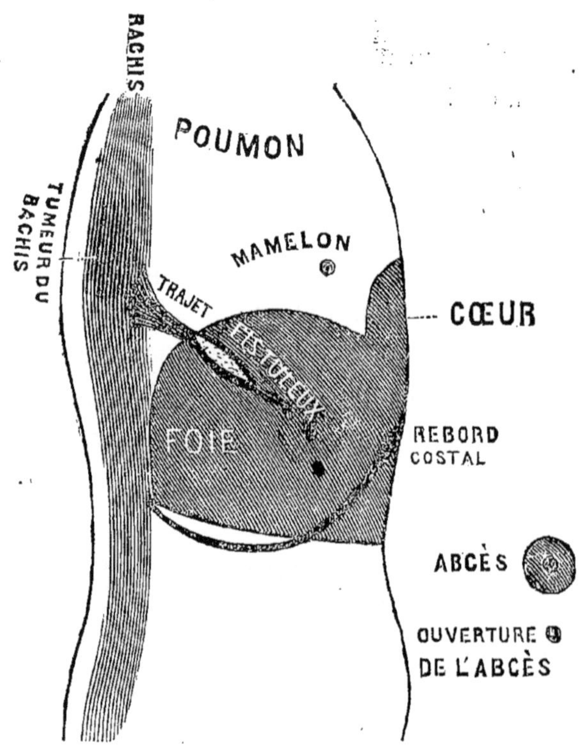

Un stylet boutonné porté dans la plaie fistuleuse ne pouvait être dirigé horizontalement, mais pénétrait facilement jusqu'à la profondeur de quatre centimètres, alors qu'il était porté dans le sens de l'espace mat de la surface du foie ; cet espace n'était évidemment que le trajet fistuleux qui, reconnu par la percussion, communiquait à une lésion des vertèbres du dos, lésion où se formait, s'accumulait et d'où sortait le pus évacué par la plaie. La sonorité, l'élasticité extrême que l'on rencontrait dans la partie moyenne du trajet dont il vient d'être parlé, étaient dues à la présence de l'air qui, ayant pénétré par l'ulcération, était parvenu jusqu'au lieu où le bruit gazique manifestait sa présence.

En comprimant de haut en bas avec le doigt, dans la direction du trajet fistuleux, on faisait sortir par la plaie une plus grande proportion de pus fétide.

Le foie, d'après ce qui vient d'être dit, n'était donc en rien malade; entre le viscère et les côtes, et sans doute à la suite d'adhérences inflammatoires, s'étaient formées des couches plastiques, lesquelles avaient entouré un conduit qui avait livré passage au pus provenant des vertèbres, en un mot, il s'agissait ici d'une pyoïe étiorachisque (abcès par congestion provenant du rachis) et non pas d'une collection purulente développée dans la glande biliaire.

Cette précision dans la diagnose n'était pas sans une grande portée thérapique. En effet elle conduisait : 1° à avoir recours au phosphate de chaux porphyrisé à la dose de dix ou douze grammes par jour, traitement qui n'aurait en rien convenu dans un cas de simple abcès de foie; — 2° à pratiquer une contre-ouverture à la partie supérieure du conduit fistuleux et près du lieu où existait la rachisocélie ; — 3° à établir une compression méthodique sur la partie sous-jacente du conduit fistuleux, etc. ; — 4° à faire dans celui-ci des injections alco-iodiques, etc., etc.

Certes, c'est exclusivement à la précision de la diagnose plessimétrique que ces indications thérapiques étaient dues, et si le malade n'avait pas été aussi cruellement atteint, s'il avait pu séjourner plus de temps à Paris, le traitement que j'aurais institué aurait été basé sur ces indications auxquelles on aurait ajouté celles de remédier à la splénomégalie (et par conséquent à la fièvre hectique) et à l'hypémie excessive dont le malheureux Z... était atteint. Mais il fallait ne pas s'opposer au départ de ce pauvre jeune homme dont l'état de fortune s'opposait à un séjour prolongé à Paris. Pourquoi les règlements administratifs, qui certes ne sont pas hospitaliers, ont-ils été ainsi faits que des étrangers ne puissent être traités sans rétribution dans nos établissements sanitaires, et pourquoi des intrigues coupables m'ont-elles éloigné de la chaire de clinique de l'Hôtel-Dieu et d'un service dans lequel j'aurais fait en sorte que ce malade fût reçu?

Lorsque je lis les ouvrages grands ou petits, volumineux ou microscopiques qui traitent du thérapisme, ainsi que les observations particulières et très-superficielles qui se bornent à indiquer vaguement l'état d'un malade ou même à désigner cet état par le nom d'une entité morbide admise *à priori*, et qui indiquent tel médicament nouveau, telle formule composée de drogues, que l'on dit avoir employées avec succès, drogues dont on affirme *s'être bien trouvé, et que l'on recommande avec une assurance inouïe*, en vérité j'éprouve une sorte de dégoût et je suis tenté de croire que de telles publications, loin d'être utiles à la science, la rabaissent au niveau des plus stupides pratiques des gardes-malades.

Il y a quelques dizaines d'années, à la suite des immenses recherches anatomiques, physiologiques, pathologiques qui venaient d'élucider la science, et alors que les applications des sciences naturelles à l'étude des souffrances humaines, avaient été aussi nombreuses qu'importantes ; alors encore qu'il était résulté de ces immenses travaux, que c'étaient principalement les organes malades et leurs fonctions altérées, et non pas une sorte de chaos symptomatique qu'il convenait d'étudier, on arriva par la force des choses à reconnaître qu'il fallait fonder les bases de la médecine sur les résultats de telles études.

On vit alors encore que la plupart des médicaments adressés aux entités morbides n'avaient et ne pouvaient avoir une action positive, constante et calculable; que le plus grand nombre d'entre eux étaient sans efficacité aucune ; que quelques-uns étaient dangereux dans leur emploi hasardé, et il advint que, les doctrines un peu fantaisistes sur l'irritation et l'inflammation aidant, on tomba dans une exagération condamnable ; on proscrivit la plupart des médicaments et l'on ne fit plus du thérapisme qu'avec de l'eau, de l'abstinence et des évacuations sanguines.

Il y eut alors une sorte de réaction ; on s'éleva avec une sorte de colère contre les novateurs ; on dit que c'était de la thérapeutique qu'il fallait faire, comme si Broussais et ses adhérents n'en faisaient pas une, à laquelle, il est vrai, des reproches trop mérités pouvaient être faits ; on appela de ce nom : *thérapeutique*, l'art de donner des médicaments nouveaux, de prendre dans les vieux livres des Arabes des substances ou des recettes stupides, telles que l'*élixir diabazasa*, *l'album græcum*, dont la décence empêche de désigner la composition. Des journaux spéciaux se sont attachés à remplir leurs pages de formules dans lesquelles toutes les affinités chimiques étaient méconnues et qui étaient destinées à être opposées : au rhumatisme dont on ne pouvait donner les caractères; aux scrofules, sorte de tohu-bohu qui réunit sous une même dénomination une foule de lésions très-diverses et chroniques : soit de la peau, des ganglions lymphatiques; soit des os, des poumons, etc., etc. ; à la fièvre typhoïde, assemblage monstrueux d'états organiques innombrables et qui exigent chacun un traitement spécial; à la goutte, dans laquelle les lésions diverses qui la constituent doivent, si l'on veut soulager les malades, être séparément étudiées.

De là un redoublement dans l'administration des médicaments empiriques, des poisons dangereux, de là encore des prescriptions bizarres dont le moindre inconvénient était d'être dispendieux et inutiles. Les attaques les plus dures ne manquèrent pas contre les hommes de cœur et de science, alors qu'ils publiaient des travaux utiles et pratiques d'anatomie et de physiologie appliquées à l'hygiène et au traitement des lésions organiques, et appréciables; on affiche un dédain inexcusable pour la diagnose que rendaient plus positive des moyens nouveaux de reconnaître l'état matériel des diverses parties des organes, et ce détestable esprit dure encore. Au lieu d'étudier avec soin les moyens de préciser les modifications survenes dans les organes, on s'est contenté de nommer des collections symptomatiques et de prôner des médicaments venus de la Nubie, de Madagascar, du centre de l'Amérique, du Monomotapa, etc., et cela à l'effet de contenter la passion du public pour les substances inconnues, pour les drogues composées et pour tout l'attirail de la médecine fantaisiste.

Il est temps que des voix généreuses se fassent entendre contre de tels abus, et que, loin de traiter avec légèreté (une maladie à laquelle on donne un nom, nom qui n'a pas plus de signification que cette maladie n'a de caractères spéciaux et déterminés), on sache bien qu'avant de soigner un malade, il faut examiner avec un soin extrême ses organes, s'assurer de leur état, et, quel que soit le terme par lequel on désigne l'affection, chercher à remonter aux causes simples ou multiples des accidents, et qu'enfin, on ne doit rien prescrire de grave qu'après avoir établi les indications positives qui ressortent de cette difficile étude.

Les réflexions précédentes me sont inspirées par les observations des tumeurs du foie dont il vient d'être parlé.

Voyez ce qui serait arrivé pour les malades précédents, si l'on n'avait eu recours qu'à une diagnose incomplète! Pour M. F... (première observation), chez lequel on n'avait pu jusqu'alors reconnaître le point de départ de la tumeur, et son adhérence à la glande hépatique, il aurait été impossible de savoir le point sur lequel il convenait de diriger les moyens thérapiques qu'il convenait d'employer, tels que les douches froides, la compression, les opérations chirurgicales, etc.; et l'on aurait prescrit d'inutiles médicaments contre une maladie du foie supposée et qui n'existait pas. — Certes, chez la malade que j'ai vue avec M. le docteur Boyer (deuxième observation) on aurait rapporté à une névralgie la douleur que cette dame éprouvait; on aurait épuisé tout l'arsenal des antispasmodiques, des narcotiques, des dérivatifs, etc., contre la douleur; on n'aurait pas reconnu la tumeur, et l'on n'aurait ni soulagé ni guéri la malade. — Quant à à M. Pat... (quatrième observation), c'est évidemment parce que l'on a parfaitement reconnu le caractère de la tumeur sous-hépatique, que l'on a dirigé un thérapisme convenable et obtenu un bien remarquable succès. — Il en a été ainsi de ce kyste abdominal (cinquième observation) que l'on a si bien reconnu par les moyens physiques de diagnose. — L'opération faite sur un abcès de la vésicule du foie à la malade de la sixième observation et qui a permis de donner issue à des calculs biliaires, n'a été possible et utilement dirigée dans tous ses détails que par le plessimétrisme le plus attentif. — Enfin, si dans la septième observation on n'avait pas reconnu, par les manœuvres diagnosiques les plus sévères et les plus attentives, la lésion rachidienne, on aurait, comme cela avait été fait précédemment par d'autres praticiens, admis l'existence d'une maladie du foie, prodigué des médicaments complétement inutiles, et l'on n'aurait pu songer ni à des opérations chirurgicales dirigées vers la partie la plus élevée du trajet fistuleux, ni administrer le phosphate de chaux contre la rachisocélie, seul moyen qui présentait quelque chance de salut.

Mais si l'affection primitive, principale, n'avait pu, dans tous ces cas, être reconnue, précisée, suivie et étudiée dans sa marche, traitée enfin convenablement, n'est-il pas encore certain, sans l'appréciation exacte de l'état organique, que tous les autres états pathologiques coïncidants, consécutifs à la lésion première, tels que l'hypémie, le volume du cœur, les souffrances des bronches et des poumons, les splénopathies, l'accumulation des matières et des gaz dans le tube digestif, etc. (complications si graves et auxquelles il fallait absolument s'opposer si l'on voulait écarter les chances fâcheuses auxquelles étaient exposés les malades, et qu'il était urgent de combattre avec la plus grande persévérance), n'est-il pas certain, dis-je, qu'elles ne pouvaient être judicieusement traitées qu'au moyen d'une diagnose très-précise? N'est-il pas encore évident que les médicaments, que les formules innombrables que l'on prodigue sans discernement ne pouvaient être utiles que dans les mains de ceux qui se fondaient, pour les administrer, sur une détermination exacte des états morbides, laquelle repose sur des faits anatomiques physiologiques et diagnosiques très-précis?

Ce qui vient d'être dit des sept malades précédents est applicable à tous les autres. Le médecin ne doit se permettre de prescrire un traitement à l'homme qui se confie à lui, qu'après un examen très-attentif et qui repose sur les connaissances diagnostiques les plus positives. Ceux qui se disent être des thérapeutistes et qui n'agissent pas ainsi ne sont que des empiristes dangereux, et n'ont d'autre guide dans la curation des maladies que le hasard et la routine.

DISCOURS

PRONONCÉ A L'ACADÉMIE IMPÉRIALE DE MÉDECINE

Sur l'inoculation et la reproduction consécutive du pus et de la matière tuberculeuse.

Excusez-moi, messieurs, si, en prenant la parole dans la grave discussion qui s'élève sur la possibilité de l'inoculation des tubercules et, par conséquent, sur là contagion de ceux dont les poumons peuvent être atteints, je reviens sur une question de nomenclature et si je fais une critique, qui me paraît juste, de l'expression de *tuberculose* dont on s'est récemment servi pour désigner ce que l'on dit être un *état général* de l'organisme dont on a quelque peine à se faire une idée exacte; cet état général serait à la fois une diathèse, une cachexie, une maladie supposée, une cause fantastique et indéterminée, un mythe incompris que l'on se donnerait garde de rattacher à des circonstances organiques appréciables.

Alibert qui se plaisait à orner de désinences, plus harmonieuses que scientifiques, les termes destinés à spécifier les maladies et les lésions des organes, s'était servi de la particule *ose* pour exprimer l'idée d'un assemblage de lésions, d'une famille de maladies; de là des dermatoses; des névroses, etc.; mais bientôt Laënnec se servit de cette terminaison de mots pour exprimer une altération organique particulière au foie: la cyrrhose, laquelle, n'étant en rien une prédisposition, une diathèse, une cachexie, désigne un fait local et tout à fait caractérisé. D'autres sont venus qui ont appelé cyanose un trouble de circulation dû à une lésion organique du cœur, et chlorose une série de symptômes en rapport avec une modification de sang, une hydrémie survenue chez des jeunes filles atteintes en même temps de névropathies variées dont la source est souvent dans des états organiques de l'appareil génital (angiove).

Les personnes qui ont proposé et employé le mot composé tuberculose, lui ont donné encore une signification toute différente de celles dont il vient d'être parlé, et je viens de faire voir combien cette signification est obscure et vague. Une telle logomachie est vraiment insoutenable, et que l'on ne vienne pas dire que c'est le terme grec : *nosos* dont la désinence *ose* a été ici tirée. Car ce n'est pas cette consonnance qui peut ici suffire pour désigner une maladie. Il faudrait, pour qu'il en fût ainsi, la faire précéder d'un *n* sans laquelle la désinence *ose* ne signifierait absolument rien.

Quand on se montre disposé à croire que la matière tuberculeuse ou phymique est virulente et contagieuse, et que l'on se sert de la désinence *ose* ajoutée au mot tubercule pour la nommer, il semblerait qu'on ait voulu utiliser le mot grec : *iose* (miasme ou virus) que j'ai adopté dans ma nomenclature ; mais évidemment il n'en est pas ainsi ; car la lettre *i* a été ici supprimée, et ce n'est pas en considérant cette matière comme un agent contagieux et inoculable que primitivement le mot tuberculose a été employé.

Sans doute il est utile, il est indispensable de créer des mots nouveaux en médecine, mais il faut qu'ils désignent des idées nettes et bien accentuées ; si le mot tuberculose est doux à l'oreille, il est mal composé et exprime, non pas une chose définie, mais des idées très-différentes les unes des autres, telles que : la matière tuberculeuse elle-même, la diathèse tuberculeuse, la cachexie tuberculeuse, le vice, le virus intime que l'on suppose pouvoir lui donner naissance. Ce mot tuberculose est donc essentiellement mauvais et le progrès doit en chercher et en adopter de meilleurs.

Permettez-moi, messieurs, de vous faire remarquer que le mot phymie est d'Hippocrate ; qu'il désigne parfaitement l'idée de tuberculose et de matière tuberculeuse ; qu'il s'associe parfaitement comme antécédent ou comme désinence au nom des divers organes, et surtout à celui du sang ; qu'il est facile d'y réunir des expressions telles que : *malaxie*, *sclérosie*, *pyie*, qui indiquent des modifications que les tubercules peuvent présenter ; ainsi l'on comprend tout d'abord ce que signifient les termes organophymie, phymémie, phymomalaxie, sclerophymie, phymopyies, etc., la génèse des tubercules s'exprime tout naturellement par le mot phymogénie. S'il existait, ce qu'il est difficile d'admettre, un virus, un miasme tuberculeux, il serait aisé de le désigner par le mot *phymiose* et d'exprimer l'infection qu'il occasionne par le terme phymiosie. Ces dénominations ont, depuis longtemps déjà, cours dans la science, et chacune d'elles a un sens différent, ce qui les rend infiniment préférables : soit au terme si vague : tuberculose, que l'on emploie dans des acceptions si différentes ; soit à tous ceux du même genre que l'on pourrait avoir l'envie de former.

On a bien assez attaqué la nomenclature organopathique, *sans pouvoir prouver qu'elle était sans nécessité et sans portée ;* elle a assez résisté au mauvais vouloir, elle a assez méprisé le ridicule immérité dont on a voulu la couvrir, pour qu'il soit permis à son auteur de combattre par la raison et la logique des dénominations nouvelles qui, loin d'être un progrès, augmentent par leur défaut de signification précise le vague incroyable où languit la science.

Si j'ai parlé d'abord d'une question de mots, c'est qu'il n'y a pas de science précise sans un langage qui exprime nettement les idées, et que l'obstacle le plus grand à leurs progrès est, ainsi que l'ont si bien senti Linné, Guyton Morveau, Duméril, Chaussier, etc., et comme la plupart des médecins ont tant de peine à le comprendre, l'absence d'une langue spéciale qui n'admettrait pas les mots amphibologiques et qui n'ont pas une signification unique et absolue. Quand la science est compréhensible, la terminologie se fait facilement, car, comme l'a dit Boileau :

> Ce que l'on conçoit bien s'énonce clairement,
> Et les mots, pour le dire, arrivent aisément.

Ces considérations générales étant posées, j'arrive à la grande question qui fait le sujet de la discussion actuellement en litige devant l'Académie.

Les expériences qui ont été faites par MM. Villemin, Hérard, Colin, Empis, etc., relativement à l'inoculation de la matière tuberculeuse, aux granulations phymiques, etc., ont un grand intérêt et *présentent une analogie manifeste avec les faits que l'observation clinique, les investigations cadavériques, les expérimentations sur les animaux ont permis de recueillir relativement aux conséquences de la pénétration dans le sang de la matière purulente.*

On oublie vite ce qui a été fait en médecine; faute de mémoire et souvent d'instruction, on ne tient pas compte de travaux plus ou moins anciens, qui élucident des questions ardues et évitent des discussions nouvelles.

Cette réflexion n'est que trop applicable à ce que la science a appris sur la pénétration dans le sang du pus et des éléments qui le composent. Lorsque Magendie et Gaspard injectaient du pus dans les veines, tout d'abord survenaient des lésions circulatoires graves et des phlegmasies dont la conséquence était la formation du nouveau pus. Quand ce liquide s'infiltre dans le tissu cellulaire ou conjonctif d'un membre, il en résulte des phénomènes du même genre, et des abcès se reproduisent dans divers organes.

Dance a étudié avec un soin extrême les pneumonites lobulaires qui, résultant de la pénétration de matières purulentes dans la circulation, donnent lieu à des pyoies circonscrites, à des phlegmasies partielles dues à la même cause, suivies promptement de formation de pus et qui se déclarent même dans le foie et d'autres viscères à la suite des grandes solutions de continuité, telles que de larges blessures, des plaies résultant d'opérations; si des vaisseaux sont divisés et mis en contact avec un liquide purulent, la pénétration de celui-ci a lieu, et l'on voit souvent se manifester au loin des pyoies plus ou moins étendues et des phlegmasies suppurantes.

Un ganglion lymphatique du cou vient-il à suppurer, les ganglions en communication directe ou indirecte avec lui par des vaisseaux blancs se tuméfient, deviennent douloureux et produisent en général, d'une manière plus lente, il est vrai, que dans les cas précédents, un liquide entièrement semblable à celui qui se rencontrait dans le premier ganglion.

Arrive-t-il dans la dysenterie ou colo-rectite épidémique que des ulcérations se forment dans les gros intestins, et que du pus pénètre dans les vaisseaux de la veine porte, il advient qu'à l'état aigu des abcès se forment dans le foie et qu'à l'état chronique se développent dans cet organe des productions dont le point de départ a été probablement du pus.

Les phlegmasies qui se déclarent dans les articulations chez les femmes dont la plaie utérine causée par l'accouchement a suppuré, deviennent le siége de collections purulentes qui ne se manifestent que très-rarement dans les arthrites liées à la présence de la fibrine en suspension dans le sérum du sang, et chez ces mêmes femmes aussi la tendance aux abcès dans diverses parties de l'organisme est extrême.

La péritonite puerpérale se prononce en général à l'époque où la surface interne de l'utérus, où la plaie résultant de la chute du placenta suppurent, et bientôt cette suppuration a lieu en abondance dans la cavité abdominale et assez souvent dans les plèvres, les poumons, le tissu cellulaire hypodermique, etc.

Et remarquez bien, messieurs, que ce pus, qui est partout le même, présente dans tous les tissus les mêmes caractères. N'oubliez pas ce vieil adage qui conduit parfois le chirurgien à ne pas ouvrir prématurément les abcès; *le pus forme du pus;* car cet axiome semble tout aussi vrai pour cette formation du pus au loin à la suite de la pyémie que pour son séjour dans une cavité enflammée.

Il n'y a cependant pas dans tous les faits précédents de véritable inoculation ; ce sont tout simplement des éléments composant des liquides pyoïques qui, après avoir pénétré dans le sang, se déposent par le fait de la circulation dans les tissus, y constituent des corps étrangers, lesquels ont cessé d'être organisables et de faire désormais partie de l'organisme ; alors ils provoquent, par leur présence, un travail d'élimination, souvent inflammatoire, duquel résulte la sécrétion d'un liquide qui n'est autre que le sérum, et ce sérum, perdant sa partie la plus aqueuse, devient, par le rapprochement de ses mollécules et par suite des modifications qui y surviennent, de véritable pus, semblable à celui dont les éléments ont été primitivement déposés dans la trame organisée où ces phénomènes s'opèrent.

Ce qui précède est, je ne crains pas de l'affirmer, constaté par des faits cliniques et cadavériques innombrables.

J'ai publié dans le *Traité de médecine pratique* dix-huit observations dans lesquelles des gens qui avaient été saignés alors qu'atteints d'état couenneux du sang (plastydrémie ou hémite) et de phlegmasies pulmonaires parvenues à la suppuration, avaient déposé dans la couenne (c'est-à-dire dans la couche fibrineuse et plastique déposée à la surface du caillot ou recueillie dans un vase) des granulations grisâtres plus ou moins nombreuses et très-apparentes à la vue. A part un cas d'hémitarthrite, dans lequel les articulations contenaient du pus, jamais, sur quelques milliers de saignées, je n'ai rien rencontré de pareil.

Dans ces observations on a trouvé et montré aux élèves, après la mort, du pus infiltré dans les poumons ou qui sortait de leur tissu lors de l'incision, ce qui arrivait surtout alors que l'on râclait avec un couteau les surfaces divisées.

Il faut avouer que l'on n'a pas trouvé au microscope, dans les granulations, de globules entiers de pus; mais il ne faut point en déduire qu'il ne s'agissait point ici des éléments du pus, de granulations purulentes altérées, et ces éléments suffisent pour produire, alors qu'ils sont déposés dans les tissus (et surtout dans les poumons, dans les os), des lésions suivies : à l'état aigu d'abcès, et à l'état chronique de granulations miliaires, d'engorgements grisâtres auxquels succèdent des tubercules qui se modifient plus tard et constituent des masses de matières pyoïdes ou phymoïdes, lesquelles, venant à être évacuées, laissent ensuite vides les cavités qui les contenaient, ce qui donne lieu à la formation de cavernes.

Il paraît hors de doute, d'après les faits et les réflexions qui précèdent, que le pus déposé naturellement, accidentellement, ou par suite d'expériences, soit sous la peau, soit dans des cavités intérieures, ou encore dans la trame cellulaire ou organique, peut pénétrer dans les vaisseaux divisés par les incisions, les blessures accidentelles, les déchirures spontanées, les parois des membranes ramollies, les surfaces ulcéreuses ou caverneuses et par les orifices vasculaires livrant, dans les hémorrhagies, passage au sang.

Les arguments que Blandin et autres ont fait valoir contre la pyémie n'ont eu trait qu'à l'absorption, mais non pas à la simple pénétration par des bouches veineuses et béantes à la surface des solutions de continuité ; si des globules de pus sont trop gros pour entrer dans des capillarités très-fines, les éléments infiniment plus petits de ces globules, les granulations qui les composent sont susceptibles de s'y introduire, *surtout lorsqu'ils sont atteints par la putréfaction.*

Ces globules purulents entiers peuvent même entrer dans les ouvertures accidentelles des grosses veines (comme j'en ai vu et publié un exemple) ou même des lymphatiques.

C'est pour n'avoir pas assez distingué l'absorption du pus de sa simple pénétration, que l'on a tant discuté sur ce sujet, mais le fait est irrécusable : la matière purulente formée dans les organes ou introduite dans le tissu cellulaire rentre fréquemment dans la circulation et peut se déposer ensuite, par exhalation et molécule par molécule, dans la trame organique et y causer, par sa présence, la formation et par suite l'accumulation d'un pus nouveau et parfaitement semblable à celui qui avait pénétré en petites proportion dans les vaisseaux.

C'est à des circonstances pareilles que sont dues ces pneumonites lobulaires, ces reproductions d'abcès qui, chez des gens atteints de suppurations profondes ou étendues, se déclarent de la manière la plus rapide, etc.

Certes, personne ne sera disposé à admettre que ce développement de collections purulentes aiguës ou chroniques, que ces phlegmasies et ces productions de produits anormaux qui se développent consécutivement à la pénétration du pus dans le sang, soient comparables à l'inoculation des virus de la syphilis, de la variole, de la morve ou du farcin, etc. ; inoculation qui cause des accidents on ne peut plus variés, mais non pas la reproduction d'une matière(1) appréciable et pareille à celle qui a pénétré dans la circulation.

Le pus mélangé avec le sang et se déposant dans la trame organique, est le point de départ de phlegmasies suppuratives, mais il n'a aucune propriété véritablement contagieuse, car il agira comme un corps mécanique pour produire des phénomènes pathologiques et non pas par des qualités virulentes dues : soit à certaines conditions chimiques spéciales, à des fer-

(1) Ces virus n'ont pas reçu de nom dans la science et je les ai ainsi désignés : syphiose, variose, hippiose, etc.

ments ; soit à la reproduction d'animalcules ou de phyticules susceptibles de se reproduire.

Tout ce qui vient d'être dit des globules purulents, des éléments qui les composent et de leur pénétration dans le sang, ainsi que de leur dépôt dans les cavités ou sur les surfaces organiques, est entièrement applicable aux granulations tuberculeuses et à la matière phymique ramollie. Il ne peut en être autrement, car j'ai fait aussi, même avant M. Lebert, ou du moins à l'époque où cet observateur a publié ses remarquables travaux, des recherches microscopiques sur le pus et la matière tuberculeuse ou phymique, et comme lui je n'ai pu les distinguer nettement l'une de l'autre ; je vais plus loin, c'est que presque toujours, si ce n'est toujours, cette matière phymique, alors qu'elle est ramollie, se trouve mélangée de cellules ou de globules purulents, et qu'il est on ne peut plus difficile de s'assurer si c'est bien de la matière pyoïque, ou de la production phymique que l'on se sert pour expérimenter. Et quand on voit combien est grande la difficulté avec laquelle les meilleurs observateurs, et M. Colin lui-même, parviennent à assigner par le microscope des caractères spéciaux et absolus propres aux granulations pyoïques tuberculeuses, morveuses, cancéreuses, etc., il est évident qu'il est encore plus difficile d'affirmer que la reproduction d'une granulation après l'inoculation d'une matière phymique soit véritablement tuberculeuse.

Le pus séjournant dans un foyer, sur une membrane dans le tissu conjonctif, sur la surface extérieure des bronches ou des vaisseaux, n'y reste pas avec ses attributs primitifs. Il peut s'y modifier de telle façon qu'il revête, en se condensant, la forme de granulations tuberculeuses ou prendre toute autre apparence et lorsque MM. Hérard et Cornil ont donné le dessin de granulations pleurétiques, qui ont complétement l'apparence, la forme exacte des globules du sang, on s'aperçoit que l'on doit hésiter à affirmer qu'une granulation développée après l'inoculation soit du pus, ou de la matière phymique grisâtre ou ramollie, soit ou ne soit pas du tubercule.

Voyez, en effet, combien certains liquides sont différents des substances qui résultent de leur dessiccation ou de leur condensation.

La salive qui, au moment même de sa sécrétion, est complétement aquiforme et transparente, vient-elle à être desséchée dans l'étuve à trente-huit degrés de température ou à séjourner sur la langue, elle s'y transforme en enduits opaques diversement colorés, contenant des cellules épithéliales ; et ces enduits sont si peu dus à une sécrétion locale qu'ils s'accumulent tout aussi bien sur les dents artificielles que sur les parties vivantes de la bouche.

Le sérum du sang devient dans l'organisme le siége de bien d'autres modifications ; c'est lui qui constitue très-probablement la lymphe plastique organisable, le blestême, le plasma, la gangue primitive où se forment les granulations variées, et probablement aussi celles de ces granulations que l'on considère comme les véritables tubercules, etc., etc.

Des formations analogues ont lieu dans la plupart des liquides animaux, dans les dépôts fibrineux et plastiques, etc., etc.

En général, dans les recherches chimiques et micrographiques sur les formations et les apparences des produits animaux ou végétaux, il est urgent de tenir le plus grand compte des mutations qui ont lieu dans des produits lors de leur séjour dans l'organisme, et faute de le faire on s'expose à porter des jugements erronés sur la nature intime de ces produits.

Certains faits cliniques démontrent, en effet, comme positive la transformation en matière tuberculeuse du pus lentement formé et alors qu'il séjourne longtemps dans les organes. Et quand il arriverait que l'on parvînt par le microscope à faire voir une différence caractéristique entre les globules pyoïques et les globules phymiques, il n'en serait pas moins certain que cette transformation a fréquemment lieu.

A la suite, par exemple, d'une ulcération de la peau ou de la membrane buccale, d'où s'écoule du pus, souvent surtout chez les sujets faibles de constitution, quelques ganglions lymphatiques du cou se tuméfient, deviennent douloureux et restent pendant des semaines et des mois volumineux et malades; *c'est à coup sûr le liquide formé à la surface de la solution de continuité, c'est du pus et non pas du tubercule qui est parvenu dans les vaisseaux de ces prétendues glandes et qui y a donné lieu à des stases et à des troubles ultérieurs de circulation.* Peu à peu, l'induration de l'organe fait place à de la mollesse et la fluctuation dans la tumeur devient manifeste. Il y a certainement alors du pus formé; *et non pas primitivement de la matière tuberculeuse;* parfois l'abcès ne s'ouvre pas et on a trop souvent le tort de ne pas évacuer le liquide. Celui-ci séjourne, ses parties les plus séreuses sont résorbées; l'induration reparaît; puis, après un temps plus ou moins long, une nouvelle phlegmasie suivie du ramollissement du ganglion et une ulcération se manifestent; *il en sort alors une masse de matière véritablement tuberculeuse;* évidemment le pus, d'abord parvenu et sécrété ensuite dans le ganglion, a donné naissance, par dessiccation, par transformation, à la masse phymique, laquelle, devenue corps étranger, a provoqué une nouvelle pyoïe et par suite l'ulcération du foyer où elle était contenue. Ultérieurement encore, la même série d'accidents se passe dans plusieurs des ganglions lymphatiques, communiquant avec ceux qui suppurent, et alors les amateurs d'entités morbides ne manquent pas de donner le nom de scrofules, d'écrouelles, etc., à la série de lésions qui succèdent à ces premiers phénomènes.

Les faits de ce genre sont on ne peut plus communs et l'on suit dans les autres parties de l'organisme, l'évolution successive de semblables lésions auxquelles le pus préalablement résorbé donne naissance.

Les signes positifs des lésions pulmonaires donnés par le plessimétrisme, l'auscultation, l'étude des symptômes et de leur succession, démontrent que souvent dans les poumons les choses se passent exactement de la même façon.

Ce que je viens de dire du pus a également lieu pour les globules sanguins. L'on voit en quelque sorte le sang lui-même séjournant dans les cellules des poumons et formant ces collections hémoplastiques auxquelles Laënnec a donné le nom d'apoplexie pulmonaire, se transformer peu à peu en masses tuberculeuses qui se ramollissent et s'abcèdent.

J'ai largement insisté dans mes cliniques et dans mes écrits sur ce fait remarquable, et il n'est pas d'année où je ne l'observe.

Des gens robustes qui n'avaient jamais toussé et

chez lesquels aucun *symptôme quel qu'il soit de pneumophymie* ou de *tuberculisation* ne s'était manifesté; des gens dont les poumons sonores et élastiques respiraient de la manière la plus parfaite: sous l'influence d'un effort de respiration, d'une cause physique, d'une hémorrhagie par le nez ou par le pharynx, sont frappés d'une toux sèche, plutôt laryngienne que pectorale, puis d'un crachement de sang très-abondant; des femmes à l'époque de leurs règles éprouvent ce dernier symptôme, et voici qu'en plessimétrisant avec un soin extrême le thorax de ces individus, l'observateur y constate la présence d'une matité on ne peut plus évidente sur des points limités du thorax autres que le sommet des poumons, alors que ces organes sont encore partout ailleurs sonores et élastiques. C'est dans l'étendue de trois ou quatre centimètres et dans une forme circulaire que cette matité existe; elle est nettement accentuée, et ce n'est pas par transition graduée, mais brusquement, que le bord de l'espace mat succède à des parties saines; du reste, cette matité est dure (sclérotique), elle résiste au doigt qui percute; aussi entend-on par l'auscultation, sur le point où elle a lieu, une respiration dure dite bronchique, bien différente de la respiration expansive qu'à l'état normal donnent les vésicules pulmonaires. Parfois et dans les cas heureux des crachats noirs sont rendus les jours suivants, et ils proviennent du sang accumulé dans les poumons.

Peu à peu, soit comme conséquence de cette évacuation, soit par suite de l'absorption, la masse sanguine diminue et finit par disparaître; mais trop souvent *des ronchus très-menus se forment dans l'espace mat*, et augmentent journellement. Les crachats muqueux contenant d'abord des grumeaux de sang noir en petite quantité, renferment plus tard de petites masses grises et jaunâtres, d'apparence pyoïde et qui plus tard encore augmentent de volume; des cavernules se produisent dans les parties des poumons où s'étaient formés les foyers sanguins; enfin des indurations nouvelles venant à se développer dans diverses parties des poumons et notamment vers leur sommet, des ronchus variés s'y produisant, des matières purulentes ou phymiques expectorées se manifestant, on voit survenir tous les symptômes généraux et locaux de la pneumo-phymie.

Comment pourrait-on ne pas voir que, dans des cas pareils, du sang épanché dans les poumons n'étant pas devenu (à cause de son altération due au contact de l'air) le siége d'un travail organisateur, a donné lieu à la formation de pus et de matière tuberculeuse?

D'un autre côté, voyez ce qui se passe dans les poumons, à la suite de la respiration des poussières; voyez ces productions de pus, de granulations tuberculeuses qui ont lieu chez les gens qui cassent des cailloux, chez les plâtriers, les charbonniers, et surtout, comme je l'ai vu, chez les mouleurs en bronze qui, comme on sait, manient du charbon très-finement pulvérisé; chez ces derniers surtout, des tubercules au centre desquels se trouvent des molécules charbonneuses envahissent presque toutes les parties du poumon. Ce sont là des faits complétement analogues à ceux qu'avait obtenus naguère M. Cruveilhier, faits dans lesquels du mercure ayant été injecté par cet honorable collègue dans les conduits aériens d'animaux dont les poumons furent, après un certain temps, trouvés atteints de phymie qui contenaient du mercure.

Je sais bien que l'on dira avec M. Hérard qu'il

s'agit dans ces cas de pneumonites lobulaires, et je ne le nie pas; mais il n'en est pas moins vrai que si de vrais tubercules se sont formés dans de tels cas, c'est du pus et non une diathèse spéciale qui a été la cause de leur formation.

M. le docteur Empis a repris des expériences semblables en introduisant dans les bronches de lapins des substances variées; et, comme on devait s'y attendre, il y a vu se former des granulations d'apparence tuberculeuse, qui se développent encore dans les poumons à la suite de l'inoculation du pus et de matières phymiques sous le tégument et dans d'autres parties du corps de l'homme. Seulement il n'a pas observé, longtemps après ces inoculations, qu'il se fût formé des cavernes dans les poumons.

M. Villemin qui d'abord, d'après ses premières observations, avait pensé et admis que les tubercules dits caséeux, c'est-à-dire ramollis, ne se reproduisaient pas après leur inoculation et que seules les granulations avaient cette propriété, un peu plus tard, comme l'a observé, je crois, M. Empis, a constaté que le fait avait lieu pour la matière phymique ramollie; cette dernière circonstance vient confirmer complétement les conclusions suivantes.

CONCLUSIONS

1° Les faits relatifs à la reproduction des tubercules ou phymies consécutivement à l'introduction dans le tissu conjonctif et dans d'autres parties de l'organisme de granulations ou de matière tuberculeuse, offrent sans doute un grand intérêt, et la science doit savoir gré à MM. Villemin, Empis, Hérard, Cornil, Colin, etc., des travaux auxquels ils se sont livrés sur ce sujet.

2° Ces mêmes faits ont la plus complète analogie avec ceux qui ont été précédemment recueillis sur l'inoculation spontanée ou provoquée du pus, dans les divers tissus, dans les organes ou dans les vaisseaux du corps de l'homme ou des animaux.

3° La cause de cette analogie provient de ce que la matière tuberculeuse ne paraît être autre chose que du pus qui a subi, par suite de son séjour dans les organes, des modifications nombreuses et variées.

4° Non-seulement le pus, mais encore le sérum du sang et le sang qui ne s'organisent pas, déposés dans les cavités, dans le tissu conjonctif, dans les cellules pulmonaires, en dehors des bronches, peuvent devenir des corps étrangers, former des granulations grisâtres, provoquer des sécrétions de produits purulents susceptibles aussi de revêtir la forme tuberculeuse ou phymique.

5° Si l'on voulait considérer les faits observés par M. Villemin comme une inoculation parce que la matière phymique ou les granulations se reproduisen dans les poumons, sur les membranes, sur les surfaces vasculaires ou bronchiques, il faudrait aussi considérer comme une inoculation des phénomènes analogues que l'on voit se manifester après l'introduction du pus dans les orifices vasculaires.

6° Ce n'est pas dans ces expériences de l'inoculation et de la reproduction d'un miasme ou d'un virus qu'il s'agit ; mais bien de la pénétration du pus dans les vaisseaux et de son dépôt, molécule par molécule, dans les tissus ; ce pus s'y altère, s'y dessèche, s'y modifie, et provoque par sa présence la sécrétion, le dépôt de nouveau pus dont les apparences et la consistance varient suivant la manière plus ou moins aiguë dont les phénomènes dont il s'agit s'accomplissent. Parmi les apparences que peut prendre ce pus il faut surtout noter à l'état chronique la forme granuleuse et tuberculeuse.

7° L'importance de la distinction entre l'inoculation des virus et la pénétration du pus est grande, car elle est telle, que la contagion d'un virus ou d'un miasme est possible et observée, tandis qu'elle ne peut guère être admise pour la pénétration des molécules purulentes ou phymiques dans les vaisseaux ou dans les tissus.

8° Admettre une identité entre ces deux ordres de faits, c'est à coup sûr écarter, éloigner complétement les mots inoculation et contagion, du sens qui leur est généralement appliqué.

9° *Rien n'est plus logique et plus certain que* la possibilité d'annihiler un virus par l'inoculation dans la circulation et le sang d'un agent virulent spécial; *rien ne serait plus absurde, plus dangereux, plus condamnable* que de faire pénétrer dans le corps d'un homme non atteint de pyémie ou de phymémie, du pus ou des tubercules, et cela dans l'intention d'empêcher que cet homme éprouvât plus tard ces altérations du sang et l'ensemble des phénomènes organiques qui en sont ordinairement les suites.

OBSERVATION

Relative à une ostéite du fémur, très-promptement guérie par l'administration du phosphate de chaux porphyrisé et par quelques soins hygiéniques.

M. Ramond a publié dans *l'Événement médical* deux observations remarquables de périostites ou d'ostéites, dont la première pouvait avoir été causée par le syphiose (virus syphilitique), tandis que rien dans la seconde ne prouve qu'il en ait été ainsi.

La malade, en effet, affirmait, dans ce deuxième fait, n'avoir jamais éprouvé aucun accident vénérien primitif ou secondaire, et elle a guéri sans avoir pris le moins du monde de préparations mercurielles, ou d'autres agents dits antisyphilitiques.

Dans le premier de ces faits, au contraire, le mal durait depuis un mois, les exostoses ou périostoses, bien qu'un traitement actif considéré comme spécifique fût employé, persistaient au même degré. Or, il a suffi de faire prendre : pendant peu de jours dans le premier cas, pendant un mois dans le second, dix grammes de phosphate de chaux en vingt-quatre heures pour qu'une amélioration fût évidente, et pour que bientôt la guérison eût lieu.

Il n'y a pas eu, dans ces observations, de doutes à établir sur l'efficacité du médicament qui avait produit ces heureux résultats, *puisque le sel phosphato-calcaire* avait seul été employé.

Encore une fois, en moins d'une semaine ou d'un mois d'administration sous l'influence du phosphate de chaux porphyrisé, les ostéies ou les périostéies ont été avantageusement modifiées, et la curation est bientôt devenue complète.

Or, M. Ramond a raison de dire que ces faits ne sont qu'en minime proportion relativement à ceux du même genre que j'ai observés, soit à la Charité, soit à l'Hôtel-Dieu ou en ville.

J'ai encore sous les yeux un fait du même genre, qui est peut-être encore plus remarquable, et dont voici l'analyse succincte :

Madame B..., âgée, comme organisation, de moins de 30 ans, est d'une forte constitution et d'une santé florissante. Accouchée deux mois auparavant sans qu'aucun accident se fût manifesté pendant ou après la parturition, elle éprouvait de vives douleurs dans la cuisse et dans le genou droit et qui s'étendaient vers l'aine et la jambe du même côté ; ces souffrances devinrent telles, qu'elle fut obligée de garder le lit. Comme il n'y avait aucune rougeur apparente, comme aucune tuméfaction de quelque importance ne se présentait, on n'eut recours qu'à des moyens peu actifs, *et plusieurs jours s'écoulèrent sans que l'on examinât attentivement les parties malades.* Ce fut dans de telles circonstances que, le 5 octobre 1867, j'ai été appelé.

Madame B... se plaignait de beaucoup souffrir ; la douleur du genou était très-prononcée, surtout à la partie interne de l'articulation, mais elle était plus forte encore à douze centimètres plus haut et dans toute la partie moyenne et antérieure de la cuisse ; là, elle augmentait encore par la moindre pression, et bien qu'à l'extérieur on ne vît aucune apparence de mal, on sentait par la palpation au-dessous du tégument et dans les muscles, qu'il existait sur ce point un engorgement très-profond que l'on mesurait assez mal. Le plessimétrisme faisait reconnaître profondément dans la largeur de dix centimètres une matité malaxique assez prononcée, tandis que, superficiellement, la médio-percussion donnait lieu au degré d'élasticité et de sonorité que présentent normalement : le tégument, le tissu cellulaire et les muscles non contractés. Le dessin de cette matité centrale représentait un espace ovalaire et fusiforme, qui s'étendait longitudinalement dans la cuisse; les moindres mouvements exaspéraient la douleur; aucun accident fébrile ne se déclarait; toutes les fonctions et même l'évacuation périodique s'exécutaient de la manière la plus régulière.

Les circonstances commémoratives n'indiquaient en rien qu'un virus fût pour quelque chose dans la cause de la maladie, et les états morbides qui avaient pu se manifester à l'occasion d'un accouchement assez récent, étaient les seules influences dont il était utile de s'occuper.

Pendant deux jours le repos fut prescrit, les extrémités inférieures et la cuisse malade elle-même furent tenues élevées sur un coussin à 10 ou 15 centimètres au-dessus du bassin. On fit placer d'une manière continue de larges et épais cataplasmes sur les parties douloureuses et engorgées, et dès le lendemain les douleurs étaient infiniment moins pénibles. Cependant l'engorgement profond de la cuisse n'avait en rien cédé et le membre était de quelques centimètres plus volumineux que celui du côté opposé.

Comme la souffrance était moins accentuée, je pus établir avec la plus grande prudence, et à l'aide d'une bande roulée, une compression méthodique depuis le pied droit jusqu'à la partie supérieure de la cuisse du même côté; vingt-quatre heures après, la légère tuméfaction observée la veille avait complétement disparu.

Ce fut alors que je plessimétrisai avec un soin extrême l'os de la cuisse, et cela, soit sur le point où existait l'engorgement primitif, soit au-dessus et au-dessous de celui-ci, et je trouvai de la manière la plus évidente le son et le tact ostéiques propres au fémur, dans une étendue de cinq centimètres au niveau de la partie moyenne de la partie tuméfiée profondément, et de trois centimètres plus haut et plus bas ; dernière mesure qui, dans l'état normal, est à peu près celle que, chez une femme de cet âge, présente à sa partie moyenne l'os de la cuisse. L'oreille et le doigt, lorsque l'on percutait, faisaient constater qu'au-dessus et au-dessous de l'engorgement, la matité était normale et beaucoup plus sclérosique (dure) qu'au centre de ce même engorgement où elle présentait un caractère presque malaxique (mou). Je limitai par le plessimétrisme et dessinai avec le crayon dermographique (1) et l'azotate d'argent la forme et la dimension de l'os, puis cette image fut calquée sur le papier et conservée. Les résultats du plessimétrisme étaient d'ailleurs

(1) Plusieurs médecins me demandent journellement où l'on peut se procurer les deux crayons qui me paraissent les plus convenables pour dessiner les organes sur la peau. Ce sont ceux de Gilbert et les crayons rouges et bleus très-mous de Faber n° 1. On se les procure l'un et l'autre à la *Palette de Rubens*, rue de Seine, vis-à-vis la rue Mazarine.

si évidents que les assistants les constataient tout aussi bien que moi avec la plus grande facilité.

Le jour même je prescrivis de prendre soir et matin, *pour seul médicament, cinq grammes de phosphate de chaux porphyrisé et mélangé avec un potage épais*, et de continuer la médication hygiénique jusqu'alors employée; quarante-huit heures après *ma visite*, *les points de l'os dont le volume était resté normal, avaient conservé la même dimension que précédemment ; ceux où existait la tuméfaction avaient diminué de plus de cinq millimètres de diamètre*, et je fis un *nouveau dessin de la forme de la tumeur ; en même temps l'engorgement qui entourait le fémur était presque dissipé, et les douleurs n'existaient plus.*

Deux jours plus tard encore, le sel calcaire étant toujours administré, l'amélioration était évidemment plus marquée.

Quatre jours se passèrent, et sous l'influence du même traitement, le fémur avait partout repris son volume et sa densité naturelle.

Madame B... put alors se lever, marcher même, et depuis cette époque aucun accident ne se déclarant, sa santé se maintient parfaite. Le phosphate de chaux fut encore pris pendant plusieurs semaines.

RÉFLEXIONS CLINIQUES

Sur l'Observation précédente relative au traitement du ramollissement des os par le phosphate de chaux.

Nier l'utilité extrême des applications de la chimie au thérapisme, serait récuser l'évidence. Ce n'est pas d'aujourd'hui que l'on a prescrit le phosphate de chaux sous les formes d'yeux d'écrevisse, de corne de cerf calcinée et de l'ignoble *album græcum*. Les Arabes ont administré au hasard ces moyens que l'on a depuis longtemps considérés comme inutiles, ou même regardés comme absurdes. Les malheureux qu'affamait l'armée de Henri IV assiégeant Paris, et qu'avait sans doute séduits l'analogie grossière existant entre la forme du phosphate calcaire et l'apparence extérieure de la farine, les conduisit même à user comme aliments immondes des débris osseux des cadavres. La routine, le hasard décorés du nom d'expérience, firent employer depuis Sydenham, contre la diarrhée, la poudre de corne de cerf, qui n'était autre chose que des sels phosphatiques et calcaires ayant résisté à la combustion.

C'était toujours contre des affections ou des lésions, dans la curation desquelles le phosphate de chaux ne pouvait en rien être utile, que ce sel était prescrit, et ce furent seulement les progrès de la chimie qui conduisirent à l'employer dans les cas où son influence peut être salutaire. C'est en effet parce que l'on a su que les os devaient leur dureté au sel phosphato-calcaire, que j'ai pensé à le proposer et à le prescrire dans le ramollissement de ces organes, et par conséquent dans l'ostéomalaxie, dans les exostoses, les tumeurs osseuses et dans les nombreuses lésions de la colonne vertébrale, dites mal de Pott, ainsi que dans les derniers temps de la grossesse, ou chez les enfants dont les membres se courbent, etc. Les nombreux succès que j'ai obtenus dans des cas pareils doivent sans nul doute être rapportés aux applications de la chimie à la pratique médicale.

D'un autre côté, j'ai fait voir dans mes travaux sur

l'oxigastrie, que si l'on remédiait si bien, par le bicarbonate de soude, au pyrosis, c'était aux connaissances positives acquises sur la composition des corps que l'on devait de tels résultats.

Sans doute, il faut se garder de tomber dans un chimiatrisme exagéré et qui devance le progrès réel; mais on doit craindre encore davantage de méconnaître les immenses services que les connaissances physiques et chimiques ont rendus à la science du médecin.

Je ne crains pas de l'affirmer, le phosphate de chaux, réduit en poudre impalpable et surtout solubilisé par un procédé quelconque, est l'un des médicaments non-seulement les plus utiles, mais encore l'un de ceux dont les effets thérapiques sont les plus rapides. L'observation de madame B., celles qui la précèdent, les faits nombreux consignés dans mes traités de médecine pratique et de plessimétrisme, ainsi que dans le livre de mon excellent élève M. Souligoux (1), justifient complétement cette assertion. Quarante-huit où soixante-douze heures après l'administration du sel calcaire, on voit quelquefois, je dirai même le plus souvent, les os tuméfiés pathologiquement diminuer de volume et cela de cinq millimètres, quelquefois d'un centimètre en peu de temps, et l'observation a démontré ce fait, soit dans les rachisopathies, soit dans les ostéies du fémur ou du tibia (2). Presque constamment, dans des cas pareils, le plessimétrisme, qui a fait reconnaître cette diminution, qui a permis de dessiner exactement au moyen du crayon dermographique, la configuration et la mesure du diamètre de l'os altéré et d'en con-

(1) *Du Ramollissement des os et des moyens d'y remédier*, par M. Léonce Souligoux.

(2) Voyez le *Traité de Plessimétrisme*, n° 1143, page 497.

server les figures successivement tracées, fait en même temps reconnaître que les points malades, qui d'abord étaient plus mous que le reste de ce même os et donnaient un son malaxique, présentaient plus de dureté et un son sclérosique semblable à celui que l'on observe dans les parties osseuses et saines. Les jours suivants, l'amélioration continue, les douleurs cessent, et il n'est pas rare que huit ou dix jours après la première administration du phosphate de chaux, les os malades aient repris leur disposition naturelle.

Il n'est pas aussi difficile de comprendre, comme on pourrait d'abord le croire, la rapidité incontestable avec laquelle le phosphate de chaux administré à l'intérieur agit pour solidifier le tissu osseux ; dans les expériences si intéressantes de Duhamel du Monceau qu'en 1829 j'ai analysées, dans l'article *Ostéogénie* du *Dictionnaire des sciences médicales* ; dans celles non moins importantes de M. Flourens, relativement aussi à l'action de la garance mélangée aux aliments sur les os, ces organes rougissaient avec une très-grande promptitude ; chez les oiseaux, ainsi que j'en ai cité un cas curieux, le carbonate et le phosphate calcaire en vingt-quatre heures donnent aux enveloppes de l'œuf la solidité qui précédemment leur manquait. On sait que presque instantanément la térébenthine inspirée fait que le fluide urinaire a l'odeur de violettes ; que l'asperge ingérée fait contracter à ce liquide une senteur infecte. La quinine solubilisée, la berberine déterminent en trente ou quarante secondes une diminution dans le volume de la rate, ce qui rappelle ce grand fait que, pendant le très-court espace de temps pendant lequel un animal submergé se noie, le rein laisse écouler une telle proportion d'eau, que la vessie se remplit et se vide plusieurs fois d'urine, aux dépens de l'eau qui s'est introduite par la membrane broncho-pulmonaire où le liquide a pénétré. (Thèse de concours sur les signes de la submersion, de M. Piorry, 1826.)

Peu d'instants après qu'ils sont inspirés, l'acide carbonique, l'alcool, l'hydrogène sulfuré, le chloroforme agissent d'une manière plus prompte encore sur les centres nerveux, etc., etc.

Ainsi en est-il, mais bien plus lentement, du phosphate de chaux porté par la médiation du sang sur le tissu osseux, et puisqu'on a démontré, *plusieurs années après mes recherches sur l'utilité de l'action du phosphate calcaire sur les os malades*, que les fractures pratiquées sur des animaux se solidifient beaucoup plus vite lorsqu'on leur a fait prendre ce sel que dans les cas où on ne leur en a pas donné, il devient tout à fait certain que l'action de ce médicament est aussi puissante que rapide.

L'emploi du phosphate de chaux en général est inoffensif ; cependant il faut s'en défier lorsqu'il s'agit de l'administrer à des gens âgés ; c'est surtout à cette époque que, dans bien des cas, des sels calcaires venant à se déposer dans les productions athéromateuses formées dans les tuniques artérielles, il en résulte la fragilité des parois vasculaires qui prédispose à ces fractures, causes funestes de ruptures d'anévrismes et d'encéphalorhémies.

Qu'on ne prescrive donc pas de phosphate de chaux à des vieillards, mais qu'on le fasse administrer : aux gens atteints d'ostéomalaxie, d'exostoses avec ramollissement osseux ; aux enfants ; aux femmes d'une faible constitution, surtout durant leur grossesse, et *comme je l'ai proposé le premier*, et comme on l'a conseillé depuis, comme j'ai toujours continué à le faire, qu'on le donne aux pneumophymiques dont l'amélioration des états matériels et fonctionnels porte à croire que la terrible lésion qu'ils portent peut devenir stationnaire et qui devient bien moins dangereuse, alors qu'a lieu l'induration par les sels calcaires des tubercules desséchés.

La solubilisation du phosphate de chaux dans l'estomac par les acides gastriques est actuellement prouvée, mais il n'en résulte pas qu'il ne soit pas utile de trouver des préparations dans lesquelles ce sel soit plus facilement accessible à l'action des sucs contenus dans l'estomac et à celle des vaisseaux absorbants. Voici les principaux moyens expérimentés par moi pour l'administration de ce médicament alimentaire (1).

J'ai d'abord prescrit le phosphate de chaux à l'état où il se trouve dans l'organisme, c'est-à-dire que j'ai donné aux malades de la poudre d'os frais très-finement râpée ; plus tard, à cause de la difficulté que l'on trouvait à la préparer, j'ai eu recours au sel phosphato-calcaire porphyrisé, c'est-à-dire divisé en poudre impalpable

C'est toujours mélangé avec des éléments répara-

(1) Il est une classe de médicaments (et certes ils ne sont pas les moins utiles) qui n'agissent que comme substances réparatrices et reconstituant en quelque sorte les liquides et les solides organiques ou en leur rendant les matériaux qui leur manquent. De ce nombre sont : le phosphate de chaux, le fer, le sucre, l'albumine, la gélatine, la fibrine, l'osmazome, qui se trouvent dans les extraits de viande, substances proposées par MM. Liébig et Guichon, de Lyon, et qui sont si utiles en hygiène. Si l'on voulait aller plus loin, l'oxygène inspiré que M. Demarquay a fait entrer dans la pratique usuelle; l'eau surtout, cet élément si important des corps organisés et que l'on peut considérer comme un aliment indispensable et comme un médicament de premier ordre, rentreraient encore dans cette catégorie de médicaments.

teurs que je l'ai fait prendre : dans des fécules réunies au lait et formant de la bouillie; dans des crèmes, etc.; des potages où entrent la gélatine et l'osmazome m'ont paru d'excellents véhicules pour l'administrer, et sous cette forme, la dose de phosphate de chaux a été de 3, 4, 5 grammes à chaque repas. Il faut qu'il soit le mieux mélangé possible avec ces aliments pour être mieux supporté par l'estomac.

M. Gobley a préparé des pastilles de phosphate de chaux qui n'ont pas été sans avantage.

M. Leroy a composé un sirop de phosphate de chaux solubilisé qui convient particulièrement à ceux qui répugnent à prendre cette poudre insipide.

La formule suivante pourrait être encore employée pour les enfants :

Phosphate de chaux porphyrisé.	5 gram.
Gomme arabique.	5
Eau.	30
Sirop d'orgeat.	30
	70 gram.

A prendre en une seule fois à chaque repas.

MÉMOIRE

LU A L'ACADÉMIE DES SCIENCES

Sur un instrument propre à porter des médicaments et des caustiques sur les parois et dans la cavité du larynx, et pouvant aussi être utile dans les lésions des fosses nasales, du pharynx, de l'œsophage, du rectum, de l'utérus, etc.

Les nombreuses lésions dont le larynx et la glotte peuvent être atteints, naguère encore confondus : à l'état aigu, sous le nom de laryngite; à l'état chronique, sous celui de phthisie laryngée, étaient autrefois aussi difficiles à reconnaître et à distinguer les unes des autres qu'à traiter avec positivisme.

L'inspection et le toucher du larynx à l'extérieur, la palpation de la glotte telle que la pratiquait Lisfranc, manœuvre qui permet de toucher le rebord de l'orifice pharyngien du larynx; les bruits que la respiration, la voix, l'expectoration ou plutôt l'*exlaryngition*, font entendre, avaient sans doute éclairé la diagnose des affections de l'organe vocal; mais un nouveau signe physique d'une grande importance, le laryngoscopisme, est venu permettre de préciser par la vue : le siége et le caractère des lésions du larynx, lésions sur la connaissance desquelles les symptômes fonctionnels donnent encore de précieux documents.

Mais si, au point de vue diagnosique, l'étude des laryngopathies a fait de grands progrès, elle laisse beaucoup à désirer, quand il s'agit du traitement par lequel on peut les combattre. La difficulté de faire pénétrer des instruments dans un conduit éminemment sensible, dont les muscles se convulsent en quelque sorte au moindre contact des corps solides et même liquides, et qui doit, sous peine de la cessation de la vie, être béant et libre pour l'entrée de l'air : cette difficulté, dis-je, s'oppose à ce que l'on puisse d'ordinaire, et sans opération sanglante et dangereuse, porter avec précision sur les phlegmasies chroniques, les couches plastiques, les ulcérations, les productions anormales développées sur la surface interne de la glotte et du larynx, les instruments que la chirurgie serait utilement conduite à employer.

De ces circonstances fâcheuses pour l'opérateur il

résulte que, dans les affections dites : angine couenneuse, laryngite plastique, croup, œdème de la glotte, laryngite ulcéreuse, phthisie laryngée, laryngite syphilitique, de même que dans les cas de pustules varioliques développées, à l'orifice pharyngien du larynx, on est le plus souvent réduit à un traitement interne ou à porter en quelque sorte au hasard, sur les surfaces saines tout aussi bien que sur les parties malades, des vapeurs, des pinceaux imbibés de liquides plus ou moins caustiques et qui remplissent incomplétement les indications que l'on se propose.

J'ai l'honneur de présenter à l'Académie un instrument très-simple, à l'aide duquel on peut, par un procédé des plus faciles, porter directement, sûrement, sans danger aucun, sur les points divers de la profondeur du pharynx, de l'orifice pharyngien du larynx, sur la glotte, les cordes vocales, et plus profondément encore, de l'azotate d'argent ou d'autres médicaments mous ou solides. Cet instrument peut être dirigé justement sur le lieu où le laryngoscope et le doigt de l'explorateur font constater la présence du mal ; il est trop mince pour empêcher, même momentanément l'entrée ou la sortie de l'air, et voici en quoi il consiste.

Sous beaucoup de rapports, il n'est autre que la sonde proposée d'abord par Ducan, puis utilement modifiée par l'un des observateurs dont le nom ne périra pas; par ce savant *médecin et chirurgien physiologiste*, qui a si profondément étudié les maladies de l'encéphale, par l'illustre Lallemand, de si regrettable mémoire, et qui fut une des gloires de l'Académie des sciences.

Cet instrument se compose :

D'abord d'une sonde en argent plus courte d'un tiers que celle de Lallemand et un peu plus volumineuse qu'elle. Sa courbure en est plus prononcée, et s'accommode à la direction de la bouche, du pharynx et du larynx. Sa moitié inférieure forme un quart de cercle, et son extrémité supérieure que dirige la main de l'opérateur est droite, et porte latéralement deux anneaux destinés à la fixer. Sur sa longueur sont tracées des marques indiquant des centimètres qui font voir à quelle profondeur la sonde est portée. L'extrémité inférieure de cette sonde est transversalement coupée pour pouvoir s'adapter au renflement terminal et arrondi que présente l'autre partie de l'instrument.

Cette autre partie, aussi en argent, consiste en une tige centrale de trois millimètres de diamètre, légèrement flexible contenue dans la sonde, et terminée par un bouton arrondi de moins d'un centimètre d'étendue, lequel s'ajuste exactement sur l'extrémité inférieure de la sonde alors que l'on veut introduire celle-ci.

L'autre extrémité de cette tige dépasse de trois à quatre centimètres le bout supérieur de la sonde, et est terminée par un autre anneau sur lequel porte le doigt de l'opérateur, et comme la tige glisse facilement dans la sonde, il suffit de presser légèrement sur cet anneau pour faire saillir de deux ou de plusieurs centimètres au delà du bout inférieur de cette même sonde l'extrémité de la tige.

Une vis de pression mobile, placée sur la tige au-dessus du point où elle s'engage dans la canule, donne le moyen d'empêcher l'extrémité inférieure de l'instrument de pénétrer plus profondément que l'on désirerait que cela fût. L'extrémité inférieure de cette tige est creusée, à un centimètre au-dessus du bouton terminal, d'une rainure assez profonde et de la longueur d'un centimètre, et dans laquelle, après avoir échauffé le métal à la flamme d'une bougie, on fait fondre de l'azotate d'argent : que l'on a le soin de râcler après son refroidissement, de façon à ce qu'il ne dépasse pas la surface de la tige.

Jusqu'ici, il s'agit seulement de la sonde de Lallemand, dont la courbure est modifiée ; mais voici une disposition qui l'en différencie, et qui est nécessitée par cette circonstance que la lésion laryngienne pouvant être située en avant ou en arrière, à droite ou à gauche, il fallait pouvoir porter le caustique dans l'une ou l'autre de ces directions, en épargnant les parties saines ; or, il a suffi de faire tourner par un pivot vissé sur la tige l'extrémité de l'instrument portant le caustique, pour donner le moyen de mettre celui-ci en rapport avec la partie malade. Le doigt qui touche l'orifice pharyngien du larynx, le laryngoscope qui fait voir : soit la glotte, soit le point où existe le mal, la douleur qui précise le siége de la souffrance, indiquent suffisamment la direction qu'il convient de donner à la rainure où l'azotate d'argent est placé.

Voici le dessin du porte-caustique laryngien que je

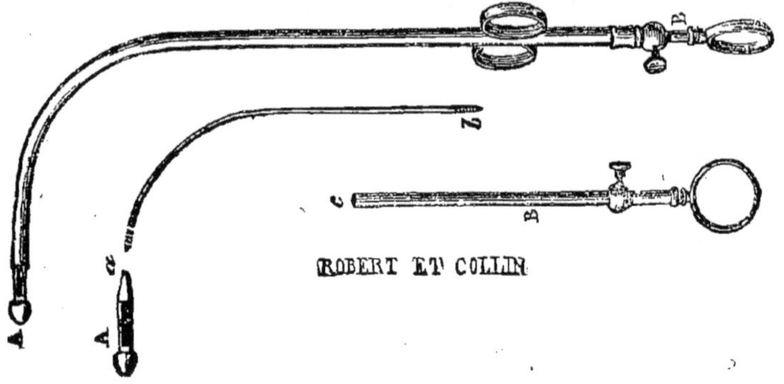

propose, et que j'ai eu l'occasion d'employer très-récemment avec avantage sur un malade atteint de tubercules pulmonaires et d'une ulcération du larynx. J'ai l'honneur de déposer sur le bureau de l'Académie la sonde porte-caustique laryngienne.

Le procédé opératoire du cathétérisme cautérisateur du larynx est des plus simples.

Avant tout, on établit d'une manière rigoureusement exacte, au moyen du toucher extérieur, de la palpation pharyngienne, du laryngoscopisme, des signes fonctionnels et des renseignements obtenus sur les circonstances commémoratives : le siége précis, le caractère et l'étendue de la lésion du larynx, *car sans une diagnose positive, le thérapisme est vaguement dirigé, non pas par la science, mais par un hasard dangereux et par l'aveugle routine.*

On mesure ensuite extérieurement et avec un soin extrême, la distance qui se trouve entre l'ouverture de la bouche et le point du larynx où les signes physiques et fonctionnels font reconnaître le lieu précis où existe le mal, et l'on note sur la partie inférieure de la sonde une étendue parfaitement semblable.

Le malade étant alors assis, l'opérateur se place au-devant de lui ; il fait largement ouvrir la bouche et les mâchoires sont tenues écartées. Alors il saisit et fixe avec la main droite l'instrument par les anneaux qu'il présente, et dans lesquels les doigts sont engagés, tandis que la main gauche dirige avec l'indicateur l'extrémité arrondie de l'instrument dans le pharynx, et fait suivre à la sonde la courbure que cet organe présente. C'est latéralement à l'épiglotte que le chirurgien introduit profondément l'extrémité inférieure de l'instrument, et lorsqu'il a fait parvenir le bout de celui-ci au niveau de la glotte, il porte cette extrémité en avant sous l'orifice du larynx et l'y fait entrer, et en se fondant sur les résultats de ses investigations diagnosiques, et en le faisant, suivant les cas, pénétrer plus ou moins profondément.

La sonde étant alors bien fixée, l'opérateur presse par en haut sur la tige, et fait saillir dans le larynx la portion de celle-ci qui contient le caustique. Il laisse ce caustique en place pendant le temps qu'il juge convenable; puis il le fait rentrer dans la sonde en tirant sur le bout supérieur de la tige, et extrait alors l'instrument en lui faisant suivre, pour le faire sortir, la même route qu'il avait fallu lui faire parcourir pour son introduction.

Dans le cas où j'ai eu recours à l'opération qui vient d'être décrite, j'ai cautérisé les ulcérations avec la plus grande facilité et sans aucun accident; le bout de l'instrument était couvert de crachats sanguinolents et de pus, ce qui prouve que j'étais arrivé jusqu'à la partie malade. J'ai réitéré plusieurs fois cette pratique et toujours sans qu'il en soit résulté d'autre inconvénient: qu'une toux laryngienne, moins accentuée qu'on aurait pu le craindre; une angoisse momentanée et de la rougeur de la face, laquelle rougeur se dissipait bientôt. L'état du malade est amélioré sous le rapport de la laryngopathie et de l'ulcération de la voix; mais, comme on le pense bien, les symptômes des tubercules pulmonaires n'ont pas été modifiés.

Les applications pratiques du cathétérisme cautérisateur du larynx sont aussi nombreuses qu'importantes :

1° Dans l'angine couenneuse, alors que le pharynx est seul enflammé et recouvert de couches plastiques, *il remplace, avec un extrême avantage, les gargarismes de toutes sortes que l'on peut employer;* car à la place de l'azotate d'argent, rien n'est plus facile que de porter dans la rainure de la tige des substances solides ou molles, et dont les effets sont divers;

2° Dans la laryngite couenneuse, ou si l'on veut blen-plastique, dite croup, rien ne peut remplacer cette manœuvre, et comme son exécution est facile, sa réitération fréquente est possible et présente de grandes chances de succès.

3° Des considérations semblables sont applicables à la phlegmasie œdémateuse de l'orifice pharyngien du stoma-larynx, affection terrible, à laquelle Bayle a donné très à tort le nom d'œdème de la glotte;

4° A plus forte raison la cautérisation des ulcérations laryngiennes, syphilitiques ou autres, au moyen de la tige porte-caustique, serait d'une bien grande utilité, alors que l'on a le temps de se revoir, d'étudier chaque jour le progrès ou la persistance du mal, et les résultats du traitement employé.

5° Dans plusieurs de mes travaux antérieurs, et, me fondant sur l'observation attentive de quelques centaines, peut-être de plus de mille variolés de la ville ou des hôpitaux, j'ai prouvé que la mort de beaucoup de malheureux atteints de la petite vérole était due à des pustules développées sur la partie profonde du pharynx et surtout sur la membrane laryngienne. Dans ces cas, l'extrême difficulté de l'expectoration, ou mieux exlaryngition, son impossibilité même, sont les causes de l'asphyxie, que détermine la présence de la salive devenue écumeuse par suite du passage de l'air et des crachats dans les voies aériennes. A l'hôpital de la Pitié, *j'ai pratiqué la trachéotomie dans un cas pareil* (*alors que Bérard jeune ne crut pas utile de le faire*) chez une variolée qui *actuellement expirait*, et qui vécut ensuite trente-six heures. Or, le traitement par la méthode ectrotique des pustules varioliques, proposé et employé avec tant de succès par M. Serres, m'a complétement réussi trois autres fois, dans des cas d'éruptions laryngo-pharyngiennes de ces mêmes pustules, cas où j'avais porté ou fait porter *dix fois par jour* le crayon d'azotate d'argent dans le pharynx. Il y a donc tout lieu de croire qu'en portant la tige cautérisatrice, dans la glotte des variolés *très-enroués au début du mal*, et présentant les autres signes de la laryngite varioleuse, on arrêterait à son début la marche de ce mal terrible, et que l'on préviendrait ainsi la mort.

Telles sont les réflexions auxquelles m'a conduit l'idée d'appliquer la sonde de Lallemand à la curation des lésions du larynx. Elles sont à la fois du ressort de la chirurgie et de la médecine, *tant il est vrai que ces deux branches de la science se confondent sans cesse et que la théorie et la pratique de l'une se perfectionnent infiniment par l'étude et les connaissances que comporte l'autre.*

MÉMOIRE

Sur les cas douteux de syphilis ancienne dite constitutionnelle (syphiosémie); sur leur diagnose, leur traitement et sur l'emploi du mercure dans ces mêmes cas.

PREMIÈRE OBSERVATION.

Fait remarquable relatif à la diagnose d'une affection syphiosique d'ancienne date ; diagnose due à l'étude plessimétrique des os. — Exostoses donnant lieu à des névralgies.

Plusieurs cas d'ostéites ou plutôt de tuméfaction des os (ostéomégalies, ostéocélies) ont été publiés, et ils ont prouvé, de la manière la plus positive : d'une part, combien était grande, pour reconnaître l'existence, le siége et le degré de telles lésions, l'importance du plessimétrisme; de l'autre, l'utilité du phosphate de chaux dans la curation de ces maladies.

Voici une observation du même genre qui se rapporte à une nouvelle application de la médio-percussion à la diagnose des ostéies ; elle constate, en effet, que la plaque d'ivoire peut permettre de reconnaître une exostose costale, une tumeur de la colonne vertébrale, et de découvrir ainsi la cause anatomique de névralgies extrêmement pénibles, et dont l'étude des symptômes et les coïncidences organopathiques révèlent l'étiogénie.

Voici en quoi consiste cette observation :

M. le docteur X..., âgé de trente-deux ans et d'une constitution robuste, vint me consulter avec monsieur son père, aussi docteur en médecine, le 12 décembre 1867. Madame sa mère avait été sujette à des névralgies de la tête. A part un eczéma de la jambe, et quelques douleurs dites rhumatismales, M. le docteur X... père n'avait éprouvé aucune maladie qui pût avoir de l'influence sur les accidents éprouvés par son fils. Voici en quels termes ce dernier relate l'histoire de sa maladie :

Chancre induré *contracté en* 1853, traité par la cautérisation au nitrate d'argent et le protoiodure d'hydrargyre à l'intérieur.

Quatre mois après, accidents secondaires consistant en plaques muqueuses à la gorge et aux parties génitales.— Traitement *pendant dix mois* par le proto-iodure de mercure, puis pendant deux mois, par l'iodure de potassium.

Depuis lors, santé parfaite jusqu'en 1858, époque à laquelle je suis reçu docteur.

Je rentre dans mon pays, où un ennui profond détermine chez moi de la dyspepsie, de l'amaigrissement, des palpitations de cœur accompagnées d'une névralgie intercosto-précordiale très-douloureuse.

Tous les traitements restant inefficaces, je m'embarque comme médecin sanitaire sur les paquebots des Messageries-Impériales, et quelques jours après mon départ de France, j'étais, sans autre traitement et sous la seule influence de la distraction, parfaitement guéri.

Je quitte les paquebots en 1863.— La santé est bonne jusqu'au mois de mars 1865, époque à laquelle, sans refroidissement, sans aucune cause appréciable, je suis pris subitement à la cuisse gauche de douleurs offrant tous les caractères de la maladie si bien décrite par MM. Piorry (1) et Beau, sous le nom de *dermalgie*.

Ces douleurs, d'abord fugaces, superficielles, intermittentes, suivant habituellement le trajet des gros troncs nerveux, sont peu à peu devenues générales, continues, tout en siégeant de préférence aux membres inférieurs et

(1) Voyez le *Traité de diagnostic*, nos 2900, 2716, 2719, 2721, ainsi que le *Traité de médecine pratique*, n° 11361.

au niveau des nerfs intercostaux. Elles n'augmentent pas pendant la nuit, non plus que par les mouvements, mais le simple contact des vêtements sur les points douloureux exagère les élancements de manière à les rendre intolérables.

Les diagnostics successivement portés *par les nombreux confrères que j'ai consultés*, ont été les suivants :

1° Névrose douloureuse simple, *sans lésion organique apparente d'aucune espèce.* — (Bromure de potassium,— puis *arsenic et atropine.*)

2° *Diathèse rhumatismale héréditaire.* (Colchique et aconit ; hydrothérapie.)

3° Accidents syphilitiques quaternaires. (Iodure de potassium.)

4° *Ataxie locomotrice progressive à la première période* (période de douleurs.)—(*Nitrate d'argent à l'intérieur, et une saison à des eaux minérales.*)

Tous ces traitements suivis, avec la plus grande ponctualité, n'ont pu enrayer la marche envahissante de la maladie, et je ne savais plus à quel médicament me vouer, lorsqu'il y a une quinzaine de jours, *je découvris à la jambe gauche deux ou trois petites taches d'un roux cuivré, ressemblant assez à des morsures de puce*, ne s'effaçant pas complétement sous la pression du doigt, *s'étendant de jour en jour davantage*, tout en conservant *une forme arrondie, et se recouvrant d'une couche très-mince, blanchâtre, furfuracée*, laissant à sa place, lorsqu'on l'enlève par une friction un peu forte, une petite dépression.

De plus, depuis environ deux mois, indépendamment des douleurs superficielles lancinantes, névralgiques, que je continue à éprouver, je ressens pendant la nuit, dans les jambes, des douleurs évidemment ostéocopes.

M. Piorry, examinant de la manière la plus attentive la région latérale gauche de la poitrine, reconnut d'abord l'existence d'une douleur très-vive occupant le nerf qui correspond au bord inférieur de la septième ou de la huitième côte et qui s'étendait largement, en arrière vers l'épine, et en avant à l'épigastre. Il constata ensuite par le plessimétrisme que l'os dont il s'agit présentait un tiers de plus de largeur que les côtes qui étaient situées plus haut, plus bas et du côté opposé ; bien plus, il reconnut que sur le lieu même où la douleur était la plus intense, la médio-percussion donnait lieu à une matité beaucoup plus marquée qu'ailleurs. Evidemment, il existait là une exostose et c'était elle qui, comprimant le nerf, donnait ainsi lieu à la souffrance. Ce fut alors que M. Piorry rechercha s'il n'existait pas quelque part de symptômes de syphilis constitutionnelle, et qu'il trouva sur la poitrine du malade les taches que j'ai décrites et sur le cuir chevelu une éruption chronique.

Restait alors à déterminer la cause des douleurs qui existaient dans le dos et dans les membres. Or, il fut facile de constater que ces souffrances existaient principalement de chaque côté de la colonne rachidienne ; qu'elles se propageaient vers les nerfs sciatiques et sur les côtés du thorax, et qu'au point où le mal était le plus prononcé, le rachis était le siége d'une tuméfaction considérable, puisque sur le point dont il s'agit, qui était très-épais, la largeur des vertèbres était de 4 centimètres 5 millimètres, tandis qu'au-dessus et au-dessous la sonorité et l'élasticité étaient normales, et que dans ces derniers points le diamètre de l'épine ne présentait que 3 centimètres, plus 3 ou 4 millimètres.

Il est à remarquer que les souffrances se déclaraient la nuit, dans les membres, à la façon des douleurs dites ostéocopes. Dès lors la diagnose d'une syphiosémie (pour me servir de la nomenclature de M. Piorry) était établie, et voici comment il caractérisa et analysa l'affection dont je suis atteint :

1° Une syphiosémie de très-ancienne date, ayant résisté aux traitements employés pour la combattre, *ou contractée depuis à l'insu du malade ;*

2° Des dermopathies résultant de l'action de cette cause organique ;

3° Des maladies des os, aussi consécutives à l'altération du sang ;

4° Des exostoses avec raréfaction du tissu osseux dans une côte et dans le rachis ·

5° Des névralgies résultant de la compression ou de la souffrance des nerfs voisins des exostoses.

Le traitement a été dirigé dans le sens de cette diagnose ; et, quoi qu'il en arrive, je le mettrai à exécution ; car, dans tous les cas, il ne présente aucun danger et ses chances de réussite sont grandes ; ce traitement a consisté : 1° dans l'usage de protoiodure d'hydrargyre, administré en pilules à la dose de 3 à 4 centigrammes, matin et soir ; 2° dans l'emploi de 1 gramme d'iodure de potassium, pris trois fois par jour ; 3° dans l'usage de la décoction de racine de salsepareille à doses élevées ; 4° dans l'administration de 5 grammes de phosphate de chaux porphyrisée pris à chaque repas, et administré dans du riz au lait, dans des potages épais, des purées, etc. ; 5° dans des bains prolongés, pour calmer les douleurs ; 6° dans un régime réparateur et dans l'observation rigoureuse des préceptes de l'hygiène ; 7° dans un traitement local des dermopathies, par l'application d'un corps gras épais, tel que l'axonge de veau ou le beurre de cacao.

RÉFLEXIONS ET OBSERVATIONS PRATIQUES SUR LE CAS CI-DESSUS, AYANT TRAIT :

1° Aux accidents syphiosiques secondaires, tertiaires et d'origine douteuse ;
2° Sur la difficulté de leur diagnose ;
3° Sur les exostoses syphiosiques et sur l'administration du phosphate calcaire ;
4° Sur l'inocuité et l'utilité, dans des maladies de la peau résistant à des médications rationnelles, de l'emploi d'un traitement mercuriel.

L'un des points les plus difficiles de la pratique est souvent de déterminer si une lésion chronique de la peau, de la bouche, du pharynx et même des os, a été la conséquence de l'action du syphiose sur les organes affectés, et s'il existe réellement une syphiosémie (altération du sang par le syphiose ; syphilis constitutionnelle). Il en est à plus forte raison ainsi des questions si graves, agitées surtout dans ces derniers temps, des affections profondes du foie, des poumons et de quelques autres viscères que l'on croit devoir attribuer à l'influence première de l'agent virulent dont il vient d'être parlé.

L'observation relative à la cause des douleurs qu'éprouvait M. le docteur X... est une de celles dans lesquelles la diagnose positive ne pouvait être établie qu'à l'aide d'une étude sévère et réfléchie.

Lorsque j'examinai mon honorable confrère, il ne se plaignait que de douleurs vagues, de névralgies intercostales, dorso-thoraciques, dorso-lombaires et sciatiques que l'on avait tour à tour considérées : comme des névroses sans lésion d'organes; comme un rhumatisme diathésique et héréditaire; comme une ataxie locomotrice ; comme un symptôme quaternaire de syphilis, etc. ; de là des traitements non motivés, plus ou moins irrationnels, et l'usage : d'eaux minérales variées, de la colchique, de l'iodure et du bromure de potassium, de l'aconit, de l'atropine et même de l'arsenic et de l'azotate d'argent, sans compter l'hydrothérapie prescrite peut-être au hasard et en désespoir de cause. Tout cet arsenal thérapique n'avait produit aucun résultat, et se fondant sur la disparition, assez lente d'ailleurs, des symptômes syphiosiques, datant de quatorze ans et qui, ayant reparu quatre mois après un premier traitement, n'avaient cédé qu'à l'iodure de potassium et au proto-iodure d'hydrargyre administrés pendant dix mois. On avait presque toujours éloigné l'idée de l'action du syphiose. Depuis l'emploi de l'iode et des préparations hydrargyriques, aucun autre accident que des phénomènes cardiaques, gastriques et de l'amaigrissement, symptômes qui s'étaient dissipés à la suite d'un voyage sur mer, n'étaient survenus.

Voici cependant qu'en 1858, *et dix ans après l'apparition du chancre induré*, des douleurs se déclarent subitement, soit dans les nerfs intercostaux, soit dans la peau, etc., et ces phénomènes dont il s'agit présentaient comme cause une telle obscurité que l'on avait pu penser qu'il s'agissait de cette entité fantastique dite ataxie locomotrice.

En examinant *tout d'abord, suivant mon habitude, le point où le malade éprouvait le plus de douleur*, je trouvai : que le septième nerf intercostal était le siége, alors que l'on exerçait une pression sur ce même nerf, d'une extrême souffrance ; que la côte, dans le sillon duquel il est placé, était, ainsi que le démontrait le plessimétrisme, élargie et épaissie, et que probablement cette hypertrophie osseuse (ostéo-mégalie) exerçait sur la branche nerveuse une compression qui donnait lieu aux douleurs ; la constatation de cette exostose me porta à croire qu'il pouvait s'agir d'une affection syphiosémique.

Alors j'étudiai la peau et je vis des taches psoriasiques, soit sur le thorax, soit sur les jambes, et des boutons rouges, saillants et persistants au cuir chevelu.

Explorant plessimétriquement le rachis, douloureux vers le dos, et alors que l'inspection ne démontrait aucune saillie ni aucune déviation anormale des vertèbres, je reconnus une intumescence considérable de ces os et correspondant à l'origine des nerfs qui se distribuent aux parties où les douleurs étaient les plus accentuées.

Il s'agissait donc évidemment ici d'une série de

symptômes locaux, de cause syphiosémique. Je ne pense pas que d'autres médecins puissent révoquer en doute, soit la justesse de la diagnose que j'ai portée, soit la convenance du traitement que j'ai indiqué.

Il est trop évident que la percussion médiate a conduit dans le cas précédent, comme dans tant d'autres, à reconnaître la nature du mal, et je ne crois pas utile d'insister sur un tel fait ; mais il est, suivant moi, convenable de parler du degré d'importance qu'il faut attacher, dans l'étude de la syphiosémie, à la négation plus ou moins absolue que font les malades de toute espèce d'accidents primitifs, et aux divers traitements qu'ils auraient pu faire et qui auraient paru guérir.

On assigne avec une assurance que dément bien souvent le pratique, que les dermopathies dont la cause est le syphiose, ont des caractères pathologiques, des formes spéciales qui les font complétement reconnaître ; et, en effet, il en est souvent ainsi. Les syphisiographes en général, et surtout mon excellent confrère, collègue et ami, M. le docteur Ricord, ont tracé et fait figurer avec une admirable exactitude les aspects que présentent les chancres initiaux, simples, mous ou indurés; les pustules, les taches, les éruptions, les dermocélies de toutes sortes qu'à l'état aigu ou chronique revêtent les maladies vénériennes de la peau; mais on est loin de trouver toujours à ces affections les apparences dont on fait mention. Les médecins honorables qui s'occupent avec tant de succès, à Saint-Louis et à l'hôpital du Midi, de l'étude des syphiosi-dermies, MM. Bazin, Hardy, etc., ont dû voir, comme je l'ai si fréquemment observé en ville ou dans les hôpitaux, de ces cas plus que douteux dans lesquels on ne pouvait dire si telle maladie cutanée dite herpès, dartre, eczéma, ulcère simple ou phagédénique, cancroïde, etc., etc., était ou non causée par ce que l'on a dénommé diathèse ou cachexie syphilitique.

Cette difficulté est telle, que j'ai vu parfois des médecins qui s'occupent avec le plus de succès des maladies vénériennes considérer, comme étant de nature syphiosique, ces dermites légères, dites *intertrigo*, qui se manifestent entre des parties de la peau qui sont en contact et se frottent au moindre mouvement, et cependant il a suffi de soins de propreté, de simples lavages, d'application de poudre de lycopode, pour guérir des malades qui depuis deux mois prenaient inutilement des mercuriaux.

Par contre, j'ai vu les hommes les plus experts dans l'étude des affections vénériennes avoir cependant si bien méconnu la nature syphiosique de maladies cutanées effroyables, qu'ils les ont combattues pendant des années par de l'arsenic, des bromures et par une infinité de moyens dangereux, tandis que très-promptement elles ont cédé à des onctions mercurielles et à l'emploi intérieur de l'hydrargyre que j'ai prescrits.

Veut-on une preuve concluante de ce défaut de certitude des caractères en général assignés aux syphilides de la peau? Il suffit de considérer avec soin les diverses apparences que prennent, dans une foule de cas, les téguments de la jambe, alors qu'ils deviennent malades à la suite des stases veineuses causées par les varices, par la station prolongée, l'amincissement et le ramollissement de l'enveloppe cutanée. On voit souvent, dans de telles circonstances, survenir *des taches cuivrées et arrondies*, *des rougeurs violacées*, *des vésicules suivies d'excorations mal circonscrites, des ulcères plus ou moins profonds, des croûtes jaunâtres ou brunâtres, des ulcérations grisâtres dont les bords sont coupés perpendiculairement, et dont la base est indurée, quelquefois même des saillies de la peau à forme pustuleuse. La même jambe variqueuse présente toutes ces apparences, et cependant il ne s'agit que d'une gêne dans le retour du sang veineux vers le centre circulatoire.*

Comme cette circonstance organique persiste, ces dermopathies syphiosiformes durent et tel médecin qui n'a pas assez étudié les maladies dites chirurgicales, traite les symptômes précédents comme des accidents syphiosiques et administre des mercuriaux et des traitements spécifiques, alors qu'il suffit pour les faire dissiper : de maintenir le membre malade élevé au-dessus du tronc ; de faire appliquer sur les croûtes, les ulcérations, etc., des cataplasmes émollients ; d'abriter la peau malade contre le contact de l'air, et d'avoir recours à une compression bien faite ; ces moyens, en effet, remédient aux accidents dont il s'agit. Ce qui précède est si vrai qu'en général il faut se méfier des apparences syphiosiques que peuvent prendre les dermopathies des membres inférieurs et, avant de se prononcer sur leur nature spéciale, examiner préalablement les veines avec une attention extrême (1).

Ce qui vient d'être dit de la difficulté dans quelques cas d'assigner un caractère syphiosique à certaines dermopathies est peut-être encore plus vrai de diverses lésions des os, des yeux, de la bouche, etc. — Que de fois n'ai-je pas vu prendre pour des chancres

(1) Voyez dans le procédé opératoire de la percussion le mémoire sur les veines considérées au point de vue du diagnostic.

syphiosiques des ulcérations de la langue, des joues et des lèvres entretenues par des dents qui les blessent et n'ai-je pas obtenu leur guérison en faisant arracher ou limer cette même dent, etc. (Voyez le livre intitulé *Médecine du bon sens*, page 206.)

Si l'on est fréquemment conduit à croire de nature syphiosique des accidents qui ne reconnaissent en rien pour cause l'action permanente de la syphiosémie et qui sont les résultats de circonstances antihygiéniques variées, telles que : le frottement habituel du tégument, soit par la flanelle, soit par des poils; la malpropreté de dents mal entretenues; des obstacles mécaniques portés au retour du sang veineux par des vêtements mal faits, etc., peut-être arrive-t-il plus fréquemment encore que certaines lésions cèdent promptement à un traitement hydrargyrique, alors qu'elles ont résisté pendant des mois et des années aux moyens rationnels qui d'ordinaire réussissent le mieux. C'est surtout lorsque les malades affirment n'avoir jamais éprouvé d'accidents primitifs, secondaires ou tertiaires que l'on observe de tels faits. Je crois utile d'en citer ici quelques-uns.

DEUXIÈME OBSERVATION.

Exostose des os du nez. — Menace de tumeur lacrymale. — Absence d'antécédents syphiosiques. — Traitement hydrargyrique. — Guérison en deux mois.

Mademoiselle X..., jeune femme qui était loin d'avoir toujours mené une conduite régulière, affirmait de la manière la plus absolue n'avoir jamais été atteinte sur quelque partie du corps que ce fût, d'écoulements, d'ulcérations persistantes avec ou sans indurations hypodermiques, de douleurs des membres s'exaspérant la nuit, de dermopathies du cuir chevelu, de maux de gorge chroniques, etc., enfin de toute autre affection considérée par les auteurs ou les praticiens comme des accidents primitifs ou secondaires. L'examen le plus attentif des organes ne permit en rien de distinguer sur ceux-ci le moindre symptôme d'une lésion étio-syphiosique. Seulement, le côté gauche du nez tout auprès du canal nasal, était depuis près d'un an le siége d'une tumeur arrondie, rouge, dure, peu douloureuse; l'os propre du nez à droite était visiblement le siége d'une exostose à tissu ramolli. Évidemment aussi, le canal lacrymal gauche était intéressé, car des larmes suintaient par les points lacrymaux. De la narine gauche s'écoulait un liquide jaunâtre, puriforme et fétide, il n'y avait point de douleur mais seulement de l'enchifrènement. D'un jour à l'autre la déformation augmentait, et cette femme qui auparavant avait une figure des plus régulières, était devenue tout à fait méconnaissable et presque repoussante. Du reste la santé était bonne et aucun organe intérieur ne manifestait une souffrance quelconque.

A part un traitement hydrargyrique, qu'aucun médecin n'aurait supposé nécessaire, une infinité de moyens avaient été employés et le mal n'avait en rien cessé de prendre de l'accroissement. Malgré les dénégations absolues de la malade, et bien qu'aucun autre symptôme que l'état des os du nez ne m'autorisât, comme il a été dit, à admettre l'existence d'une cause syphiosique, j'obtins, quoique avec beaucoup de peine, de soumettre mademoiselle X... au traitement suivant : usage trois fois par jour, le matin, à midi et le soir, d'un gramme d'iodure de potassium dissous dans trente grammes de sirop de gomme étendu d'eau; de très-bonne heure, deux heures avant l'administration de ce médicament et vers minuit, une pilule de proto-iodure d'hydrargyre; administration de boissons dites adoucissantes, tenir la narine malade dans un état d'extrême propreté; introduire dans cette même narine à deux reprises par jour avec le petit doigt un mélange d'onguent mercuriel et de cérat par parties égales et faire tous les jours en se mettant au lit une friction sur les aisselles et au pli du genou avec deux grammes d'onguent hydrargyrique double. Je recommandai de plus : l'usage de bains tous les deux jours, une sobriété à laquelle la malade était peu habituée et l'abstention des liqueurs alcooliques et des vins généreux.

Ce traitement fut ponctuellement suivi, et en moins de deux mois, sans accident aucun, tous les symptômes que mademoiselle X... éprouvait se dissipèrent si bien, qu'il ne resta aucune trace de l'exostose, de l'écoulement nasal, de la maladie des voies lacrymales; toute déformation disparut si complétement que la régularité des traits se rétablit entièrement.

TROISIÈME OBSERVATION.

Exostose. — Ramollissement de l'os malaire gauche. — Absence d'antécédents syphiosiques.— Refus d'un traitement hydrargyrique.—Apparition d'un chancre primitif.—Mercuriaux, phosphate de chaux. — Disparition d'une esquille. — Prompte guérison.

M. F. G..., négociant, d'une constitution robuste, âgé de quarante ans, et dont la santé était du reste excellente, vit se déclarer sur la partie moyenne de l'os malaire une saillie et de la rougeur dans la longueur de vingt millimètres sur trois centimètres de largeur. Comme aucune douleur ne se déclarait, le malade y fit pendant un mois peu d'attention; il arriva même que par une négligence incroyable et malgré les avis que je lui donnai, il n'employa que des moyens complétement insignifiants. Cependant, depuis longtemps les personnes qui s'en approchaient s'apercevaient qu'une odeur fétide était exhalée par le nez, qui était le siége d'un enchifrènement habituel, et d'un écoulement de matière puriforme. M. F. G... resta trois ou quatre mois dans cet état fâcheux. Il me consulta enfin d'une manière plus sérieuse, et, pas plus que dans le cas précédent, je ne pus découvrir le moindre symptôme coïncidant qui révélât l'existence d'une affection syphiosémique. Ce monsieur niait de la manière la plus absolue avoir jamais été atteint d'urétrite, de chancres, de pustules, etc.

Constatant que l'os sous-jacent à la peau était ramolli et tuméfié, je conseillai au malade un traitement antisyphiosique ainsi que l'emploi du phosphate de chaux porphyrisé; mais cette double médication fut on ne peut plus mal employée. M. F. G... alla prendre des consultations plus ou moins légères données par tous les médecins qu'il connaissait, consultations qui n'avaient pas eu pour base des documents suffisants; le mal s'aggrava et s'étendit au loin. Une ulcération survint au centre de la tumeur dont la surface était grisâtre; ses bords coupés à pic paraissaient renversés; au fond de la plaie se trouvait l'os dénudé. On ne tint pas compte de mes avis. On consulta, *mais de mon aveu*, un médecin d'une grande valeur et qui a toute mon estime. Il ne vit dans cette affection qu'un *ulcère cancroïde*, et proposa l'application de la pâte de Vienne; j'insistai sur un traitement préalable avec des mercuriaux. Mais le péril de M. F. G... me fit acquiescer à l'opinion de mon honorable confrère et collègue. Une couche mince du caustique recouvrit la plaie.

L'eschare fut près d'un mois à se détacher; alors les bords, ainsi que le fond de la surface ulcérée, présentèrent encore le même aspect qu'avant la cautérisation. Le malade résistait encore à l'opinion formulée de nouveau par moi : qu'il fallait absolument avoir recours à un traitement mercuriel sérieux ; mais deux jours plus tard, il fallut que l'on cédât ; car à la distance de deux centimètres en dehors de l'ulcération et sur le sac lacrymal lui-même, apparut une vésicule de trois millimètres d'étendue, à laquelle succéda une de ces ulcérations dites chancres primitifs, lésions si bien étudiées et décrites par mon excellent confrère et collègue, M. le docteur Ricord, et telle que celles qui résultent des inoculations avec le syphiose.

Alors l'application locale de l'onguent mercuriel fut faite, et l'ensemble du traitement mis en pratique, et quarante-huit heures après, l'ulcère avait changé d'aspect ; son fond surtout présentait des points rouges ; les bords s'en étaient affaissés ; le chancre récent avait aussi pris une meilleure apparence, et un mois après la cicatrice avait eu lieu, laissant au-dessous d'elle une dépression assez considérable qui correspondait à l'espace d'où s'était séparée une esquille assez volumineuse.

Aucun autre accident ne survint ; l'état maladif des fosses nasales, l'écoulement qui en était la conséquence se dissipèrent comme les autres symptômes dont il vient d'être parlé. Il ne resta d'un tel mal qu'une déformation de la partie malade.

QUATRIÈME OBSERVATION.

Très-grave dermopathie. — Pas d'accidents syphilitiques antérieurs ou coexistants. — Le mal résiste à l'arsenic et à une foule de moyens. — Traitement hydrargyrique. — Guérison.

M. H.-C., Américain, âgé de quarante-cinq ans, d'une magnifique constitution, fut atteint, il y a plusieurs années, d'une lésion de la peau aussi grave que hideuse, et qui occupait la partie interne et supérieure des cuisses, près de l'aine. C'était dans l'étendue de seize centimètres sur six ou huit, que le tégument formait une saillie de près d'un centimètre, et dont les bords, coupés presque perpendiculairement, étaient inégalement découpés. Cette dermopathie avait une teinte rouge et violacée, sa surface était mamelonnée, rugueuse au toucher, elle ne causait pas de douleurs vives.

On sentait au palper qu'elle était dure, mais elle ne s'étendait pas au delà de la peau dans les tissus sous-jacents, car le tégument malade offrait une grande mobilité.

Ainsi qu'il en arrive dans un grand nombre d'autres dermopathies, le mal suivait une marche progressive et s'étendait de proche en proche aux parties voisines.

Du reste, la santé générale était excellente, aucun autre symptôme syphiosique n'existait, et partout ailleurs que sur le point affecté on ne trouvait aucune trace de maladie analogue.

Je n'étais pas le médecin de M. H.-C., qui me pria

de lui dire ce que je pensais de son état, contre lequel des hommes très-justement renommés pour la diagnose et la curation des maladies vénériennes avaient employé depuis plusieurs mois l'arsenic et une infinité de médicaments et cela sans avoir obtenu le moindre succès. Me rappelant quelques cas du même genre dans lesquels des accidents de même nature avaient promptement cédé à un traitement hydrargyrique, je ne manquai pas de prier le malade de parler du succès que j'avais obtenu à son médecin, et de proposer en mon nom, à cet honorable praticien, l'emploi local et intérieur des mercuriaux et de l'iodure de potassium. La réponse de M. H.-C. fut : que, n'ayant jamais éprouvé la moindre urétrite, la plus petite ulcération, ni rien enfin qui ressemblât à des pustules, à des taches primitives ou consécutives, ou à des syphiosorganies quelles qu'elles fussent, il n'était en rien disposé à se traiter par des préparations hydrargyriques. Cependant il en parla au médecin qui le soignait et qui partageait son avis. Trois mois après, le mal avait fait de déplorables progrès ; il s'était si bien étendu que le scrotum et le côté droit de la verge étaient envahis. Je renouvelai alors mes conseils, qui furent tous de bienveillance. Alors seulement on commença un traitement mercuriel, et deux mois après, M. H.-C. m'apprit que, sous son influence, la maladie de la peau avait complétement disparu.

CINQUIÈME OBSERVATION.

Apparence cancéreuse d'un pénis endurci, énormément augmenté de volume et recouvert d'une vaste ulcération; douleurs excessives; absence d'accidents syphiosiques antérieurs; amélioration presque instantanée et curation rapide sous l'influence des mercuriaux.

Le sieur X..., âgé de vingt-cinq ans, dont je crois avoir autrefois donné déjà l'histoire que je ne puis retrouver nulle part, me pria, en 1820, de lui donner des soins. Je me rendis près de lui, non sans quelque répugnance, car cet homme tenait une de ces maisons dans lesquelles on est peu désireux d'entrer. Il affirmait, lui qui n'avait aucune réserve à garder, que, malgré le triste entourage dont il était toujours environné, jamais il n'avait éprouvé d'autre affection supposée étiosyphiosique que celle pour laquelle il me consultait et qui avait nécessité ma visite dont l'humanité me faisait une loi.

La partie dont je viens de parler présentait plus de seize centimètres de longueur; près de l'abdomen elle avait une dimension naturelle. Sa mollesse, sa couleur étaient peu différentes de ce qu'on observe dans l'état normal; mais à deux travers de doigt de la racine de l'organe, celui-ci présentait dans toute son étendue un volume et une forme dont je me rappelle comme si je voyais actuellement le malade. La dimension en longueur de la partie engorgée était, inférieurement au gland, au moins de vingt centimètres sur une largeur de quatre-vingts millimètres, et ce dernier présentait plus de douze centimètres de diamètre sur une longueur de dix. L'ouverture urétrale n'avait pas été intéressée par le mal, mais très-près d'elle s'étendait un ulcère affreux, à bords très-profondément et perpendiculairement coupés, d'une dureté extrême et d'une rougeur livide. Cette lésion recouvrait presque entièrement le gland d'ailleurs excessivement dur et tuméfié. — Elle était irrégulièrement circulaire et avait détruit une étendue considérable du repli préputial; le diamètre de cette plaie était en tous sens de huit centimètres; sa surface était violette, mamelonnée, noirâtre sur certains points, à peine trouvait-on aux aines de très-légers engorgements ganglionnaires.

Les douleurs étaient d'une telle violence que l'on serait taxé d'exagération si l'on voulait par des mots en exprimer l'intensité. Chose remarquable, le contact de l'eau, celui d'un bain général ou local et tiède, la décoction de guimauve ou de graine de lin additionnée de hautes doses de laudanum, de solution d'opium; l'application de graisse, de pommades narcotiques, n'avaient pas eu plus d'efficacité que n'en présentaient les préparations opiacées données à l'intérieur dans des proportions élevées.

L'état général de la santé du malade était on ne peut pas plus satisfaisant, il n'y avait ni fièvre ni accidents gastriques, pulmonaires ou intestinaux.

Depuis deux mois cette maladie était restée à peu près stationnaire, seulement elle augmentait depuis quelques jours d'intensité, surtout comme souffrance; les linges étaient salis par un ichor sanieux et fétide.

Ce malheureux avait consulté toutes les célébrités spéciales du temps : les C..., les L..., etc., etc. ainsi qu'un grand nombre d'autres médecins.

Personne n'avait cru qu'il s'agissait ici d'une syphioselcosie; l'absence d'antécédents en rapport avec une cause virulente, le défaut d'autres syphilides, l'aspect même de la tumeur, la résistance du mal aux traitements employés, quels qu'ils fussent, avaient conduit à rapporter à un squirre ulcéré les épouvantables lésions qui viennent d'être décrites. Il faut dire que les soins les plus simples avaient fait défaut, que l'organe malade n'avait pas même été maintenu élevé de façon à favoriser le cours du sang vers le tronc, et que l'on avait employé des médications de toutes sortes, lesquelles n'avaient en aucune façon calmé les douleurs atroces qui existaient. Les charlatans, les empiristes hasardeux n'avaient pas mieux réussi que les hommes instruits, et le malade au désespoir parlait à chaque instant de suicide.

Appelé près de cet homme, je voulus avoir recours, comme mes prédécesseurs l'avaient fait, à des bains tièdes dans lesquels je prescrivais de maintenir trois heures le patient; j'eus recours à des narcotiques, *je cherchai dès lors* à abriter l'ulcère contre le contact de l'air, tout fut inutile, et pendant trois jours je n'obtins aucun succès.

Alors je me rappelai les écrits et les leçons de notre excellent maître, le professeur Boyer, les succès qu'il avait obtenus par l'emploi des applications locales d'onguent mercuriel et combinées avec un traitement par les frictions et les secours de l'hygiène ; je mis en pratique les conseils et le mode de curation que je lui avais vu employer.

De larges plumasseaux de charpies, recouverts d'une couche épaisse d'un mélange par partie égale d'onguent mercuriel double et de cérat, furent appliqués sur toute l'étendue de l'ulcère et sur ses bords si cruellement enflammés; une friction avec quatre grammes de ce même onguent hydrargyrique fut faite sur la partie interne des bras, des cuisses, sur les aines et l'aisselle et on la renouvela le soir et les deux jours suivants (matin et soir); le malade prit aussi à l'intérieur de la liqueur de Van Swieten, mais à faible dose. On administra à cet homme de la décoction de salsepareille concentrée ; il resta au lit, ses douleurs ne lui permirent pas de supporter des bains et des cataplasmes...

La nuit fut meilleure que les précédentes, il y eut au moins quelque moment de repos ; le *lendemain*, les souffrances étaient sensiblement moins vives et l'aspect de la plaie paraissait moins mauvais ; quarante-huit heures après la première application de l'onguent mercuriel, on voyait quelques bourgeons charnus et rouges sur le centre de l'ulcère, dont les bords étaient visiblement affaissés; le volume et la dureté de la partie malade avaient notablement diminué, et le contact de l'eau et des cataplasmes ne causait plus de souffrances.

A partir de ce moment et alors que les frictions avaient lieu seulement une fois par jour, et que, du reste, le même traitement était continué, l'amélioration se prononça avec une extrême rapidité ; cinq à six jours après, l'organe malade avait repris en partie son volume et sa mollesse ordinaire, et l'ulcère avait diminué des quatre cinquièmes, ce qui était en très-grande partie dû à la diminution survenue dans les dimensions de la partie que l'on avait pensé être atteinte de cancer.

Une surface d'un beau rouge, sécrétant un pus jaunâtre et de bonne nature ; des bords rosés, de niveau avec la plaie, remplacèrent bientôt la couche violacée et les éminences circulaires, dures et saillantes qui, perpendiculairement, avaient entouré l'ulcère, et, en moins de six semaines, la cautérisation fut complète et la guérison absolue.

SIXIÈME OBSERVATION

Absence d'accidents syphiosiques antérieurs ; pustule plate sur la joue ; on croit qu'il s'agit d'un cancer ; ganglionite ; on traite le malade par les préparations hydrargyriques ; guérison rapide ; on constate alors la voie de contagion du mal.

M. L. F..., âgé de vingt ans, d'une bonne constitution, et dont j'ai parlé au n° 11,153 du *Traité de médecine pratique*, avait mené une vie très-régulière, et se livrait à des études sérieuses ; il n'avait eu récemment d'autre commerce avec les femmes qu'une seule fois des embrassements. Du reste, il n'avait auparavant jamais éprouvé le moindre symptôme syphiosique, quel qu'il fût. La peau ne présentait aucune lésion.

Les parents de ce jeune homme avaient joui ainsi que lui d'une excellente santé, de sorte qu'il était impossible d'admettre chez L. F... une influence virulente et héréditaire. Tout à coup il éprouva sur la joue droite et près de la commissure des lèvres une démangeaison pénible; de la rougeur s'y manifesta en même temps. Bientôt ces accidents furent suivis d'une tuméfaction marquée. Cette dermopathie était elliptique et formait une plaque de quatre à cinq millimètres de hauteur sur trois centimètres de longueur et vingt millimètres de largeur, elle était tout à fait plate et même un peu déprimée au centre ; trois ou quatre jours après, elle prit une teinte violacée et de la dureté. On n'y voyait pas de traces d'ulcération ; aucun liquide n'était déposé à la surface de la tumeur. La joue se tuméfia considérablement et un ganglion lymphatique sous-maxillaire du côté droit s'enflamma et augmenta bientôt considérablement de volume. Aucun accident fébrile ne se déclara et le malade n'en continua pas moins à se livrer aux exercices que son patriotisme exigeait de lui.

C'était en 1815, l'Ecole de médecine avait formé une compagnie d'artillerie à laquelle appartenaient Paul Dubois, Richard, Gerdy, Roulin (actuellement membre de l'Institut), Hureau, etc.; L. F... en faisait partie. L'ennemi menaçait. Tous les jours, ces élèves, soldats volontaires, se rendaient dans la cour du petit Luxembourg, où un vieil officier les instruisait et les exerçait à la manœuvre du canon. Advint alors le glas funèbre de Waterloo. On se rendit à Montrouge et là, derrière des fortifications en terre et improvisées, on continua pendant quelques jours à s'exercer aux fonctions d'artilleur, et certes, si l'habitude manquait, il n'en était ainsi ni du zèle ni du courage. Sous ce rapport, notre malade ne différait en rien de ses camarades, mais le désespoir qu'il éprouvait de son mal, lequel le rendait hideux et qu'il croyait être un affreux cancer, lui faisait désirer la mort ; il préférait périr de la main des ennemis, que des suites de la terrible affection qu'il éprouvait. En vain ses camarades l'engageaient-ils à rentrer à Paris ; il resta à son poste jusqu'à la triste capitulation de Paris, qui fut précédée de l'apparition des tirailleurs étrangers dans les bois de Clamart.

Alors L. F..., aussi triste au moral que malade au physique, fut obligé de rentrer chez son père, et il évita ainsi très-involontairement les injures et les pierres que la populace du faubourg, pour prix du dévouement patriotique dont elle venait de faire preuve, ne manqua pas d'adresser à la compagnie de l'École de médecine. Ainsi sont faits les hommes; que l'on ne reproche pas trop au peuple son injustice et ses excès fantasques ; trop souvent on voit les savants et le pouvoir être aussi cruels et aussi persécuteurs contre ceux qui ont consacré leur vie à la science et à l'humanité!

Dès le lendemain de ce jour néfaste, L. F... vint implorer les conseils de son illustre maître, le professeur Boyer, de pratique mémoire. Grâce à sa vieille et lucide expérience, l'absence de tout antécédent syphiosique ne l'arrêta pas un moment; il admit qu'il s'agissait simplement d'une pustule plate primitive et d'une ganglionite encore non suppurée. Il prescrivit sur la dermopathie et sur le ganglion l'application locale de l'onguent mercuriel double étendu de cérat, et celle d'un cataplasme de farine de graine de lin et d'eau de guimauve, placés d'une façon continue; il joignit à cette prescription l'usage de frictions mercurielles et de faibles doses de deutochlorure d'hydrargyre à l'intérieur; le tout fut secondé par la sobriété dans le régime et par des bains.

On comprend combien cette médication fut ponctuellement exécutée ; or, en deux jours la pustule était affaissée et plus rosée ; la démangeaison, qui jusque-là avait persisté, n'existait plus ; déjà l'engorgement du ganglion et de la joue avait largement diminué ; le mieux-être continua à se manifester de la manière la plus rassurante, et en moins d'un mois il ne resta plus, de l'affreux désordre qui vient d'être décrit, qu'une cicatrice déprimée, cachée dans un pli de la peau, et sur laquelle jamais aucun poil n'a repoussé, tandis qu'alentour la barbe est fort épaisse. En général, cependant, on ne voit pas les pustules plates laisser des traces cicatricielles, surtout lorsqu'elles n'ont pas présenté d'ulcération à leur surface.

M. le professeur Boyer avait assuré à L. F... qu'en cherchant bien, il pourrait peut-être retrouver la source contagieuse du mal. Le jeune malade rappela alors ses souvenirs, le baiser que lui aurait donné certaine femme qui lui avait inspiré du dégoût; il ne tarda pas à la rencontrer. Examinant la surface interne de sa lèvre inférieure, il vit celle-ci couverte de plaques muqueuses exactement semblables à celle dont il avait été atteint sur la joue. « *Probablement*, quelque égratignure, quelque coupure faite avec le rasoir aura été dans ce cas la voie par laquelle le syphiose aura pénétré dans la trame et dans les vaisseaux du derme. »

NOMBREUSES OBSERVATIONS RELATIVES A DIVERSES AFFECTIONS DONT LA NATURE SYPHIOSIQUE ÉTAIT DOUTEUSE.

Il m'est assez fréquemment arrivé de constater, chez des gens qui niaient de la manière la plus absolue l'existence antérieure d'affections syphiosiques, des états pathologiques présentant à un haut degré les caractères des maladies vénériennes.

Ces symptômes ne coexistaient en rien avec d'autres phénomènes que l'on aurait pu attribuer à l'action du syphiose.

Ces états pathologiques avaient résisté à un grand nombre de moyens, et n'ont cédé, comme il en est arrivé dans les observations précédentes, qu'à un traitement exclusivement dirigé contre la cause virulente que j'avais été conduit à admettre. Or, ces accidents étaient les suivants :

1° Des taches arrondies, de couleur brun-jaunâtre dite rouillée ; leur diamètre variait d'un à trois centimètres ; elles étaient généralement assez nombreuses, parfois presque confluentes, et même défiguraient les malades ; occupant le front, la face, la poitrine, le siége, etc. ; elles avaient résisté depuis un temps très-long à des médicaments de toutes sortes, au soufre (quand c'était la mode de le prescrire), aux hydrosulfures et à toutes les eaux qui en contiennent, à l'arsenic, ainsi qu'aux divers moyens rationnels et hygiéniques. Sous l'influence de l'iodure de potassium et du proto-iodure de mercure, ces taches ont disparu avec une incroyable promptitude.

2° Cette dermopathie remarquable, si connue sous le nom de psoriasis, laquelle se développe à la paume des mains, et a mérité ainsi l'épithète de palmaire ; cet état pathologique commence en général par une plaque qui ne tarde pas à pâlir au centre, tandis qu'elle est entourée d'un limbe plus ou moins rouge qui s'étend au loin d'une manière inégale, et provoque une desquammation légère de l'épiderme. Résistant à une foule de moyens rationnels ou empiriques, cédant cependant parfois à des attouchements avec l'azotate d'argent, elles se reproduit avec la plus grande facilité. Or, dans des cas pareils, le traitement hydrargyrique administré avec prudence a parfaitement réussi.

3° Des pustules développées aux grandes lèvres, à l'anus, sur des surfaces qui se touchaient et exerçaient les unes sur les autres des frottements incessants. Les soins de propreté, l'excision, la cautérisation échouaient, et la curation antisyphiosique réussissait avec promptitude.

4° Des pharyngites, des laryngites persistant d'une manière indéfinie, et qui étaient entretenues ou non par des ulcérations, lesquelles se guérissaient rapidement par la cautérisation avec l'azotate d'argent combinée avec l'administration à l'intérieur du proto-iodure d'hydrargyre. Dans des cas pareils on pourrait à coup sûr tirer le plus grand parti de la sonde porte-caustique que j'ai proposée en décembre 1867, dans une séance de l'Académie des sciences.

Cette sonde permettrait de porter sur les ulcérations non-seulement l'azotate d'argent, mais des médicaments hydrargyriques non cautérisateurs.

5° Les végétations à l'anus ou aux grandes lèvres, que des hommes du plus grand talent d'observation avaient considérées comme n'étant pas de nature syphiosique.

Voici une observation que je choisis parmi plusieurs autres, et dont il est bon d'avoir le souvenir gravé dans l'esprit.

SEPTIÈME OBSERVATION

Végétations à l'anus, se développant à la suite de l'opération de la fistule. On en rapporte la cause à une urétrite antérieure. — Le mal avait été produit par le contact direct du virus.

Un marchand de nouveautés de Paris, dont les mœurs paraissaient exemptes de reproches, et qui avait pour épouse une femme jeune et belle, présentant d'ailleurs la plus remarquable santé, était âgé de vingt-cinq ans.

Il fut atteint d'une fistule complète à l'anus, dont il

fut opéré avec succès. La plaie cependant ne se cicatrisa qu'avec une grande difficulté. Ses bords présentaient ces inégalités, ces anfractuosités qui se manifestent si fréquemment dans les ulcérations dues à la syphiosémie. Bientôt des végétations à sommet découpé et inégal se prononcèrent sur toute l'étendue de la solution de continuité, et il fut impossible pour moi de mettre en doute l'existence d'une cause syphiosique.

Les réponses à mes questions sur les antécédents furent toutes négatives ; cependant le malade finit par convenir qu'il avait été atteint, quelques années auparavant, d'une urétrite très-légère. Déjà, à cette époque (1823 ou 1824), on avait mis fortement en doute que les écoulements de l'urètre pussent donner lieu à la syphiosémie et à ses suites. Ce doute ne me vint même pas alors dans l'esprit. Un traitement par les frictions hydrargyriques et le deuto-chlorure fut administré ; j'excisai les végétations ; la plaie de l'opération prit tout d'abord un meilleur aspect et se cicatrisa, et la guérison complète ne tarda pas à avoir lieu.

J'avais cité ce cas comme un exemple remarquable à l'appui de l'opinion qui admettait que la syphilis constitutionnelle pouvait être produite à la suite d'une urétrite sans ulcération, et je n'avais pas manqué de donner de la publicité à cette observation. Mais voici qu'un renseignement auquel je m'attendais bien peu me fit bientôt savoir que la maladie de l'urètre n'avait été pour rien dans la syphiosémie de ce jeune homme. On m'apprit : que, malgré l'apparence d'une vie régulière, il avait les habitudes et les goûts les plus dépravés ; qu'il fréquentait des lieux infâmes, et que c'était très-probablement par le contact direct du virus que le mal qu'il éprouvait avait été communiqué. Je me suis empressé alors de publier dans les journaux de médecine et dans les Sociétés savantes qu'il ne fallait tenir aucun compte du fait en question, relativement à l'influence que l'urétrite pouvait avoir sur le développement de la syphilis constitutionnelle. Cette observation prouve une fois de plus qu'avant d'émettre une opinion sur les causes d'une affection, il est urgent de s'enquérir d'abord, avec un soin extrême, des circonstances variées dans lesquelles ce mal s'est produit.

6° L'inflammation de la membrane iris (irisite ou iritis) est un symptôme fréquent de syphiosémie, et lors même qu'aucun antécédent, qu'aucun autre état organopathique coïncidant ne conduit à démontrer l'existence de cette syphiosémie, l'organe malade est ici d'une telle importance, la conservation de la vue est si démesurément utile, qu'aussitôt que l'on voit la cornée entourée d'un cercle de vaisseaux rosés, la pupille se déforme, que cette pupille prend une teinte trouble, que des douleurs vives se déclarent dans l'œil, etc., il est urgent d'avoir recours à un traitement mercuriel. Parmi les faits que je pourrais citer à l'appui de cette proposition, je mentionnerai surtout le suivant :

HUITIÈME OBSERVATION

Inflammation de l'iris chez un peintre en miniature qui affirme n'avoir jamais eu aucun symptôme de syphilis et dont l'ensemble de la santé est excellent. Le mal résiste pendant deux mois aux moyens antiphlogistiques et ne cède qu'à un traitement mercuriel.

M. X. G., âgé de quarante ans, peintre en miniature et agréable chanteur, se livrait à un travail incessant des yeux exigé par sa profession. Tout à coup, et d'une manière assez lente, une double irisite plus marquée à droite qu'à gauche (cercle vasculaire rosé autour de la cornée, plus vif auprès de celle-ci que sur les autres points de la sclérotique, aspect terne de la chambre antérieure et apparence trouble de la pupille très-déformée et se contractant mal sous l'influence de la lumière, douleurs profondes dans l'œil, nausées, etc.), rien n'y manquait pour déterminer le caractère et le siége de la lésion qui paraissait être essentiellement phlegmasique. Plusieurs médecins et moi-même nous la traitâmes par les évacuations sanguines et par l'ensemble de la médication antiphlosimique, puis par des vésicatoires, des purgatifs, de la belladone, etc. Cette curation, continuée pendant plus d'un mois, ne produisit aucun résultat avantageux. Le malheureux peintre allait être réduit, par la perte de la vue, à la mendicité. Bien qu'il affirmât n'avoir jamais éprouvé aucune espèce de symptôme syphiosique, je le soumis à un traitement par le deuto-chlorure hydrargyrique ; des frictions furent faites aussi autour des orbites ; en huit jours le mal fut amélioré et en un mois M. X. G. eut le bonheur de voir les maux qu'il éprouvait disparaître presque complétement, et de récupérer assez de sa vue pour continuer ses travaux.

7° Défiez-vous constamment du caractère syphiosique des douleurs qui se développent particulièrement la nuit dans les membres, et recherchez bien si les os n'en sont pas le siége réel. Pour élucider cette dernière et importante question, il est urgent : de palper et de plessimétriser avec le plus grand soin les espaces où la souffrance existe; de bien apprécier son trajet qui, dans le cas de névralgie, suit la direction d'un tronc nerveux; de s'assurer, par des mouvements provoqués dans tel ou tel muscle, qu'il ne s'agit pas d'une myosalgie, laquelle se manifesterait à l'occasion de la contraction musculaire; de dessiner les os à l'aide du crayon dermographique et de s'enquérir, par la médio-percussion, si ces organes ne seraient pas, sur les points douloureux, augmentés de volume et ramollis, comme il en arrive pour les exostoses et les périostoses que l'on observe particulièrement dans les surfaces osseuses superficiellement placées, mais qui peuvent aussi avoir lieu dans le fémur, et surtout dans la colonne vertébrale. On peut lire dans le *Traité de plessimétrisme* (maladies du rachis) un assez grand nombre d'observations dans lesquelles j'ai reconnu des tumeurs vertébrales qui étaient passées inaperçues et qui occasionnaient des douleurs excessives dans les nerfs qui, au niveau de ces tumeurs, sortaient par les trous de conjugaison du canal.

Dans plusieurs des cas dont il s'agit, comme dans les tuméfactions douloureuses d'autres os, l'usage du phosphate de chaux a réussi en peu de jours à ramener les parties malades à leur état normal et à dissiper les douleurs; mais, dans un certain nombre aussi de ces observations, et bien que les malades niassent positivement l'existence antérieure d'accidents syphiosiques, et qu'ils ne présentassent aucun symptôme secondaire ou tertiaire de syphiosémie, je crus convenable d'ajouter au traitement par le phosphate de chaux, l'usage de l'iodure de potassium et du protoiodure d'hydrargyre, qui avait été si utile dans plusieurs cas où les tumeurs osseuses existaient chez des gens qui avaient été autrefois atteints de syphiosie.

8° Des hommes d'une grande valeur pensent avoir constaté par l'observation que plusieurs endo-organies (maladies des organes internes) ont des caractères anatomiques et symptomatiques spéciaux qui peuvent faire distinguer des lésions profondes, et affirment que, dans de telles circonstances, le traitement hydrargyrique peut être utile. Je n'ai pas de faits négatifs ou positifs à citer sur ce sujet ; mais je ne verrais pas d'inconvénients dans des cas où des affections profondes auraient résisté à des moyens rationnels et inoffensifs, à soumettre des malades qui en seraient atteints, et alors même qu'ils ne conviendraient pas d'avoir été atteints de syphiosie, à un traitement hydrargyrique et iodurée, donné à de telles doses qu'il n'en puisse résulter d'inconvénient.

DISCUSSIONS

SUR L'UTILITÉ DES MERCURIAUX

DANS LE TRAITEMENT DES AFFECTIONS VÉNÉRIENNES

Lorsque j'ai publié plusieurs observations relatives à l'utilité du traitement mercuriel dans des cas d'accidents syphiosiques de nature douteuse, je n'avais pas eu encore connaissance des remarquables discussions qui ont eu lieu à la Société de chirurgie et dans divers écrits sur le degré d'utilité que peuvent avoir les préparations hydrargyriques dans la curation des accidents vénériens d'ancienne date. Le plus grand nombre des praticiens qui ont pris la parole à cette occasion ou qui ont publié des mémoires sur ce sujet ont manifesté des opinions qui, en très-grande partie, ne diffèrent pas des miennes.

Si l'on a pu dire : que la syphilis s'usait d'elle-même; qu'il fallait se borner chez les sujets robustes à un traitement local, *purement local*, et *attendre l'évolution* prochaine des accidents, tandis que chez un sujet chétif, malingre, on conseille tout d'abord les toniques, les reconstituants; que l'on croit seulement à l'efficacité de l'hydrargyre contre certains phénomènes secondaires et que l'on regarde l'iodure de potassium comme le remède par excellence à employer contre les accidents tertiaires, etc.

Je vois M. Levieux poser les conclusions suivantes :

1° Qu'à l'instant même où le médecin a posé le diagnostic de la *syphilis*, il doit instituer un traitement mercuriel, et que, dans le cas où le diagnostic resterait trop longtemps indécis, il serait peut-être plus prudent de ne pas attendre ;

2° Que le sublimé est préférable, sauf quelques exceptions, aux autres sels mercuriels ;

3° Que le traitement, dans sa forme et dans sa durée, peut être modifié suivant les sujets, les âges, les idiosyncrasies, les complications, mais qu'il doit être *longuement* et patiemment poursuivi.

M. Velpeau s'est déclaré tout à fait partisan du mercure et dans son opinion l'action de ce remède doit être longtemps continuée.

M. Verneuil émet des opinions analogues aux précédentes.

MM. Niémayer et Gentrac se montrent aussi vifs

partisans de l'emploi des mercuriaux dans la curation des accidents primitifs et secondaires et M. le docteur Rollet, de Lyon, dont les écrits et l'expérience sont d'une si grande valeur, professe l'opinion suivante :

« Il y a, en médecine, un axiome que j'ose à peine rappeler ici, et cet axiome : *principiis obsta*, vaudrait-il donc pour toutes les maladies excepté pour la syphilis? Si l'on reconnaît en principe que la syphilis doive être traitée par le mercure, il nous paraît singulier qu'on hésite, qu'on n'agisse pas tout de suite, qu'on attende un mois, deux mois, plus ou moins, et que finalement on laisse écouler cette période primitive, c'est-à-dire ces débuts de la maladie qui passent si universellement en médecine pour être les plus favorables au succès du traitement. »

« C'est dans ce sens qu'a parlé M. A. Guérin devant la Société, dès la première séance de la discussion. Il s'est prononcé nettement, catégoriquement en faveur du traitement hâtif. « J'ai vu, disait-il, des malades qui n'avaient point été traités; je les ai observés, et, loin d'être partisan de l'expectation, je crois que plus on attend, et plus la guérison de la vérole est chose difficile. »

Si notre excellent confrère, collègue et ami, M. Ricord, estime haut l'emploi de l'iodure de potassium, administré contre les accidents tertiaires, il ne renonce pas pour cela dans les cas graves à prescrire, comme je le fais, l'usage de préparations hydrargyriques, en même temps que celui des iodures, des brômures, etc.; lorsque l'induration d'une syphielcosie lui fait redouter la syphiosémie, il a tout d'abord recours au traitement mercuriel.

Mais les faits innombrables que des siècles ont déjà

consacrés, ont démontré de la manière la plus absolue l'utilité extrême du mercure dans la thérapisme des maladies vénériennes. C'est une curation semblable, il faut l'avouer, pratiquée souvent avec une exagération désastreuse, qui a arrêté les progrès d'abord si déplorables des affections vénériennes.

Si l'on ne remonte qu'aux travaux du commencement de ce siècle, et si l'on ajoute les résultats de l'expérience des Boyer, Cullerier et de tous les praticiens d'alors, on ne peut se dispenser de conclure que le traitement hydrargyrique est indispensable dans un très-grand nombre de cas de syphiosie.

Sans avoir été attaché à un hôpital spécial affecté aux syphilisés, pendant la longue durée de temps de ma carrière médicale, j'ai eu l'occasion de voir et de traiter un nombre extrêmement considérable (hommes, femmes et enfants) de semblables maladies. De 1826 à 1866, c'est-à-dire pendant quarante ans, j'ai fait le service d'une manière successive : à la Salpêtrière (où j'ai vu des lésions organiques terribles, dont les malades faisaient remonter la source à des accidents vénériens) ; à la Pitié, à l'Hôtel-Dieu, à la Charité, puis de nouveau à l'Hôtel-Dieu, et dans tous ces hôpitaux il y avait constamment dans mes salles, qui contenaient quatre-vingts lits, au moins cinq ou six malades affectés d'accidents syphilitiques divers; de sorte que, durant cette longue série d'années, j'ai eu l'occasion de comparer les clients que je voyais en ville et les patients qui se trouvaient dans les hospices.

Du reste, j'ai fait tous mes efforts pour me mettre sous ce rapport au courant de la science, et je n'ai jamais oublié de recueillir les remarques que mes collègues ou mes confrères me faisaient sur les cas pour lesquels nous étions ensemble consultés, et par exemple, je me suis toujours rappelé ce cas vu en consultation à l'hôtel des écuries du roi, rue Saint-Thomas-du-Louvre, avec mon collègue et ami M. le professeur Cloquet; il admit le caractère syphiosique dans une ulcération d'apparence carcinomateuse développée sur la langue de deux hommes de cinquante ans, ulcération qui se cicatrisa sous l'influence d'un traitement hydrargyrique et de l'évulsion d'une dent qui faisait une saillie pointue et qui déchirait le lieu où résidait l'elcoste. — Éclairé par ce premier fait, j'ai réussi dans d'autres cas analogues en ayant recours à une curation semblable.

C'est avec ces documents et ces études que, réunissant mes souvenirs sur l'important sujet du traitement hydrargyrique, j'établirai les propositions qui vont suivre.

TRAITEMENTS

DES LÉSIONS DITES SYPHILITIQUES

CONSIDÉRÉES EN GÉNÉRAL ET EN PARTICULIER

Ce n'est pas seulement sur les quelques faits dont j'ai donné l'histoire ou le résumé dans l'*Événement médical* (numéros 43, 44, et 1, 2 et 3 de la deuxième année, etc.), que j'ai établi mon opinion, opinion qui, du reste, est très-arrêtée, relativement à l'extrême utilité, dans le traitement d'un grand nombre de syphiosies, des préparations mercurielles, comme aussi à leur inocuité. C'est sur de nombreuses lectures d'anciens auteurs; c'est sur une pratique de plus de quarante ans, à laquelle je me suis livré sans opinions préconçues, que mes convictions sur ce sujet ont été établies. J'entendais cependant bourdonner autour de moi des assertions, sans cesse renouvelées, contre l'emploi des préparations hydrargyriques; tout d'abord j'en tenais compte, mais bientôt l'expérience donnait un démenti à ces assertions souvent dictées par l'esprit de système. *Partisan toujours réservé des doctrines organiques et physiologiques*, je ne les admettais cependant ici que sous bénéfice d'inventaire; j'observais attentivement et je ne voyais pas, en général, que les évacuations sanguines, les bains, la propreté, l'éloignement des causes dites mécaniques ou chimiques qui si souvent entretiennent le mal, aient été suffisantes pour guérir des lésions essentiellement syphiosiques telles que: les ulcérations vénériennes de la peau, les exostoses, les pustules, les végétations, tandis qu'un traitement mercuriel, administré à l'intérieur et à l'extérieur, faisait promptement dissiper les accidents dont il s'agit. Là comme ailleurs, je fuyais l'exagération. — Certes, le mot spécifique était et est toujours très-vague, très-mal déterminé; il a conduit beaucoup de gens à des doctrines excentriques; mais j'étais nécessairement conduit à admettre que, de tous les moyens proposés contre l'action du syphiose, les préparations hydrargyriques étaient (comme elles le sont encore) les plus utiles et celles sur lesquelles le praticien devait le plus compter. La discussion qui a eu lieu à la Société de chirurgie prouve que je ne suis pas seul de cet avis (numéro 2 de l'*Événement médical*, deuxième année, et page 313 de ce volume).

Comment se fait-il que le public et que tant de médecins redoutent, au degré où ils le font, l'emploi des mercuriaux? *Ces mêmes praticiens, qui administrent sans crainte l'arsenic, le phosphore, l'opium, le datura, la belladone, la digitaline; ceux encore qui donnent à l'intérieur de l'azotate d'argent contre des symptômes observables dans vingt lésions différentes* (l'ataxie locomotrice, par exemple), redoutent de faire prendre à un malheureux profondément atteint de syphiosémie des traitements par les frictions hydrargyriques, le deuto-chlorure et surtout par le proto-iodure de mercure?

La cause de cette terreur est l'abus que, depuis Béranger de Carpi, on a fait de ces utiles médicaments; ces horribles stomatites, ces gingivites ulcérées, suivies d'une salivation dangereuse, et que, dans le temps jadis, on provoquait à dessein par des doses exagérées et trop continuées d'un médicament qui, cependant, est si utile et si inoffensif, alors qu'il est administré avec réserve et prudence; cette épouvante provient encore des doses trop fortes de deuto-chlorure d'hydrargyre administrées pendant longtemps, et qui avaient à la longue donné lieu à des troubles de digestions, à de la diarrhée, au dépérissement, à ce que l'on a appelé la cachexie mercurielle, et qui, parfois, n'est autre chose qu'une hydrémie, suite inévitable du mauvais régime auquel on soumet les malades.

Frappé de tels faits dont il était le plus souvent le témoin, faits qui étaient la conséquence d'un mauvais traitement, le public a pris le mercure en aversion; des spéculateurs émérites en médecine ont largement exploité cette prévention; des médecins honorables ont été même séduits par des assertions ou par des observations recueillies avec légèreté dans les hôpitaux *où, malheureusement, on ne peut ordinairement savoir ce que, plus tard, deviennent les malades que l'on y a soignés.* La mode aidant, une infinité de praticiens s'abstiennent encore de prescrire, dans la syphiosémie récente ou ancienne, des préparations hydrargyriques.

Je le déclare hautement, je n'ai pas vu survenir d'accidents dits mercuriels de quelque gravité chez les nombreux malades que, depuis tant d'années, j'ai traités par des méthodes simples et rationnelles qui, tenant compte de l'état organique et physiologique du patient, ne méconnaissant pas l'action dite spécifique des préparations mercurielles, ont généralement été les suivantes ; lesquelles méthodes varient du reste, dans les diverses lésions existantes ; car, parmi celles-ci, les unes me paraissaient être dues à l'action du syphiose, et les autres ne tenaient évidemment en rien à une semblable cause.

Voici quelles ont été, en général, les médications que j'ai prescrites dans les diverses lésions qu'à tort ou à raison on a considéré comme des affections syphiosiques :

1° Les urétrites contagieuses (iosurétrites) ont presque toujours cédé en très-peu de jours à l'emploi, *même à l'état aigu* : 1° du poivre cubèbe délayé dans l'eau et administré à la dose de cinq grammes à la fois, *dose réitérée toutes les fois que le malade vient de vider la vessie* ; le but de cette médication est de faire que l'urine contienne sans cesse une certaine proportion de ce médicament héroïque ; 2° d'injections peu abondantes, mais aussi réitérées huit où dix fois par jour *avec la dissolution d'un gramme de sulfate de zinc dans quatre-vingt-dix-neuf parties d'eau.*

Je puis affirmer sans crainte qu'à part les cas extrêmement inflammatoires, où il a bien fallu avoir recours aux antiphlogistiques tels que : sangsues, bains, lotions, boissons aqueuses, j'ai vu les accidents les plus accentués, les douleurs les plus vives, cesser vingt-quatre ou quarante-huit heures après le commencement du traitement. Si l'on discontinuait celui-ci, il arrivait, après un temps assez court, que les symptômes reparaissaient, mais ils cédaient de nouveau si l'on revenait alors à la médication qui avait d'abord réussi (1).

Très-rarement j'ai observé des cas dans lesquels des gens qui affirmaient n'avoir jamais eu que des urétrites, aient été atteints de syphiosémie et de ses symptômes ; le nombre de ces individus n'était pas plus grand que celui des personnes syphiosées qui disaient ne se rappeler en rien avoir jamais éprouvé d'urétrite ou de symptômes vénériens. Je suis donc complétement de l'avis de mon collègue M. Ricord et je ne pense pas que les écoulements urétraux non compliqués d'ulcérations syphiosiques, ayant pour siége le canal, soient suivis de syphiosémie. Ces faits me conduisent encore à admettre que l'urétrite et l'élytrite (vaginite) contagieuses sont dues à un iose (virus) tout à fait différent du syphiose. Cette opinion, basée sur une multitude de faits, est tout à fait en rapport avec les belles observations de ce même M. Ricord sur le défaut d'infection générale consécutivement à

(1) Ce fait m'a conduit à supposer que le poivre cubèbe et les injections faisaient périr des entozoaires dont les œufs éclosaient plus tard, et étaient les causes de la récidive du mal. *Ceci, du reste, n'est qu'une conception hypothétique qui n'aurait de valeur que si l'on constatait dans le liquide iosique de l'iosurétrite,* des entozoaires que Donné croyait y avoir découverts et que d'autres micrographes n'y ont pas reconnus.

l'inoculation de la matière de l'écoulement contagieux de l'urètre ou de l'élytre (vagin).

2° Toute syphiosie primitive (ulcération vénérienne), dès l'instant où elle se déclare: *vésicule*, *ulcération*, etc., est, dans ma pratique, traitée : 1° par des soins extrêmes de propreté; 2° par la cautérisation avec l'azotate d'argent; *je fais réitérer* celle-ci toutes les trois heures, et même dans la nuit si le malade se réveille. Mon but, en agissant ainsi, est de détruire, d'annihiler le syphiose à mesure qu'il se forme, et de prévenir ainsi l'extension du mal, l'absorption du virus et, par suite, les syphiganglionies (bubons). Dans les mêmes intentions, je fais panser les ulcérations avec un mélange d'onguent hydrargyrique et de cérat par parties égales; mais je ne prescris encore aucun traitement interne.

3° Quand la syphioselcosie à bords inégaux coupés à pic et irrégulièrement découpés, à fond grisâtre, à base indurée, date de plusieurs jours, je ne néglige pas, en même temps, l'attouchement des surfaces malades avec l'azotate d'argent.

4° Les ulcérations consécutives à la syphiosémie peuvent, à coup sûr, donner lieu à un liquide propre à inoculer une syphioselcosie (chancre) primitive, etc. Notre sixième observation prouve ce fait jusqu'à l'évidence. Elle démontre aussi, avec tant d'autres faits, qu'un traitement hydrargyrique à l'intérieur et à l'extérieur est, pour les guérir complétement, indispensable.

Les nombreux faits que j'ai vus ne me permettent pas ici d'hésiter; je fais appliquer localement de l'onguent mercuriel étendu de cérat, j'administre, matin et soir, de 3 à 4 centigrammes de proto-iodure d'hydrargyre sous la forme de pilules, et fais prendre des bains tièdes prolongés tous les deux ou trois jours ; alors je vois presque constamment, sous l'influence de ces moyens, de la propreté et d'un régime convenable, les accidents se dissiper en peu de jours. Bien entendu que dans de tels cas, non-seulement il faut avoir recours, soit au proto-iodure d'hydrargyre, soit au deutochlorure de mercure, donné avec une extrême prudence et continué pendant trois mois ; mais encore à un gramme au moins d'iodure de potassium pris à d'autres heures que celles où le malade fait usage du proto-iodure mercuriel. Dans les cas les plus rebelles, les frictions hydrargyriques, faites avec modération et en ayant le soin d'examiner souvent les gencives et la bouche (à l'effet d'éviter, en suspendant les onctions, une pénible stomatite), sont d'une immense utilité.

Lorsque l'on conserve des doutes sur le caractère syphiosique des ulcérations consécutives et sur l'existence de la syphiosémie, l'application locale de l'onguent mercuriel affaibli devient, comme le disait Boyer, *une véritable pierre de touche;* car, à la suite de son application et en peu de jours, les ulcérations dont il s'agit prennent un meilleur aspect, fait qui démontre quelle est la cause ou l'agent qui a déterminé le mal.

5° Ce sont principalement ces larges ulcérations, souvent multiples, irrégulièrement découpées, présentant souvent des îlots de cicatrices difformes et qui, très-reconnaissables au premier coup d'œil, ont leur siége sur la peau des membres ; ulcérations qui ne guérissent en rien sous l'influence : d'une médication antiphlogistique ; du soin d'éviter le contact de l'air ;

de la cautérisation réitérée avec l'azotate d'argent, etc., que l'on voit céder, comme par enchantement, à des pansements avec l'onguent mercuriel plus ou moins étendu de cérat, et il en a été ainsi, comme il a été noté dans plusieurs de nos observations, de dermopathies de diverses sortes.

6° Parmi celles-ci, il faut encore citer les pustules plates (sixième observation) qui, si souvent, se déclarent à la fois sur deux parties du tégument qui se touchent. Des hommes d'un haut mérite ont pensé que ces pustules ne donnaient pas lieu à la syphiosémie. Elles sont parfois suivies de ganglionites (Voyez l'une de nos observations); quoi qu'il en soit, je conseille aux malades qui en sont atteints un traitement interne par l'hydrargyre, et, dans un grand nombre de cas, il a suffi d'une application d'onguent mercuriel étendu de cérat pour les faire dissiper en peu de jours.

7° Bien qu'il paraisse certain que les végétations des grandes lèvres, de la vulve, du gland et de l'anus ne soient pas, à beaucoup près, toujours syphiosiques, je crois agir avec prudence, alors que j'en constate l'existence sur un malade, en ayant recours : — 1° à l'excision à leur base en intéressant, s'il le faut, le tégument ; — 2° à la cautérisation réitérée de la petite blessure qui en résulte avec l'azotate d'argent ; — 3° à un traitement interne par le proto-iodure ou le deutochlorure hydrargyrique ; les applications mercurielles que j'ai fait pratiquer sur les végétations ne m'ont pas paru réussir.

8° *Toute ulcération formant du pus, sécrétant un ichor sanieux et putride, peut être suivie de gêne de circulation, de tuméfaction phlegmasique, d'abcès plus ou moins aigu dans les ganglions lymphatiques qui se trouvent sur le trajet des vaisseaux qui ont leur point de départ dans cette ulcération.* Ainsi, de ce qu'il y a, consécutivement à une plaie qui suppure, un bubon, une gangliopyoïte à l'aine, au cou, il n'en faut pas déduire qu'il s'agisse d'une affection syphiosique. Pour admettre qu'une semblable cause ait agi, il faut que le caractère vénérien de la solution de continuité qui lui a donné naissance soit bien constaté. Dans ce cas seulement, il me paraît indispensable d'avoir recours à un traitement intérieur par le proto-iodure ou le deuto-chlorure hydrargyrique (1).

Dans la curation locale des gangliopyoïtes syphiosiques, je n'ai point recours à de vastes incisions ; mais partout où, sur la surface de la tumeur, je constate, par la fluctuation et par les sensations plessimétriques, la présence du pus, je fais une ponction par la piqûre de laquelle j'ai recours, plusieurs fois par jour, à des injections avec la teinture d'iode étendue de trois parties d'eau; mon but est ici, alors que je crois au ca-

(1) C'est une chose bien remarquable que de voir avec quelle facilité et dans quelle étendue la gangrène d'hôpital (nécrosie nosocomiale) s'empare, dans certaines épidémies, des plaies résultant des bubons ulcérés. Lorsqu'en 1814, j'étais à l'hôpital des Atarazanas, à Barcelone, comme chirurgien militaire, il y avait, dans la salle où je faisais le service, plus de trente soldats qui portaient des gangliopyoïtes nécrosées. La gangrène se communiquait avec une facilité et une promptitude extrêmes d'un malade à l'autre, ce qui confirme les opinions qu'Ollivier a soutenues contre Percy, dans un mémoire (fort mal écrit sans doute, mais essentiellement pratique, et qui mérite bien mieux d'être connu que les biscuits du même auteur) sur la certitude de la contagion de la gangrène d'hôpital. Une chose que j'aurais crue difficilement si je ne l'eusse constatée, c'est la manière rapide avec laquelle, dans de tels cas, des eschares immenses occupant parfois une énorme surface des téguments de la cuisse et du ventre se séparent, laissant à leur place un ulcère qui se guérit en formant des cicatrices d'une très-faible étendue.

ractère syphiosique du mal, de prévenir l'absorption et de détruire l'aptitude du virus sans cesse formé à infecter le sang et les liquides. Bien entendu qu'en même temps je prescris un traitement interne.

9° Les syphiostéies (maladies syphiosiques des os), sont le plus souvent accompagnées d'ostéo-malaxie, d'exostoses ou de périostoses ; non-seulement dans de pareils cas je crois devoir administrer un traitement mercuriel par le proto-iodure, le deuto-chlorure hydrargyrique, et même par les frictions, mais encore j'ai recours, avec le plus grand succès, à l'ingestion du phosphate de chaux porphyrisée à la dose de quatre ou cinq grammes à chaque repas.

10° On attribue à une sorte de *cachexie*, à une syphiosémie chronique, un état de l'organisme dont l'hypémie et l'hydrémie constituent les principaux caractères, d'autres attribuent les symptômes dont il s'agit à l'action des divers traitements que les malades ont subis et principalement à l'influence fâcheuse du mercure. Il peut en effet y avoir quelque chose de vrai dans chacune de ces opinions, mais il est à croire qu'un mauvais régime, qu'une alimentation insuffisante longtemps continuée, qu'une vie trop sédentaire, que le découragement et des souffrances habituelles ont produit ce triste résultat ; or, ce n'est pas ici à un traitement antisyphiosique, mercuriel ou non, qu'il convient d'avoir recours, mais bien à une nourriture réparatrice, à une vie aussi active que possible, à l'habitation dans un lieu salubre et particulièrement dans des pays de montagne (pays dans lesquels on peut faire usage d'eaux thermales alcalines, gazeuzes, ferrugineuses, ainsi que d'un vin généreux pris avec modération), à des distractions, des voyages, etc. ; il faut surtout faire prendre à de tels malades qui, en général, ont peu d'appétit, des aliments en proportions capables de les nourrir, et si quelques symptômes syphiosémiques persistent, on les traitera localement; une curation interne ne sera prescrite qu'après le retour de l'organisme à un meilleur état.

11° Ma règle de conduite est la même que pour les cas précédents (nos 9 et 10) dans les névralgies, les paralysies ayant pour siége les nerfs, tels que ceux qui sortent du rachis par les trous de conjugaison, alors qu'il existe une tuméfaction des masses apophysaires des vertèbres qui comprime ces mêmes nerfs, et qui paraît être liée à la syphiosémie.

12° Il est impossible de nier que certaines affections des viscères puissent être liées à l'action du syphiose. Des auteurs estimables ont largement étudié ce sujet, et peut-être ont-ils été conduits à étendre parfois au delà de l'observation sévère les idées qu'ils se sont faites sur les syphiosies des organes profonds. La diagnose entre de telles lésions et des états organopathiques de toute autre nature est, d'ailleurs, pendant la vie, si difficile, que c'est tout au plus sur les circonstances commémoratives de symptômes syphiosémiques d'ancienne date, coïncidant ou non avec des accidents locaux dits secondaires ou tertiaires, que l'on peut, sinon établir cette diagnose, du moins lui donner un certain degré de probabilité. Si ce degré est très-élevé, et si rien ne s'y oppose, je ne verrais aucun inconvénient à tenter, dans de tels cas, l'emploi d'un traitement mercuriel et iodique, administré d'ailleurs avec la plus grande prudence.

Mais dans de tels cas, ainsi que chez tous les malades atteints de syphiosorganies, quelles qu'elles soient, il faut surtout étudier les états organopathiques coïncidants, et combiner avec habileté le traitement qui leur convient avec celui de la maladie vénérienne qui existe. Proportions du sang et altérations possibles de la circulation, pneumopathies, mauvaise disposition de la bouche et des dents, gastrentéries, encéphalies, etc., tout doit être pris en sérieuse considération. Ce n'est pas seulement la syphilis des auteurs qu'il faut empiriquement traiter, ce sont des malades atteints d'accidents produits par la syphiose, qu'il est pratiquement utile de soigner pour les diverses lésions qu'ils présentent, *et, là comme ailleurs, ce n'est pas la médication de la routine qu'il faut suivre, mais bien celles dont les bases immuables sont l'anatomie, la physiologie normale et pathologique, ainsi que l'observation clinique.*

Certes, j'aurais bien d'autres considérations relatives au syphiose et aux syphiosiganies à exposer que celles qui précèdent ; mais j'ai hâte, pour terminer cet article qui est devenu un mémoire étendu, d'agiter et de chercher à résoudre une question pratique de la plus grande importance, et la question dont il s'agit est celle-ci :

Lorsqu'une affection ou lésion de la peau, des os, des membranes muqueuses, résiste à des moyens rationnels; quand les malades affirment, même de la manière la plus absolue, qu'ils n'ont jamais été atteints d'une affection dite syphilitique quelle qu'elle soit ; et lorsque ce mal présente toutes les apparences des altérations d'organes qu'offrent les maladies qui reconnaissent pour cause l'action du syphiose, convient-il d'avoir recours à une médication dite antisyphilitique ?

Je n'hésite pas par les raisons suivantes à répondre à cette même question par l'affirmative :

1° Un traitement hydriodique ou hydrargyrique, alors qu'il est donné avec circonspection et prudence, n'est en rien dangereux et peut être souverairement utile.

2° Les malades peuvent nier, par une multitude de raisons faciles à concevoir, qu'ils aient jamais, à leur connaissance, éprouvé des accidents vénériens.

3° Il est possible qu'ils aient été infectés sans le savoir. Exemple : lorsque la maladie est de source héréditaire ; lorsque des urétrites présumées simples ont été, comme l'a vu M. Ricord, et ainsi que je l'ai aussi observé, accompagnées de syphioselcosies urétriques.

4° Lorsque le syphiose, loin d'être, comme cela a lieu ordinairement, porté d'abord sur les parties génitales, l'a été sur les lèvres, la bouche, la langue, le pharynx, les fosses nasales, les narines, l'anus, la peau (observation première), ou encore sur les femmes qui ne croient avoir eu que des *flueurs blanches*, et qui n'ont pu voir des ulcères ayant pour siége la profondeur du vagin ou le col de l'utérus, etc.

5° Étendant encore la proposition précédente aux lésions des organes profonds, je crois devoir établir, comme règle de pratique rationnelle, que, dans les cas où des lésions internes, telles que les névralgies, dont la cause, quoi qu'on en puisse dire, est toujours plus ou moins matérielle, résistent aux moyens ordinaires ; alors encore, un traitement hydrargyrique ou iodique n'a point d'inconvénient et ces lésions pourront, dans quelques cas bien rares d'ailleurs, être traitées avec succès par les médications dont il s'agit.

Dans des cas pareils, comme dans ceux où il s'agit

d'affections extérieures à caractère syphiosique douteux, c'est toujours en tenant compte des effets qui suivent promptement l'action des médicaments dits spécifiques qu'il faut en continuer, en suspendre ou en cesser l'emploi. C'est ici, comme le disaient les anciens, *à juvantibus* et *lædentibus*, qu'il faut s'en rapporter, et lorsque, ainsi qu'il est arrivé dans plusieurs de nos observations, des mercuriaux administrés dans des cas qui, d'abord, étaient stationnaires ou s'aggravaient, ont pour résultat une très-prompte amélioration, il est évident qu'il faut insister sur cette médication générale ou locale. Le traitement hydrargyrique pourrait être considéré dans de tels faits, ainsi qu'on le disait autrefois, comme une véritable pierre de touche pour reconnaître une affection syphiosique; cependant il est plus que probable que l'hydrargyre peut être utile dans des cas qui ne sont pas le moins du monde vénériens.

DU DÉLIRE DANS LES MALADIES AIGUËS

On appelle généralement délire un trouble de l'intelligence qui survient dans le cours des maladies aiguës. Loin d'être légitime, cette définition présente des erreurs assez graves à plusieurs égards. Ainsi un homme, entraîné par la jalousie, tue son rival : il n'a pas de fièvre sans doute au moment où il commet ce meurtre, et pourtant il délire. Un autre, au commencement d'une bataille, est sous l'impression d'une grande frayeur, il est pris de diarrhée ; mais bientôt il se monte l'imagination, il s'élance dans la mêlée et arrive le premier sur le terrain : cet homme est en délire, il ne voit pas ce qu'il fait et le danger auquel il s'est exposé ; il ne l'aperçoit qu'après la victoire ; tel est le délire des combats. En 1830, parmi les volontaires arrivés de Rouen à Paris, il s'en trouvait un qui avait assisté à la bataille et que chacun croyait ivre ; cet homme se trouvait dans la cour d'une imprimerie ; il aperçoit des formes typographiques et s'empresse de les briser. On l'interpelle, on lui demande dans quel but il venait de combattre pour la liberté de la presse puisqu'il en détruisait les instruments. Aussitôt il se porte la main sur le front, reconnaît sa folie, et revient immédiatement à la raison. — On voit donc, par ces exemples, qu'il existe des délires physiologiques ou des délires de passion ; c'est qu'on délire dans toutes les circonstances de la vie quand l'intelligence ne fonctionne plus normalement, et tel inventeur passe pour être en délire s'il s'occupe exclusivement de son idée ou s'il y ajoute trop d'importance. Il en est de même de l'homme du Midi qui, se transportant dans les froides contrées du Nord, ne saura se prémunir contre sa tendance naturelle aux exagérations ; il parlera avec enthousiasme et chaleur d'objets qui paraîtront peut-être d'une valeur tout à fait secondaire. — Préciser si un homme possède ou non son bon sens est donc chose difficile lorsque l'on n'a pas soin de s'enquérir du milieu où il se trouve et de celui d'où il vient. Et d'abord, il ne serait pas toujours inopportun de se demander si les juges, en pareille matière, sont eux-mêmes dans le vrai : Harvey, Césalpin, Michel Servet ne furent-ils pas considérés comme des aliénés, et les persécuteurs de ces grands hommes ne se croyaient-ils pas en pleine possession de la raison? — La chose étant ainsi embarrassante, on a dit que le délire consistait en un défaut de coordination dans les idées, et cette définition n'est guère plus heureuse que la première. Souvent, en effet, les aliénés mettent dans leurs discours la logique la plus rigoureuse, et leur point de départ seul est défectueux. C'est ainsi que furent commis des meurtres et des massacres que la logique ne pourrait désavouer : la Saint-Barthélemy n'en est-elle pas la preuve? Les protestants, disait la foule en délire, perdent les âmes qui se confient à eux; il vaut donc mieux se débarrasser de ces fous que de laisser subsister une pareille erreur... On tranchait ainsi d'un seul coup cette distinction entre la folie et la raison, que les aliénistes les plus distingués de nos jours n'ont pas encore su établir.

Quelquefois, il est vrai, le délire s'accompagne de fièvre; mais il est bien difficile, pour ne pas dire périlleux, de se servir d'un tel caractère distinctif entre le délire et la folie. Aussi est-on en droit de rechercher s'il y a lieu de conserver ces deux expressions, leur signification étant si peu précise. La fièvre n'existe-t-elle pas dans certains cas de folie, dans certaines formes de fièvre intermittente; la manie aussi n'est-elle pas une maladie fébrile? Une autre manière de considérer les faits consisterait à demander s'il ne faut pas entendre par folie les dérangements d'esprit qui ne laissent aucune trace après la mort? Mais les élèves d'Esquirol ont manifestement démontré que presque toujours on rencontre alors une altération organique; les travaux de MM. Calmeil, Baillarger, etc., ne sauraient à cet égard être révoqués en doute, et, dans tous les cas, ils ont signalé une lésion cérébrale chronique.

L'étude des conditions anatomiques qui troublent la coordination des phénomènes intellectuels est donc appelée à faire cesser ces incertitudes de langage; et c'est pour sortir de cet embarras, en attendant que cette étude soit complète, que nous avons appelé : *apsychismie* et *hypopsychismie* les cas où l'intelligence fait défaut complétement ou incomplétement (idiotie, démence); *hyperpsychismie*, l'état inverse, les intelligences supérieures délirantes, et ces fous sont les plus dangereux; *anomopsychismie* et *dysorthopsychismie* le défaut de coordination des idées.

Quoi qu'il en soit de ces difficultés de langage, recherchons les causes qui déterminent le délire et les conditions qui peuvent le simuler.

Un homme répond mal aux questions qu'on lui adresse, ou, s'il y répond, il ne le fait pas d'une façon précise : possède-t-il réellement toute son intelligence? Telle est la question qu'on doit se poser; or, il peut être paresseux (et de tels cas ne sont pas rares dans les hôpitaux) et il ne tient pas à parler. Souvent même on a affaire à un individu stupide et incapable, même en santé, de comprendre les questions qu'on lui fait. Examinez l'état du pouls, et, le malade a une fièvre vive. Il n'est point surprenant de rencontrer cette mauvaise disposition d'esprit et ce mauvais vouloir, bien que la raison ne soit nullement altérée; la fièvre qui le tourmente explique suffisamment cet état, si fréquent, d'ailleurs, chez les femmes les moins déraisonnantes.

Dans les fièvres graves, il arrive assez souvent que le malade parle avec assez de difficulté pour laisser croire à l'existence du délire. Une exploration attentive montre que la voûte palatine est sèche, la langue parcheminée, raboteuse, couverte d'enduits noirâtres, et, dès que l'on humecte la bouche du patient, il parle d'une manière assez distincte. Une autre circonstance simule parfois une hémiplégie faciale et le délire qui peut l'accompagner : il s'agit des personnes chez lesquelles les dents font défaut d'un côté et en bas, tandis que sur la mâchoire supérieure, c'est le côté opposé qui en est dépourvu ; ou bien encore les dents n'existent plus du tout en avant, et le malade parle comme un apoplectique. Pour faire cesser tous les doutes et pour s'assurer s'il existe ou non du délire, on fera parler le malade pendant quelques instants, et de cette manière on saura bientôt s'il y a réellement incohérence dans les idées. Il sera quelquefois prudent de s'adresser aux assistants qui ont suivi le malade aux différentes heures de la journée, car certaines gens raisonnent sainement durant le jour et délirent la nuit ; cette disposition d'esprit s'observe dans la majorité des cas : la pensée est régularisée pendant la veille par les objets sur lesquels les regards peuvent se fixer.

La nuit, au contraire, ne laisse entrevoir que des objets fantastiques, des images fugitives et incomplètes qui ne sauraient arrêter l'attention. Cette raison explique donc pourquoi le délire est, en général, plus fort et plus tenace pendant la nuit que pendant le jour, et souvent une lumière vive pendant la nuit arrêtera brusquement ce délire. Notez bien encore si le malade n'a pas eu à supporter des veilles prolongées ; car on voit d'ordinaire des idées vagues, du délire même, se rencontrer à la suite de cette fatigue intellectuelle.

On évitera d'ailleurs aisément ces erreurs en parlant à haute voix, afin de fixer l'attention, et cette règle pratique s'applique aussi bien au délire qu'à la folie.

Un homme est atteint de fièvre; il a beaucoup de sang, et ce sang est riche. Tout à coup il devient rouge, il délire d'une façon furieuse; c'est, dit-on, une fièvre chaude, une congestion. Le délire augmente sans cesse; dans la position déclive, il y a un peu d'assoupissement, parce que le décubitus ralentit le cours du sang. Il croit voir des objets rouges, lumineux, voltiger autour de lui. Dans ce cas, le délire est toujours furieux. Regardez, au contraire, cet autre qui est hypémique : il dit des choses incohérentes, mais en général il est calme. Cela se rencontre à la suite des pertes de sang un peu considérables, toutefois la saignée y prédispose moins que l'abstinence prolongée, et, sous ce rapport, il est très-important de faire observer que certaines personnes, — et ce ne sont pas, en général, les grands mangeurs, — supportent très-difficilement la privation d'aliments. C'est ce qu'Esquirol appelait le *délire de la côtelette*, qui cesse dès que l'on nourrit le malade.

Il est d'observation que la pneumonie du sommet droit donne fréquemment lieu au délire, et M. Hervez de Chégoin a expliqué cette coïncidence par la compression qu'exerce le poumon induré sur la veine cave supérieure, soit sur le tronc brachio-céphalique. Sans rejeter absolument cette interprétation, on ne saurait passer sous silence l'influence qui doit résulter ici du défaut d'oxygénation du sang. Toutes les fois, en effet, que la respiration est incomplète, il arrive un moment où l'intelligence faiblit, quelle que soit, en général, la nature de la lésion pulmonaire. Sur cent malades, quatre-vingt-dix-neuf périssent de la sorte, par anoxémie, et à mesure que les bronches s'emplissent d'écume et se trouvent oblitérées, à mesure que la respiration diminue, les idées s'obscurcissent de plus en plus ; le malade veut partir pour un autre lieu, il est en délire, et le râle de la mort est toujours accompagné de ces nuages de l'intelligence, de sorte que, bien souvent, l'affaiblissement des facultés cérébrales peut servir d'indice aux progrès de la maladie pulmonaire.

Le délire présente donc une foule de variétés, suivant les causes qui lui ont donné naissance et selon la nature des individus chez lesquels il se développe. Chaque espèce d'empoisonnement apporte aussi avec elle son délire spécial. L'opium qui, à petites doses, fait dormir le malade, détermine, au contraire, quand il est administré à doses élevées, un délire fantastique, érotique même, d'après quelques observateurs; l'opium français, l'alcool, s'accompagne d'un délire non moins variable, en raison des prédispositions naturelles et de la quantité d'alcool ingérée. Il convient ici de faire remarquer que toute espèce de vin ne cause pas forcément même le délire ; car, tandis que celui du Midi produit une ivresse lourde et délirante, le vin de Champagne ne fait que griser légèrement. Le datura, la belladone, la jusquiame, le haschich donnent également lieu chacun à une forme de conceptions délirantes; ce dernier, par exemple, n'amène pas le sommeil, mais il produit des rêves agréables.

Dans tous ces cas, l'intelligence est-elle primitivement malade? Il n'en est rien, et la variété du délire chez un même individu suffirait à la rigueur pour le démontrer ; mais n'avons-nous pas une preuve irrécusable de la lésion primitive qui cause le délire dans l'alcoolémie ou altération du sang qui suit l'usage immodéré de l'alcool ? Cet agent détermine, dans les fonctions cérébrales, le même défaut de coordination qu'il occasionne dans les fonctions locomotrices, et l'alcoolémie est certainement une cause anatomique du délire aussi irréfutable que les altérations observées dans la substance cérébrale par MM. Baillarger et Piédagnel. Les hystériques présentent, comme origine du mal dans l'appareil génital, une sensation douloureuse qui, se transformant en névropallie (oscillation nerveuse), se communique de proche en proche jusqu'au centre nerveux où elle produit le délire ; il en est de même de l'épilepsie. On a prétendu, il est vrai, que dans ces circonstances il n'y a point de lésions parce que l'autopsie ne révèle aucun désordre organique ; mais un mal qui ne persiste pas implique-t-il nécessairement l'existence d'une lésion permanente? Trouve-t-on d'ailleurs, après la mort, l'alcool et les divers narcotiques dont nous avons parlé plus haut et qui ont pourtant déterminé du délire pendant la vie ? Or, chez les épileptiques, on constate que la plupart des attaques commencent par des oscillations qui prennent naissance dans les nerfs spéciaux et périphériques ; cette sensation, nettement accusée par les malades, constitue l'*aura epileptica*. Quand l'oscillation arrive jusqu'au cerveau par l'intermédiaire des nerfs crâniens, l'épilepsie est établie, il y a délire. Un tremblement, quelque court qu'il puisse être, persisterait-il sans une lésion anatomique momentanée, sans une modification moléculaire dont la nature ne nous est pas encore connue ? Et, entre le phénomène primitif, l'oscillation nerveuse, et l'effet, l'oscillation musculaire, il y a un rapport de ressemblance et de continuité tel qu'on ne saurait nier la transformation du premier mouvement dans le second. Quand, par exemple, l'attaque a pris son point de départ dans l'œil, il est de toute évidence qu'elle est consécutive à une impression lumineuse très-vive. On n'est donc pas autorisé à admettre que ces phénomènes sont indépendants d'une lésion au moins momentanée; mais alors on en trouve la raison anatomique dans la constitution de l'individu qui est exalté ou irritable.

On voit donc, d'après ces considérations, combien sont peu rigoureuses les dénominations délire et folie, et l'importance qu'il y aurait à leur substituer des expressions plus précises. L'absence de lésions anatomiques n'est pas un caractère sur lequel on puisse se baser pour établir une différence entre les diverses espèces de conceptions délirantes, puisque l'organisme nous présente toujours une lésion, sinon organique, du moins fonctionnelle, expliquant tous les désordres. Si certains délire échappent manifestement aux agents de la thérapeutique, en tenant compte des circonstances qui leur ont donné naissance, on parviendra maintes fois à faire cesser les troubles de l'intelligence en combattant, par l'alimentation, les suites de l'abstinence ou des pertes de sang, par l'ammoniaque les effets de l'alcoolémie, et par les agents spéciaux les différentes espèces de narcotismes. En un mot, l'organisme fournira, dans un grand nombre de circonstances, les indications thérapeutiques et les moyens d'expliquer la nature du mal sans rechercher, dans des hypothèses voisines elles-mêmes du délire, la raison d'être de ces désordres intellectuels.

ALIÉNATION MENTALE

(ANOMOPSYCHISMIE)

Manie symptomatique de splénopathie. — Cas remarquable de guérison à la suite de l'emploi du sulfate de quinine et de la diminution survenue dans le volume de la rate.

C'est un bien grand tort à beaucoup de médecins que de ne pas étudier avec soin, dans les maladies, les signes anatomiques qui seuls peuvent porter de la lumière dans des cas nombreux. Négliger le manuel du plessimétrisme, ne pas limiter et ne pas dessiner les organes par le crayon que dirige la palpation et la percussion médiate, paraître oublier qu'en 1868 on voit en quelque sorte par l'oreille et par le tact un grand nombre d'états organopathiques profonds, c'est se priver d'utiliser à propos les plus grands moyens que la thérapeutique ait à sa disposition.

L'examen matériel de la rate est à coup sûr l'un des points de la diagnose auxquels cette proposition est le plus applicable.

Pourrait-on penser, lorsqu'il s'agit de la folie, qu'il soit extrêmement utile de tenir compte, pour le traitement, de l'état que la rate peut présenter?... Les faits suivants répondront à cette question.

J'avais remarqué, dès les premiers temps de ma carrière médicale, et dans certains cas d'encéphalopathie chez les enfants (états auxquels on a donné le nom collectif de fièvre cérébrale et qui ont fréquemment le délire pour symptôme), que, sous l'influence des lavements de quinquina, les accidents cérébraux disparaissent (1). Vers cette époque, j'avais eu l'occasion d'observer le fait d'un vieillard septuagénaire chez lequel, depuis plusieurs jours, des accès d'aliénation mentale qui se rattachaient à la manie passant à la démence, se reproduisaient chaque jour d'une façon périodique; or, l'administration de l'écorce du Pérou remédia presque instantanément à ces accès qui *n'étaient pas accompagnés de fièvre*. Alors on ne connaissait pas la quinine, et l'on étudiait si mal le diagnostic anatomique, que je ne puis dire quel était chez ce malade l'état de la rate; mais ce que je sais, c'est qu'en trois jours, sous l'influence d'une forte dose de quinquina donnée à trois reprises, les accidents cessèrent comme par enchantement, et le mal fut promptement et complétement guéri.

Quelques années plus tard je fus appelé dans la maison de santé établie alors rue des Amandiers, pour une dame en démence, par suite d'une manie dont une jalousie excessive paraissait avoir été la cause. On observait plusieurs fois par jour chez cette dame des redoublements marqués. L'état de la science ne me conduisit pas alors à examiner la rate; or, il arriva qu'ayant eu recours à du quinquina et aussi, il faut l'avouer, à des moyens moraux propres soit à ranimer l'espoir, soit à inspirer la crainte, soit à fixer les idées, je fus assez heureux pour voir, en peu de jours, l'état mental devenir si satisfaisant, que la malade put raisonner assez justement et écrire à son mari des lettres longues et très-convenables; malheureusement une imprudence de celui-ci, une conversation orageuse

1 *Mémoire sur l'irritation encéphalique des enfants*, 1823.

firent reparaître les accidents, que rien ensuite ne put arrêter.

Des analogies avec des faits recueillis par divers auteurs, le souvenir de la guérison des fièvres pernicieuses délirantes par le quinquina, des considérations sur l'utilité de l'écorce du Pérou dans la curation des phénomènes nerveux périodiques, des réflexions relatives aux fièvres larvées, étudiées par Torti, par Alibert, etc., étaient les bases sur lesquelles j'avais fondé l'indication d'administrer, dans les cas précédents, les préparations de quinquina. Dans les faits qui vont suivre, c'est sur les circonstances anatomiques et diagnostiques bien autrement importantes et précises, que j'ai établi le traitement.

D'innombrables observations m'ayant démontré jusqu'à l'évidence qne la fièvre intermittente est presque toujours le symptôme d'une affection splénique (1), qu'à l'état aigu, et souvent même dans les cas chroniques (2), la présence d'une splénomégalie annonce

(1) Voyez le *Traité de médecine pratique*, tome VI, du nº 8,685 au nº 9,242.

(2) Lors de mes premiers travaux sur la rate, j'avais cru qu'elle était, à l'état physiologique, plus volumineuse qu'elle ne l'est en effet. Des observations multipliées faites par moi sur des gens bien portants, m'ont surabondamment prouvé depuis que, sur l'enfant qui vient de naître, elle présente à peine deux centimètres dans son diamètre axillo-illiaque; que, chez un homme robuste et dont l'appareil circulatoire est en bon état, elle offre au plessimétrisme une étendue, dans le même diamètre, de quatre centimètres; qu'entre ces deux extrêmes il y a des variantes relatives aux âges, aux sexes et un peu aux constitutions; qu'enfin les troubles de la respiration, les variantes actuelles dans les proportions du sang (à l'inverse de ce qui arrive pour le foie), ne font en rien varier les dimensions de la rate.

Les faits dont il s'agit sont complétement en rapport avec les inéressánts relevés statistiques qu'a publiés M. Conrad.

presque toujours l'existence d'une fièvre intermittente, dont les symptômes restent latents pour ceux qui ne savent pas bien observer ; ayant vu que, dans les cas que les modernes rapportent à l'ensemble pathologique dit fièvre typhoïde, la rate offrait très-ordinairement six, sept ou huit centimètres, et qu'en même temps avaient lieu des paroxysmes caractérisés par des frissons ou des sueurs ; ayant constaté que le sulfate de quinine (pris d'un seul coup à la dose d'un gramme et dissous dans trente grammes d'eau aiguisée par trois ou quatre gouttes d'acide sulfurique) (1) ramène très-promptement l'organe à son état normal et fait brusquement cesser les redoublements du soir et le délire dont il est si fréquemment accompagné, j'ai dû logiquement admettre la proposition que voici : Dans les cas d'anomopsychismie où la rate est hypertrophiée, il y a lieu de penser qu'une fièvre intermittente, liée à une souffrance splénique, est le point de départ des accès de manie, et qu'il en arrive surtout ainsi lorsque les accès se manifestent.

Les cas dont je vais parler suffiront, je l'espère, à prouver que je ne m'étais pas trompé dans ces inductions tirées de ma clinique et de mes lectures.

Un jeune Américain du Sud, parvenu à l'époque de la puberté, avait acquis un très-grand talent sur le violon, et cela malgré des attaques d'épilepsie dont il était fréquemment atteint. Ces attaques se manifestaient avec violence tous les huit jours. A la suite de chaque attaque se déclarèrent bientôt des accès de manie furieuse qui se prolongèrent de plus en plus,

(1) Quatre-vingts grammes d'extrait de berberis produisent une action analogue.

en même temps que les atteintes d'épilepsie se rapprochaient ; si bien qu'après quelques mois il y avait par jour plusieurs attaques, et que le délire était devenu à peu près continu. Il y avait plusieurs mois que le malade était dans ce triste état : la rate dépassait le volume de l'état normal, mais je ne me rappelle pas quelle était au juste sa dimension ; je ne me ressouviens pas non plus si, à des heures fixes, survenaient des frissons ou des sueurs.

Bien qu'Esquirol ait écrit que « l'épilepsie compliquée d'aliénation mentale ne guérissait jamais, » je tentai l'administration de hautes doses de sulfate de quinine ; et, chose bien remarquable, sous son influence les accès d'épilepsie, non-seulement cessèrent de se représenter plusieurs fois par jour, mais ne se manifestèrent plus que tous les huit jours ; il arriva même qu'il y eut un intervalle de quinze jours entre deux attaques.

Comme le délire dont le caractère s'était modifié, était devenu triste et ne se manifestait guère que dans les heures qui suivaient chaque attaque épileptique, *il arriva que l'intelligence se rétablit durant les jours de plus en plus nombreux qui suivaient chaque accès*. Le jeune malade put même reprendre l'étude du violon et suivre les leçons du Conservatoire.

Pendant quelques semaines ce mieux-être se soutint ; mais malheureusement il ne persista pas, et les accidents reprirent toute leur gravité.

Je fus appelé par une dépêche télégraphique pour me rendre à l'instant même à Valenciennes, à l'effet de donner des soins au prince de la M..., qui, me disait-on, venait d'être frappé d'une attaque d'apoplexie. Je trouvai le prince dans un délire furieux, sans paralysie, mais avec des convulsions et un défaut absolu de connaissance. A peine le pouls était-il agité ; la chaleur de la peau ne dépassait pas l'état normal. L'examen matériel des organes ne me fit rien constater d'anormal, soit dans le cœur, le foie, soit dans les poumons, le tube digestif, etc. La rate seule, manifestement hypertrophiée, présentait dans son diamètre axillo-iliaque plus de huit centimètres. J'appris alors que, depuis trois nuits, des accidents pareils s'étaient déclarés, et que chaque soir il y avait eu des paroxysmes. Je n'hésitai pas à considérer ce cas comme une fièvre intermittente symptomatique d'une splénopathie, et qui avait pris un caractère pernicieux à cause des attaques d'épilepsie auxquelles le prince était sujet, attaques pour lesquelles je lui avais antérieurement donné une consultation par écrit. Je fis administrer sur-le-champ au malade un gramme de sulfate de quinine dissous dans trente grammes d'eau acidifiée, et la même préparation fut donnée les jours qui suivirent mon départ.

Dès le lendemain le délire avait disparu, et presque immédiatement le retour du prince à Paris fut possible.

De nouvelles attaques d'épilepsie se manifestèrent tous les quatre ou cinq mois, mais sans présenter les mêmes phénomènes ; seulement des symptômes de paralysie générale se déclarèrent, et dix-huit mois après j'eus la douleur d'être appelé de nouveau à Saint-Germain en Laye pour y voir agonisant le malheureux prince, qu'on avait couvert de vésicatoires afin de remédier à une nouvelle attaque d'épilepsie.

La mort eut lieu quelques heures après mon départ.

Je pourrais citer un très-grand nombre de cas dans

lesquels des accès d'hystérie, ayant le délire pour symptôme et se compliquant d'épilepsie, se manifestaient chez des femmes dont la rate hypertrophiée offrait six, sept, huit ou neuf centimètres dans son diamètre axillo-iliaque.

Chez une jeune veuve très-impressionnable et très-intelligente, la souffrance dite hystérie se manifestait par presque tous les phénomènes attribués aux névroses des auteurs. Je l'ai vue épileptique, cataleptique, paralysée du sentiment ou du mouvement, atteinte de cécité momentanée, d'hallucinations, de délire, de tendance au suicide, etc. Ces symptômes étaient presque toujours précédés de la sensation à l'épigastre d'une vibration semblable à celle d'une corde de guitare, puis de vomissements.

Or, chez tous les hystériques qui à l'hôpital et en ville présentaient des accidents plus ou moins analogues aux précédents, et chez lesquels la rate était hypertrophiée, il a suffi de donner des doses assez élevées de sulfate et surtout d'alcoolé de quinine (1) pour faire cesser la splénomégalie, pour calmer ou prévenir les attaques et pour mettre fin au délire.

Je n'ai vu périr qu'une de ces femmes hystériques. C'était une jeune fille qui à l'hôpital de la Pitié était atteinte toutes les nuits, depuis trois fois vingt-quatre heures, d'accès hystériques très-violents accompagnés de délire. La rate était volumineuse. On ne lui administra que de faibles doses de sulfate de quinine, et

(1) Voici la potion que je donne, à la dose de quinze grammes, *au début* des attaques : Quinine, un gramme; alcool, q. s. pour dissoudre la quinine; eau, q. s. pour étendre l'alcool sans précipiter la quinine.

elle succomba la quatrième nuit à la suite d'une attaque de convulsions épileptiformes.

La femme d'un cultivateur de la Beauce, mère de famille et âgée de quarante ans, avait toujours joui d'une bonne santé, lorsqu'elle fut atteinte d'une douleur de tête occupant le front et que je reconnus plus tard, alors que je fus consulté, pour une pentanévralgie frontale, revenant tous les deux jours le matin.

Cette souffrance était excessive et s'accompagnait de délire, de désespoir, et même de tendance au suicide. Dans le jour les accidents se dissipaient. On avait eu recours, pour combattre les accidents, aux moyens les plus variés, et le tout sans succès aucun. Ce fut alors que la malade vint à Paris. Le *facies* était celui de la plus parfaite santé ; on ne trouvait aucun autre organe malade que la rate, qui présentait neuf centimètres de haut en bas, et que le nerf frontal, que la palpation et la pression douloureuse me permirent de dessiner (1). A force de questionner, j'appris que toutes les deux nuits il y avait eu depuis longtemps des sueurs abondantes. Je m'informai des antécédents étiologiques. La Beauce est située sur un plateau très-sec; et dans le village habité par la malade il n'y avait pas de mares ou de ruisseaux fangeux que l'on pût accuser du dégagement de miasme paludéen (éliose). Cependant il s'agissait bien ici d'une fièvre intermittente.

J'appris enfin qu'à trois kilomètres de la localité dont il vient d'être parlé, se trouvait un étang qui recevait ses eaux d'égouts provenant de la forêt d'Orléans; que

(1) Depuis dix ans j'ai constaté que la névralgie frontale de la cinquième paire est un symptôme très-fréquent, presque constant, de splénopathie et de fièvres d'accès.

beaucoup de gens des villages qui entouraient cet étang avait des tumeurs dans le côté gauche et des fièvres ; que le mari lui-même, pour avoir été une fois dans ces parages, avait été atteint d'une fièvre qu'il avait fort longtemps conservée, et que les fenêtres de la chambre où couchait la malade étaient précisément dirigées du côté de l'étang. Il n'y avait donc plus de doutes à établir sur la nature et sur les causes du mal.

Depuis bien des mois cette femme souffrait de la manière la plus inquiétante ; on avait l'intention de la placer dans une maison de santé, et cependant il y avait pour moi tout lieu de penser qu'il suffirait de quelques doses de sulfate de quinine pour guérir et la céphalagie, et le délire, et la fièvre.

C'est en effet ce qui arriva : la rate fut mesurée et limitée avec le plus grand soin ; je fis prendre le sulfate de quinine dissous à la dose d'un gramme. Cinq minutes après, cet organe avait diminué de deux centimètres ; le soir il y eut un accès fébrile très-fort, comme cela arrive fréquemment dans les chronosplénies, alors que les symptômes sont peu marqués et que le sel de quinquina modifie profondément et promptement la rate depuis longtemps malade. La céphalalgie sus-orbitaire ne fut pas d'abord calmée. Me fondant sur ce fait que l'organe avait diminué, je fis prendre une nouvelle dose de sulfate de quinine. Une entérorrhée séreuse très-abondante se déclara (la malade venait d'arriver à Paris, circonstance qui expliquait l'apparition de cet accident).

Il en résulta une hypémie marquée, mais qui n'eut aucune suite fâcheuse. L'emploi du sulfate de quinine fut suspendu et cependant le mal de tête ne reparut pas. La tristesse, les inquiétudes, le délire triste, qui se déclaraient chaque matin, ne reparurent pas. Quelques doses nouvelles de sel de quinquina rendirent normales les dimensions de la rate, et quatre jours après la malade partit de Paris dans un état de santé parfait au physique et au moral.

J'ai soigné, avec M. le docteur Pereira da Cruz, de Rio de Janeiro, M. V... Brésilien, âgé de vingt-six ans, et qui venait d'arriver à Paris pour y être traité d'une manie aiguë, et telle qu'à plusieurs reprises le malade avait voulu se jeter par la fenêtre du premier étage. M. V... croyait que tous ceux qu'il rencontrait lui voulaient du mal, et une jalousie extrême, sans motif aucun, le poursuivait continuellement.

Parfois même il avait eu des idées d'homicide ; cependant il y avait des moments plus lucides, et les paroxysmes avaient lieu à des heures à peu près fixes. M. Pereira et moi nous constatâmes que la rate présentait plus de neuf centimètres de haut en bas. M. V... venait d'une contrée où les fièvres intermittentes sont graves et fréquentes, et l'état mental du jeune malade ne permettait pas de savoir si le mal avait commencé par des accès fébriles, seulement les sueurs se manifestaient la nuit et quelquefois le jour. Il arrivait même que le pouls présentait parfois de la fréquence.

Du reste, l'état général de la santé était satisfaisant : les divers organes, à part la rate, présentaient des conditions normales ; l'intelligence était peu développée, il y avait souvent une tendance marquée au suicide, et il fallait toute la surveillance et toute l'affection de frère que portait au malade M. Pereira pour prévenir des accidents graves.

Les réflexions que m'avaient inspirées les faits pré

cédents me conduisirent à prescrire le sulfate de quinine administré de la même façon et aux mêmes doses que dans ces mêmes faits, et les mêmes résultats furent obtenus. Pendant plusieurs semaines l'intelligence parut revenir à l'état normal, et cela en même temps que la rate reprenait peu à peu ses dimensions physiologiques. Il y eut alors une rechute. M. V... fut conduit dans la maison de santé de M. le docteur Baillarger, et le même traitement fut continué. Mon collègue voulut bien partager mon opinion : on persévéra, tant que la rate fut volumineuse, dans l'usage du sulfate de quinine ; on eut recours à l'isolement, aux bains tièdes, aux douches, aux moyens de toute sorte. Le mieux-être, à part quelques exacerbations, devint de plus en plus marqué ; toute trace de splénopathie se dissipa, et, après quelques mois passés à Ivry, notre malade, accompagné de M. Pereira, repartit pour le Brésil, où, d'après les dernières nouvelles, on sait qu'il est dans un état de santé satisfaisant.

L'observation suivante a déjà été publiée en 1850 dans le *Traité de médecine prat.*, t. VIII, nº 11,571.

Cas remarquable de guérison, par le sulfate de quinine, d'une aliénation mentale, suite d'une hallucination de l'ouïe. — M. le docteur N..., à la suite de quelques chagrins domestiques et de contrariétés de clientèle, éprouva toutes les nuits, vers une heure, des bourdonnements d'oreilles très-désagréables. Huit jours plus tard ces vibrations, augmentant toujours, furent suivies de sensations en rapport avec des voix que le malade croyait entendre. A quelques jours de là, un délire furieux, lié sans doute aux craintes que ces sensations spontanées causèrent, se déclara d'une manière continue, mais avec des redoublements marqués pendant la nuit. Il fallut placer le docteur N... dans une maison de santé, et ce fut dans celle de M. le docteur Pinel, alors à Chaillot, que le malade fut soigné avec autant d'attention que de bienveillance. Cependant, loin de céder, l'anomopsychismie (folie) empira. Nous remarquâmes, M. Pinel et moi, que pendant le jour il y avait quelques moments lucides, le bourdonnement et les voix se faisaient encore entendre la nuit, et cela quelques moments avant les paroxysmes du délire. La rate ne me parut pas alors hypertrophiée (mais il y a quinze ans de cela, et alors, avant la publication des relevés statistiques de M. *Conrad*, je croyais qu'une rate de huit centimètres et plus n'était pas malade); nous ne constatâmes pas non plus l'existence d'une fièvre d'accès régulière et légitime. (Lorsque je recueillis cette observation, je ne savais pas que les splénopathies chroniques sont souvent accompagnées d'accès fort incomplets, et que leur diagnose est parfois très-difficile.)

Nous fîmes administrer, le soir même du jour où ces renseignements furent obtenus, un gramme de sulfate de quinine en solution; les accidents de la nuit suivante furent à peine marqués. On réitera deux jours de suite l'emploi du même moyen: le bourdonnement, les voix, le délire ne reparurent plus, et depuis plus de vingt-cinq ans la guérison est complète.

M. le docteur N... a continué depuis à être aussi sain d'esprit que de corps. Médecin dans une ville de province voisine de la capitale, il est aimé de tous ceux qui le connaissent, et il réunit le savoir véritable et une saine pratique à un extrême désir d'être utile.

Je joins un dernier fait qui vient d'être recueilli par M. le docteur Rota et par moi. Ce médecin, qui dirige avec tant d'habileté et de savoir la maison de santé de la rue Picpus (autrefois tenue par madame Richebraque), s'est joint à moi pour la rédaction de la consultation écrite que nous avons donnée à un autre Brésilien. La forme de cette consultation ne diffère point de celle que j'ai adoptée pour les conseils que je crois devoir donner en général aux malades.

CONSULTATION POUR M. G..., *de Corse, négociant à Porto-Rico.* — M. G... est âgée de trente-deux ans; sa constitution est robuste, son facies régulier et sa physionomie sont ceux d'un homme intelligent et affectueux. Il habite Porto-Rico. Il n'a jamais eu, avant sa maladie actuelle, d'accident qui ait quelque rapport avec elle, et sa santé a été généralement bonne.

Lorsque nous avons, M. le docteur Rota et moi, donné d'abord des soins à M. G..., nous n'avions pu obtenir, vu l'état mental du malade, de renseignements sur la préexistence d'une fièvre intermittente qui, comme je viens de l'apprendre, avait été contractée dans un pays marécageux et qui avait duré plusieurs mois avant l'apparition des phénomènes cérébraux.

Toujours est-il que, dans le courant de 1862, l'intelligence présenta de fâcheuses modifications. Il y eut des craintes chimériques; M. G... pensait qu'on le persécutait, qu'on voulait lui faire du mal; bien plus, il croyait que son père voulait le faire empoisonner. Ces idées fausses étaient entretenues et fortifiées par des aberrations dans les sensations et par des hallucinations. Parfois il était fort triste, répondait mal aux questions et était disposé à des accès. Sa famille l'envoya en France, et pendant le voyage il eut à bord des attaques assez violentes, et ce fut dans un état de délire à peu près complet qu'il fut conduit à la maison de santé de la rue Picpus, dirigée par M. le docteur Rota, où je lui donnai des soins conjointement avec cet honorable médecin.

Le premier examen fut fort difficile. Dans ses craintes sans raisons, M. G... ne voulait pas répondre aux questions ; il se refusait à toutes les recherches de diagnose, et tout médicament était par lui considéré comme un poison qu'on voulait lui donner.

A force de patience et de ténacité, nous arrivâmes cependant à constater :

1° Que l'état général de sa santé était bon ;

2° Que le cœur, les poumons, le foie étaient exempts de toute lésion ;

3° Que le malade se refusait à l'alimentation, bien que l'estomac et les intestins fussent dans un excellent état. Il n'y avait pas de douleur de tête ; le délire était sombre, mais sans accès de manie ; toujours M. G... se croyait en danger d'être empoisonné. Le pouls était tranquille ; il n'y avait pas de fièvre.

La rate seule donnait des signes de maladie ; elle présentait près de huit centimètres de haut en bas (état normal, tout au plus cinq centimètres) ; elle était épaisse. A de certaines heures, surtout la nuit, il y avait des sueurs assez abondantes. Le teint était grisâtre, ainsi qu'il arrive à la suite des anciennes splénopathies ; hémosplénémie (Piorry), leucocythémie (Bennett).

D'après ces caractères, et en nous fondant sur plusieurs observations de ma pratique, dans lesquelles j'avais été assez heureux pour guérir des malades atteints d'aliénation mentale compliquant des splénopathies, je convins avec M. le docteur Rota :

1° D'administrer au malade, le soir, un gramme de sulfate de quinine dissous dans trente grammes d'eau avec addition de quatre gouttes d'acide sulfurique. Il fallut plusieurs jours avant de pouvoir administrer ce médicament, auquel G... se refusait, et nous fûmes forcés d'y avoir recours en injections par le rectum; on y ajouta, pour mieux dissoudre la quinine, un peu d'acide sulfurique;

2° D'avoir recours à des purgatifs (il y avait beaucoup de scories dans l'intestin);

3° D'agir, autant que possible, soit par l'isolement, soit par un mélange convenable de fermeté et de douceur, et enfin par de bons conseils, sur le moral du malade;

4° D'occuper son esprit par des travaux artistiques, tels que la peinture, la musique, etc.;

5° Dans le courant du traitement, la gymnastique nous parut utile, partie pour agir utilement sur les muscles, partie pour prouver que nous savions vouloir et faire exécuter nos ordres; le malade fut soumis à une promenade *forcée* dans le jardin et dirigée par deux employés de la maison.

Le malade prit de la quinine une quinzaine de fois. Il fit usage du fer et d'une nourriture réparatrice; quelques douches et des bains ont été administrés.

M. Rota et moi nous avons employé tous les moyens moraux pour raisonner avec M. G... et pour l'engager à maîtriser ses idées : nous avons été assez heureux pour y réussir.

Dans les premiers jours du traitement, la rate

diminua beaucoup de volume. Tout à coup les redoublements du soir et les sueurs des nuits cessèrent. Peu de jours après le malade était plus tranquille, mais son délire était plus sombre.

Il y avait de temps en temps des exacerbations, et alors on insistait davantage sur le traitement, et notamment sur la quinine. *Longtemps la rate conserva une dimension assez considérable.*

A plusieurs reprises il fallut faire reculer M. G... d'une division de convalescents à celle où étaient placés des aliénés proprement dits et des malheureux parvenus à la tristesse morne ou à la fureur.

Trois mois après le malade paraissait guéri ; mais, sous l'influence d'une sortie et d'écarts de régime, l'esprit parut moins lucide, et il arriva même que M. G... devint malpropre, salit sa personne et ses habits avec des excréments, et cela en motivant sur des raisons fausses ses actions et sa conduite.

Plus que jamais nous insistâmes sur notre traitement, et, ayant recours à des moyens moraux, à des conseils sages, en provoquant des craintes salutaires, prescrivant un exercice soutenu et forcé que deux employés, qui tenaient chacun un bras du malade, lui faisaient prendre, nous avons été assez heureux pour avoir vu la raison se rétablir de la manière la plus complète, en sorte que, deux mois plus tard, il n'y avait plus de trace de l'aliénation mentale, dont toute la gravité avait cédé en très-grande partie, dès le début du traitement, au sulfate de quinine et au retour de la rate à son état normal.

Quelques mois après, une toux sèche se manifesta ; l'exploration de la poitrine me fit reconnaître tout d'abord l'existence d'une pleurite qui, sous l'influence d'un large vésicatoire appliqué sur le côté, se dissipa en deux fois vingt-quatre heures.

Vers la même époque, un mal de gorge accompagné de petites ulcérations se manifesta, et bientôt se déclarèrent des engorgements dans les ganglions cervicaux du côté droit, où les ulcérations du pharynx consécutives à une maladie des dents s'étaient montrées. On soigna convenablement ces accidents, on cautérisa la gorge, on administra à l'intérieur de l'iodure de potassium, et il ne resta plus de ces accidents que de petites tumeurs ganglionnaires lymphatiques qui se sont, en très-grande partie, dissipées par la teinture d'iode au dixième et en frictions.

M. Rota et moi, voyant M. G... dans un bon état de santé, espérant qu'aucune rechute ne viendrait compromettre un succès aussi remarquable, nous pensâmes qu'il convenait, pour diverses raisons, que M. G... ne restât pas à Paris; qu'il était tout à fait dans le cas de faire le voyage de Corse qu'il se proposait d'effectuer; qu'à son retour, il pourrait partir pour Porto-Rico et y reprendre ses occupations habituelles.

Nous croyions encore :

1° Qu'il fallait que M. G... évitât d'habiter un lieu marécageux et où les fièvres seraient communes.

2° Qu'au moindre retour des frissons, des sueurs, de la fièvre, de l'intumescence de la rate, il faudrait avoir recours, trois jours de suite le soir, et de deux jours l'un pendant huit autres jours, à la potion suivante prise en une seule fois :

Sulfate de quinine. . 1 gramme.
Eau. . . . . 30 id.

Ajoutez : acide sulfurique, 4 gouttes.

3° Que, dans le cas d'une rechute, il conviendrait

encore d'avoir recours aux mêmes moyens que ceux qui avaient été employés par nous, et surtout à la potion précédente.

4° Qu'il était utile de continuer pendant six mois l'iodure de potassium à la dose d'un gramme, trois fois par jour et dissous dans une demi-verrée d'eau sucrée.

5° Qu'il fallait continuer à faire des frictions pendant plusieurs semaines sur la partie encore engorgée, avec la teinture d'iode étendue de dix fois son poids d'eau.

6° Que le régime devrait être excellent et très-réparateur.

7° Que tout excès et toute circonstance qui pourrait causer de vives impressions morales, devaient être évités.

8° Qu'il convenait d'être on ne peut plus réservé sur les plaisirs de l'amour.

Tels sont les principaux faits que j'ai recueillis sur les cas dans lesquels le sulfate de quinine a réussi dans le traitement de l'aliénation mentale; ce qui augmente la valeur thérapique des succès qui s'y rattachent, c'est que je ne suis pas un médecin spécialiste à l'endroit de la curation des maladies de l'esprit, et que, me trouvant malheureusement souvent en rapport avec certains aliénés, je n'ai cependant pas eu l'occasion d'observer un nombre extrêmement considérable de ceux-ci. Mais, en médecine, ce n'est pas une très-grande proportion de malades qu'il s'agit de voir; ce qui est surtout indispensable, c'est de les étudier avec un soin extrême. Tant que l'on n'a pas constaté organiquement, physiologiquement et sous le rapport de la causalité, un cas qui se présente, on n'a pas les documents nécessaires pour établir scientifiquement l'utilité pratique d'un traitement quelconque.

De l'ensemble du mémoire qui précède, on peut conclure :

1° Que l'emploi du sulfate de quinine dans le traitement du délire et de l'aliénation mentale peut être d'une extrême utilité.

2° Que les cas où cette utilité existe sont principalement ceux où la rate est malade et augmente de volume.

3° Que c'est un devoir pour le médecin aliéniste de constater avant tout l'état de l'organe splénique, et par conséquent de savoir percuter et mesurer ce même organe.

4° Que, dans ces cas comme dans beaucoup d'autres, c'est bien moins sur la constatation de la présence d'une fièvre intermittente qu'il faut se fonder pour administrer la quinine (ou l'extrait de berberis), que sur l'augmentation de volume de la rate.

5° Que c'est à la dose d'un gramme au moins, administré en une seule fois dans trente grammes d'eau avec addition de quatre gouttes d'acide sulfurique, que, dans les fièvres intermittentes graves, dans les splénomégalies avec anomopsychismie aiguë ou chronique, il convient d'avoir recours au sulfate de quinine.

MALADIE D'UN MÉDECIN EN 1868

UNE BRONCHITE POUR LA PLUPART DES PRATICIENS
LA GRIPPE POUR QUELQUES AUTRES

En réalité une affection consistant en un grand nombre d'états pathologiques, très-distincts, tels que :

1° Une hémite ou plasthydrémie;
2° Une hémitarthrite métarso-phalangienne des gros orteils;
3° Une angiairite blenplastique, ou couenneuse, étendue depuis les narines, les fosses nasales, le pharynx, l'orifice pharyngien du larynx (stoma-larynx), les cordes vocales et la trachée, jusqu'à sa division bronchique (les poumons restant à l'état normal);
4° Le dépôt, sur le pharynx et la langue, d'une couche fibrineuse;
5° Une spléno-mégalie d'ancienne date donnant lieu, CHAQUE JOUR, à deux accès de fièvre intermittente, caractérisés chacun par un frisson, de la chaleur et de la sueur;
6° La coïncidence d'une petite tumeur polypeuse à l'anus, s'étranglant, se congestionnant, s'enflammant par la contraction des sphincters, et gênant, par les extrêmes douleurs auxquelles elle donnait lieu, l'évacuation des scories, etc., etc.

Il faudrait, a-t-on dit, qu'un médecin eût éprouvé de nombreuses maladies pour les connaître davantage et pour mieux apprendre, soit à les soulager, soit à les guérir. Certes, il y a du vrai dans cette proposition qui, au premier abord, paraît singulière. Il est certain, en effet, que l'homme qui a beaucoup souffert a acquis, à ses dépens, une triste expérience sur les maux dont il a été frappé et qu'il a dû réfléchir plus que d'autres, sur les moyens possibles de les calmer ou d'y remédier. Or, un praticien instruit, qui a beaucoup vu, qui, s'étant toujours tenu au niveau du progrès scientifique, a conservé son intelligence et son sang-froid, et qui, du reste, a assez d'énergie, je dirai de courage pour conserver, au milieu des douleurs, sa sérénité d'esprit et son jugement mûri par l'expérience, doit : en étudiant les états pathologiques dont il est atteint; en remontant aux causes qui ont pu agir pour les produire ; en tenant compte des relations physiologiques existant entre les organes, de leurs souffrances et des symptômes observés ; en appréciant aussi les effets des médications sur les accidents qu'il éprouve, il doit, dis-je, acquérir des connaissances pathologiques et établir des appréciations thérapiques plus justes que seraient aptes à le faire la généralité des médecins.

Ce sont de telles réflexions qui ont conduit l'auteur de cet article à publier l'histoire d'une série de souffrances que, dans le langage et dans les opinions vulgairement reçues, on aurait considérées comme une *maladie plus ou moins simple*, et à laquelle on n'aurait pas manqué de donner un nom, tel que ceux-ci : bronchite, grippe, angine couenneuse, etc.

Le médecin dont il s'agit est persuadé que ceux qui voudront bien lire cette observation et les considérations qui la suivront, seront bientôt convaincus de l'utilité pratique de cesser d'étudier les maladies comme des unités, et de rechercher avec un soin extrême quels peuvent être : les organopathies qui les constituent; les relations qu'elles ont entre elles, leur indépendance les unes par rapport aux autres, enfin les moyens de soulagement ou de curation que chacune d'elles comporte. Ils verront, à n'en pas douter, que le traitement général de la maladie prétendue unitaire devra, pour être utile et rationnel, se composer d'une infinité de moyens, différents chez les divers individus réputés atteints du même mal. Ils s'apercevront, dès lors, de *l'indispensable* nécessité, au point de vue rationnel, de la *nomenclature organopathologique* (onomapathologisme) *qui, faisant oublier, pour ainsi dire, l'ancien nom des maladies généralement admis, conduit nécessairement à étudier et à combattre les nombreuses lésions dont les ensembles constituent ces affections complexes.*

Voici l'histoire *de la maladie* du médecin qui la publie. *Cette relation est détaillée et très-étendue, ainsi que devraient l'être, pour l'utilité des malades et de la science, un grand nombre des observations que contiennent les ouvrages cliniques et les journaux de médecine.*

M. le Dr X... est d'une constitution robuste, et les nombreuses années qui se sont succédé depuis sa naissance ont à peine altéré son organisation ; cependant, toute sa vie il avait été plus ou moins souffreteux (pour se servir d'une locution vulgaire) ; aussi avait-il toujours évité de se livrer à d'autres excès qu'à ceux qu'avaient nécessités les travaux de toutes sortes auxquels il se livrait. Depuis plus de trente ans, à part une rhinite pénible et de durée (1866), il n'avait pas été atteint d'affections aiguës et de quelque gravité ; à plusieurs reprises, toutefois, la rate s'était tuméfiée, et le sulfate de quinine ou de l'extrait de berberis avait remédié à ces accidents.

Depuis quelques semaines, au mois de décembre 1867, le docteur X... était mal portant ; son appétit avait disparu, et même il éprouvait une sorte d'aversion pour tous les aliments et principalement pour la viande. Les digestions s'accomplissaient avec difficulté. Vers le 15 du même mois, se déclara une inflammation très-aiguë de l'une de ces capsules sous-cutanées (si ridiculement appelées bourses muqueuses) qui, située en dedans de la jointure, se trouve entre le tégument et l'articulation du gros orteil droit et du premier os du métatarse; *le mal s'étendit les jours suivants à cette même jointure.* En même temps existait un *état fébrile* marqué, et accompagné le soir de frissons, de chaleur et de sueur. L'articulation correspondante de l'autre pied fut aussi, quoiqu'à un bien moindre degré, le siége d'accidents du même genre, et quelques très-légères douleurs se déclarèrent aussi dans le genou droit.

A ces caractères pathologiques, existant chez un homme qui n'avait jamais eu d'attaques de goutte, il était croyable que le sérum contenait de la fibrine en suspension (sang couenneux, état rhumatismal du sang, hémite, ou plasthydrémie de la nomenclature), dans d'autres temps, tenant compte de faits innombrables et des travaux de M. Piorry en 1826 sur les pertes de sang (Archives, *Procédé opératoire de la percussion*, 1832, *Traité de médecine*, t. III, n° 3812) on aurait eu recours à une saignée, au repos, et l'on ne fit rien de semblable ; le malade continua à marcher, à sortir, et, le premier janvier, les douleurs devinrent excessives. *L'esprit du siècle entre*, a dit un grand publiciste, *même dans l'esprit de ceux qui y pensent le moins ;* la manie de ne plus tirer de sang fit différer par notre médecin l'évacuation sanguine devenue urgente ; il obéit en cela à la mode, que les empiristes ont fait naître, et que *le défaut d'habileté des gens qui ne savent pas saigner encourage*, et l'on va voir qu'il le paya par bien des douleurs.

Voici donc déjà deux états anatomiques bien accentués qui d'abord se sont dessinés (une hémite ou plasthydrémie et des arthrites), et qui auraient dans notre opinion exigé d'une part des évacuations sanguines générales et un régime diététique convenable, et de l'autre, le repos, l'élévation des membres malades, peut-être des pertes de sang locales, des cataplasmes, etc.

Les jours suivants, les accidents généraux et locaux continuèrent. M. le docteur X... fit alors une lecture dans une grande assemblée, et fut obligé de parler très-haut, alors que régnait une température de dix degrés au-dessous de zéro. Presque à l'instant même, une toux très-sèche, très-pénible, consistant en deux secousses successives, se déclara ; le larynx en était exclusivement le siége, ainsi que le prouvaient l'excessif enrouement qui se manifestait, ainsi que les sensations éprouvées par le malade, sensations qui avaient évidemment pour siége l'orifice pharyngien du larynx (stoma-larynx) et les cordes vocales.

Voici donc un troisième état pathologique dont les causes étaient évidentes, c'est-à-dire une laryngie devenue bientôt une laryngite, et qui réclamait impérieusement : le repos de l'organe de la voix, des gargarismes adoucissants et des soins locaux.

Mais la membrane nasale avait largement participé au mal, et l'action du froid extérieur ne s'était pas bornée au larynx et à la trachée qui donnait aussi quelques signes de souffrances. Des deux côtés, la pituitaire s'enflamma et s'épaissit, au point que le passage de l'air devint impossible et que le malade fut dans la nécessité de respirer par la bouche. Dès lors survinrent comme conséquences une extrême sécheresse de la langue, du pharynx et de l'arrière-gorge; l'air venant à être porté directement par l'ouverture unique et très-large de la bouche, et n'étant pas *échauffé et tamisé par les cavités du nez*, *passait sur l'orifice glottique et provoquait par son contact des efforts de toux sèche on ne peut pas plus pénibles.*

Ce quatrième état pathologique, cette occlusion des narines, occlusion si dangereuse pour les enfants nouveau-nés, et qui souvent, si l'on n'y fait pas attention et si l'on n'y remédie pas, les fait périr (en gênant, en empêchant même la succion du mamelon), a, pour les adultes, beaucoup plus d'inconvénients que l'on n'est généralement disposé à le croire. Elle trouble infiniment la respiration, augmente la gravité de la pharyngite, de l'inflammation laryngienne et des angiairites situées plus inférieurement.

C'est souvent à peu de distance des narines, et particulièrement immédiatement au-dessus des sillons que forment en dehors les cartilages latéraux près des os propres du nez, que le rétrécissement des conduits nasaux est plus marqué. Une expérience bien simple le prouve ; s'il arrive que sur une personne atteinte d'une rhinite (coryza, rhume de cerveau), et alors que l'air ne passe plus par l'une ou l'autre des fosses nasales, s'il arrive, dis-je, que l'on porte fortement en dehors le lobe cartilagineux du nez correspondant à l'occlusion, tout d'abord l'air extérieur passe par la cavité oblitérée, ce qui soulage infiniment les malades atteints de quelque gêne dans la respiration.

J'ai bien souvent cherché à trouver quelque moyen mécanique plus ou moins simple pour remédier à cet accident.

Une canule en argent, en gomme élastique ; un simple anneau métallique placé transversalement, m'ont d'abord semblés convenables pour remplir l'indication que je me proposais; mais bientôt il en a été de ce procédé de prothèse comme de ce qui arrive pour tant d'autres : c'est qu'il a été impossible de le faire pendant un certain temps supporter aux malades, et que j'ai été réduit, comme dans le cas qui fait le sujet de l'observation actuellement publiée, à faire écarter en dehors de la façon qui vient d'être dite les lobes des narines, à l'effet d'élargir celles-ci et de livrer à l'air un passage plus facile (1).

Heureusement pour le malade, il arriva que vers le cinquième jour de l'invasion de l'angiairite (maladie du conduit de l'air), le pharynx fut examiné avec soin, et tout d'abord on s'aperçut que sur le voile du palais, il existait une couche épaisse plastique, d'une teinte grisâtre, qui se propageait sur les piliers de ce voile et s'étendait vers le pharynx; au-dessous de cette production accidentelle, la membrane muqueuse était d'un rouge vif, qui rappelait assez bien la couleur que l'on observe dans la scarlatine (scarliosie) (2). Déjà depuis trois ou quatre jours le docteur X... avait remarqué que la langue était recouverte d'une matière jaune-grisâtre, d'une apparence très-différente de celle des enduits qui recouvrent d'ordinaire la surface de cet organe. L'épaisseur de cette couche était grande, et son adhérence extrême ; plutôt que de l'enlever on aurait arraché les papilles; tandis qu'avec le mélange pulvérulent que voici :

Crème de tartre.........	8 parties.
Alun calciné............	1 —
Laque carminée.........	1 —
Huile essentielle de menthe.	q. s.

on enlève à l'instant même, au moyen du plus léger

(1) Voyez mon livre sur les *Petits moyens en médecine*, page 111.
(2) Voyez le *Traité de médecine pratique*, t. VI, n° 11093.

frottement, les enduits linguaux qui, comme je l'ai prouvé en 1826 ou 1827 (voyez le *Procédé opératoire de la percussion; mémoire pour la langue considérée sous le rapport du diagnostic*) ne sont autre chose qu'un dépôt des éléments de la salive, qu'ont desséchée son évaporation et son absorption. Dans le cas dont il vient d'être parlé, il s'agissait évidemment *d'un dépôt de fibrine dû à la sécrétion de la surface linguale*. Lorsqu'avec une petite pince on en détachait un fragment, on voyait distinctement qu'il était formé par des fibrilles réunies et qui étaient continues en quelque sorte aux papilles. Il me paraît très-important de distinguer, d'une part, les enduits linguaux ainsi produits par exhalation ou par sécrétion de la membrane, enduits qui, certes, sont on ne peut pas plus rares, et qui sont dus à une lésion de cet organe, et, de l'autre, ces couches lithosialiques (pierres salivaires) fournies par des concrétions salivaires, dont la bouche est si souvent recouverte et auxquelles on a attaché en diagnose une importance si exagérée.

Aux caractères précédents il était impossible de ne pas reconnaître l'angine couenneuse des auteurs, qui, dans le cas particulier qui se présentait, n'était autre qu'une phlegmasie du pharynx et peut-être de la pituitaire, de la glotte et des cordes vocales. (Le malade était toujours enroué et ne cessait d'avoir de petits accès d'une toux laryngienne.) De plus, les couches fibrineuses si épaisses de la langue devaient faire admettre que le mal était grave et que, dans le cas où il aurait dans le larynx les mêmes caractères que dans la bouche, il serait à peu près impossible d'espérer de détacher les dépôts plastiques formés dans l'angiaire.

L'urgence d'arrêter brusquement la pharyngite et la sécrétion couenneuse était évidente, M. X... n'attendit pas (et il eût été peut-être imprudent de le faire) l'arrivée d'un médecin ; une personne de courage et de présence d'esprit porta avec habileté, à plusieurs reprises, un crayon d'azotate d'argent soit sur le fond de la bouche ; soit sur le voile du palais, soit enfin sur les piliers de celui-ci ; la couche plastique qui recouvrait la langue *commençait en arrière de cet organe, à se détacher spontanément*, circonstance qui conduisait à faire espérer que le reste de la production dont il s'agit se séparerait de la même façon. En conséquence, la cautérisation n'y fut pas pratiquée.

Deux jours après, toute production couenneuse avait disparu sur le pharynx, sur le voile du palais et sur les piliers de celui-ci ; mais ce ne fut que dans la semaine d'ensuite que la langue se nettoya complétement. Lorsque les couches plastiques se séparèrent, la membrane sous-jacente présentait encore une coloration écarlate qui ne se dissipa que lentement.

Ainsi, cet état pathologique si grave, ce dépôt de productions fibrineuses sur le pharynx, sur la langue, étendues peut-être sur le larynx, céda, comme par enchantement, à une cautérisation avec l'azotate d'argent, renouvelée le lendemain par M. le Dr Richard fils, dentiste, cautérisation qu'auraient probablement pu remplacer des applications de teinture d'iode, ou d'autres moyens de même genre.

6° Mais, si le mal apparent n'existait plus, un accident, qui trop souvent l'accompagne ou le suit, persistait ; c'était une paralysie légère (hyponévrismie de la nomenclature) qui avait pour caractères : la perte complète de l'odorat, du goût et même quelque difficulté dans la déglutition (1).

J'ai cherché dans le cas précédent à rétablir l'odorat en faisant respirer au malade des odeurs très-actives, telles que l'eau de Cologne tout à fait rapprochée du nez. Un moment auparavant, les fleurs très-odoriférantes n'étaient pas ressenties et, quelques minutes après l'inspiration de l'alcool très-aromatisé, les parfums de violette et de jacinthe purent produire des sensations d'abord légères, puis plus accentuées. Si je n'eusse pas réussi avec ces moyens, j'eusse eu recours à l'acide acétique, au tabac le plus excitant et même à l'ammoniaque. — Pour solliciter le goût, j'eus aussi recours à des substances très-sapides, très-épicées, qui, alors que les couches plastiques de la langue furent en parties tombées, réveillèrent aussi les sensations gustatives; les mouvements du pharynx furent aussi sollicités par une sorte de gymnastique volontaire, et en faisant avaler des corps plus volumineux, tandis que de faibles bouchées ne pouvaient être avalées. De plus, les contractions du pharynx devinrent beaucoup plus faciles, alors qu'au moyen de quelques cuillerées de liquides déposées dans la bouche, on favorisait l'action d'avaler des solides triturés, tant bien

(1) Je ne suis pas beaucoup plus avancé que bien d'autres sur l'explication anatomo-pathologique de ces symptômes paralytiques aussi graves que singuliers, qui surviennent à la suite de l'angine couenneuse; toutefois il me semble que la fibrine, dans ces cas particuliers, non-seulement est déposée à la surface de la membrane malade, mais encore qu'elle doit l'être dans son tissu intime, dans les muscles sous-jacents et même dans les radicules nerveux qui lui communiquent et les sensations et les mouvements. De là résulterait une diminution dans les aptitudes à sentir et à se mouvoir.

que mal, par les dents, ou préparés en hachis. Si la paralysie eût continué, certes, il aurait fallu avoir recours, pour la combattre, aux stimulants diffusibles localement appliqués, et surtout à des courants d'électricité par induction.

7° Cependant, *les accès de fièvre intermittente complets se prononçaient deux fois par jour*, un frisson violent et de durée débutait le matin, à dix heures, et le soir, à cinq heures. Il était suivi, une demi-heure après, d'une chaleur brûlante, laquelle persistait pendant deux ou trois heures ; enfin survenait une telle sueur que M. le Dr X... était forcé de changer ses vêtements mouillés trois ou quatre fois dans la nuit. On se ressouvint alors que, depuis assez longtemps, une transpiration abondante se manifestait le matin, et qu'à plusieurs reprises la rate s'était assez largement tuméfiée. Cet organe fut donc plessimétrisé et mesuré avec le plus grand soin; plusieurs médecins, très-versés dans la pratique de la médio-percussion, reconnurent qu'il n'avait pas moins de quatorze centimètres de longueur (d'arrière en avant), sept centimètres de hauteur (de haut en bas), et que son épaisseur était grande.

L'indication de l'extrait de berbéris ou de la quinine solubilisée était évidente. Ce fut au premier de ces moyens que l'on eut recours ; il fallut continuer son emploi pendant huit jours, et cela pour ramener la rate à des dimensions normales (huit centimètres sur cinq), et pour faire disparaître les accès fébriles. — *Le succès, sous ce rapport, fut aussi complet que possible.*

8° Le malade, depuis deux semaines, était au lit, et bien qu'il ait eu la précaution de se coucher alternativement sur les deux côtés du corps, il lui arrivait que, durant les heures de sommeil, le corps reposait longtemps plutôt dans une de ces positions que dans l'autre. En vain les crachats étaient rares, purement muqueux, nullement puriformes; en vain leur teinte n'était en rien rouillée; en vain la respiration, entendue de loin et auscultée était-elle parfaite, très-étendue, et sans que l'on pût trouver de crépitation ou de caractère bronchique à l'inspiration ou à l'expiration, quelques personnes trouvant un peu moins de son et d'élasticité dans l'un des poumons, pensèrent, les unes à une pleurite, les autres à une pneumonite. Le malade, qui ne ressentait aucune gêne dans la respiration, ni aucune espèce de point de côté, *et qui ne trouvait pas, alors qu'on le percutait, de matité superficielle en rapport avec une pleurite ou de matité profonde, et de défaut d'élasticité, lesquels auraient été observés dans une pneumonémite, et surtout dans une pneumonite sclérosique* (deuxième degré de la pneumonite), n'admit pas le moins du monde l'existence de ces états pathologiques; il ne consentit donc en rien soit à se faire appliquer un large vésicatoire sur la poitrine, soit à prendre du tartrate antimonié de potasse, etc. *Il se contenta d'exécuter fréquemment de grandes et très-profondes inspirations, et de changer fréquemment de position.* Or, il ne s'agissait, en effet, que d'une pneumonémie hypostasique qui n'eut aucune suite fâcheuse, et qui ne différait en rien de celle que l'on observe le matin chez un homme pléthorique, alors qu'il est resté, pendant la nuit précédente, couché sur le dos, le corps étant incliné sur l'un des côtés.

9° Un symptôme ou, si l'on veut, un état pathologique des plus pénibles et dont il fallait, comme curation, tenir immensément compte, était l'un des accidents qui torturaient le plus le malade ; il consistait dans une sécheresse, un défaut de sécrétion de mucosités à la surface du conduit de l'air, existant à partir des narines et de la bouche, jusqu'à la division trachéale des bronches. De ce phénomène résultait une petite toux sèche, qui survenait à chaque instant, se manifestait par deux secousses successives (1) et qui n'était supportable que dans le cas, d'ailleurs fort rare, où elle était suivie de l'excrétion de quelques mucosités transparentes et visqueuses. Pour prévenir ce désagréable symptôme (lequel n'était pas sans danger), il aurait fallu remédier à la phlegmasie des voies de l'air. Malheureusement, on ne pouvait le faire ; il n'y avait donc pas d'autre parti à prendre que de combattre, par des moyens palliatifs, la sécheresse des voies de l'air, la toux et la soif qui coexistaient.

On prescrivit des préparations opiacées sous les formes de pastilles, de sirop, de bonbons, etc. ; elles ne réussirent en rien à calmer les symptômes dont il vient d'être fait mention ; mais elles causèrent un engourdissement, une somnolence pénible, et il n'est pas impossible que, sous leur influence, se fussent déclarés des troubles encéphaliques. *En général, il ne faut employer de narcotiques qu'avec la plus grande circonspection ; car ce sont là des moyens dangereux, qui pallient rarement et qui ne guérissent presque jamais.*

On voulut avoir recours à du tartre stibié et à du sirop d'ipécacuanha, prescrits sous la forme de potions, de pâtes gommeuses, etc., et ils ne sollicitèrent

(1) Ce caractère de la toux paraît, en général, être particulier à la souffrance du stoma-larynx (ouverture pharyngienne du larynx) ; au moins a-t-il été récemment observé par moi dans plusieurs cas où cette lésion existait.

ni sécrétion muqueuse, ni excrétion de crachats ; leur unique effet fut de causer des nausées et du malaise.

Voici des médications palliatives, les petits moyens qui réussirent beaucoup mieux, et que M. le Dr X... se prescrivit à lui-même :

A. La respiration de la vapeur d'une infusion très-chaude de sureau, dégagée d'un vase recouvert d'un très-grand cornet en papier dont l'ouverture supérieure, assez étroite et amincie, était placée près de la bouche et des narines, tandis que la partie évasée recueillait les émanations qui s'échappaient du vase. Une cafetière renfermant une décoction de guimauve, une infusion de fleurs de mauve ou de sureau, placée sur une lampe à esprit-de-vin, cafetière dont le long bec, surmonté d'un tuyau qui va porter la vapeur à un orifice des voies aériennes, sert encore parfaitement à cet usage. Ce moyen, tout simple qu'il soit, est d'une extrême utilité ; il soulage le malade, remédie momentanément à la sécheresse du conduit de l'air, rend les crachats plus humides et la toux plus grasse. On prolonge plus ou moins son usage suivant les effets obtenus. En général, il cause une sensation de trop forte chaleur, laquelle ne permet pas de le supporter longtemps.

B. L'action d'aspirer, par la cavité très-étroite d'une paille, un liquide dit pectoral (c'est-à-dire visqueux et sucré) a été, dans le cas du Dr X.... d'une extrême utilité, et cela pour porter, *longtemps de suite*, sur la langue, sur le voile du palais, sur le pharynx, et même sur l'orifice pharyngien du larynx (stomalarynx (1)), des boissons tièdes, ou fraîches et agréa-

(1) Cette dénomination, qui signifie bouche du larynx, est ou ne

bles ; c'est le souvenir de la manière dont, à l'Exposition, il avait vu boire, qui conduisit M. X... à utiliser ainsi cette pratique.

C. Mais alors, encore une fois, que les bonbons, les pâtes contenant des narcotiques et des expectorants ne réussissaient en rien, il n'en fut pas ainsi de petites tablettes de suc de pommes que le malade laissait constamment fondre dans sa bouche, d'où résultait l'écoulement continuel d'un liquide visqueux et agréable qu'il avalait à chaque instant. *Remarquez, à cette occasion combien la pratique est difficile et délicate ! Ce n'est pas, à coup sûr, le suc de pommes de tous les marchands qui calmait, tout à coup, les souffrances de l'orifice pharyngien du larynx* (stoma-larynx), *et qui prévenait ou arrêtait la toux, c'était seulement alors qu'il était très-promptement et très-facilement dissous par la salive que cette même préparation produisait un tel effet ; c'est que, dans ce dernier cas, encore une fois, le liquide onctueux était sans cesse porté vers le rebord de l'ouverture pharyngienne du larynx. — C'est principalement lorsqu'il s'agit de la souffrance du stoma-larynx (laquelle provoque si souvent la toux, quand la plus petite parcelle de liquide y pénètre), que les pastilles, les pâtes, les boissons dites pectorales ou béchiques,* etc., *passent lors de la déglutition tout auprès ou sur les surfaces malades que le mal est calmé et que la toux est améliorée.* On croira difficilement, en effet, que les substances de ce genre, avalées et portées par l'œsophage dans l'estomac, puissent modifier d'une manière marquée les lé-

peut plus utile pour désigner l'ouverture pharyngienne du larynx et pour ne pas l'appeler faussement glotte, comme Bayle l'avait fait.

sions, soit de la trachée et des bronches, soit des poumons et de la plèvre.

10° La plupart des lésions ou des phénomènes précédents, à part l'augmentation dans le volume de la rate (spléno-mégalie), se ralliaient plus ou moins à l'hémite (sang couenneux) et à l'angiairite (inflammation des voies aériennes), mais une lésion fort pénible, et qui n'était qu'une coïncidence, mais une coïncidence déplorable, existait chez le Dr X... ; il s'agissait d'une petite excroissance ou végétation, ou plutôt d'une dermocélie pédiculée, aplatie (par suite de la pression continue des parties voisines), laquelle dermocélie, ayant pris naissance entre les deux sphincters, présentait trois centimètres de longueur sur une largeur d'un centimètre. Son épaisseur était de deux millimètres. Immédiatement après une défécation incomplète, la contraction spasmodique du sphincter externe serrait et étranglait par la base cette petite tumeur qui se congestionnait et causait, non-seulement de la gêne, mais encore d'excessives douleurs. Cette souffrance rendait très-difficile l'excrétion alvine; de sorte que les scories, séjournant dans l'intestin, causaient ainsi une inflammation du rectum et du côlon. Les matières solides n'étaient excrétées qu'avec une peine extrême; aussi, chez le malade, les excrétions scoriques restèrent-elles longtemps liquides.

11° Les digestions se ressentirent de la stase habituelle des matières, et l'appétit surtout se perdit ; un dégagement abondant de gaz séjournait dans le tube digestif (angibrôme) dégagement qui fut rendu manifeste par le plessimétrisme, et qui fut la suite inévitable de cette stase et donna lieu à des gastro-enteralgies des plus pénibles.

Il n'y avait plus, dans ces deux derniers états pathologiques et sous le rapport du traitement, rien de commun entre ces phénomènes et la bronchite; des indications toutes nouvelles se présentaient.

Certes, la première d'entre elles était d'exciser la production polypiforme qui provoquait la contraction du sphincter externe et entretenait le mal (et M. le Dr Demarquay fit, plus tard, avec beaucoup de dextérité, cette petite opération), mais les autres symptômes éprouvés par le malade étaient portés à un tel degré d'intensité que l'on jugea convenable de différer cette excision, et que l'on s'en tint aux moyens palliatifs suivants : 1° l'introduction très-profondément dans l'anus, et avec le doigt, au-dessus du sphincter interne, d'une couche épaisse de graisse de veau, convenablement ramollie; 2° *quand l'anus était trop resserré pour permettre cette introduction, une injection à l'aide d'une petite seringue à canule très-mince, de cette même graisse liquéfiée à un feu doux* (1), injec-

(1) Ce procédé, que je crois indiquer ici le premier, sera d'une extrême utilité dans les cas d'hémorrhoïdes internes, pour faciliter la réduction de celles-ci, pour mettre ces productions en contact avec un corps qui ne blesse pas la membrane, et non pas avec les scories. Il ne sera pas moins avantageux : 1° pour éviter les douleurs qui, dans les fissures à l'anus, sont les résultats du passage des matières, et même pour guérir ces fissures; 2° pour boucher l'ouverture interne des fistules, soit complètes, soit borgnes internes, ce qui empêchera les hydroscories (matières stercorales-liquides) de pénétrer dans les conduits pathologiques et d'entretenir ainsi le mal, etc., etc., ce petit moyen aura, à coup sûr, dans les cas dont il s'agit, de grandes chances d'être plus utile que l'application de la belladone ou du laudanum (comme calmants), de la ratanhia (comme astringent), ou peut-être que la dilatation forcée de l'anus, telle que la recommandait et avait le courage de la pratiquer Récamier, etc.

tion qui a pour effet de *porter le corps gras au-dessus de la partie malade;* 3° des onctions continuelles avec cette mixture sur la petite tumeur enflammée et l'application, sur celle-ci, d'un petit tampon de coton enduit de ce même corps gras ; 4° une compression légère, mais permanente, de ce plumaceau soutenu par un bandage en T, sur la tumeur, de façon à la maintenir constamment réduite, ou encore à empêcher que la congestion sanguine de la végétation continue ou augmente (1) ; 5° des lavements mucilagineux à grande eau destinés à nettoyer la dernière portion des gros intestins et à évacuer les scories qui pourraient s'y trouver ; 6° de très-légers purgatifs donnés dans les mêmes intentions (2) ; 7° l'application de cataplasmes de farine de graine de lin non rance sur la région douloureuse.

La rétention continuelle des matières et des gaz, source fréquente de tant d'accidents graves, exigeait l'emploi de purgatifs doux, tels que la rhubarbe, l'huile de ricin fraîche, les semences de *sinapis alba*, etc.

12° Un des plus graves états pathologiques auxquels il fallait remédier chez le Dr X... était le résultat inévitable de la trop faible proportion d'aliments que, même avant de tomber malade, ce médecin avait pris, et d'un certain degré d'abstinence auquel, depuis plu-

(1) Ce moyen est, dans un tel cas, quelquefois curatif.

(2) Il est une remarque que, pratiquement, il n'est pas sans importance de faire : c'est que des injections anales trop réitérées, pratiquées alors que le fondement est malade, ont souvent le très-grand inconvénient de causer une vive souffrance de l'anus et, par conséquent, d'irriter cette partie au lieu de la calmer.

sieurs jours, il était soumis (1). Le défaut d'appétit et la répugnance pour les substances animales avaient été, en effet, les causes d'une perte considérable de liquides nutritifs. Ce résultat n'était autre qu'une hypémie et une hydrémie portées assez loin, d'où provenaient la légère diminution de volume survenue dans le cœur, surtout dans les muscles des membres et, partant, la faiblesse qui existait et se prononçait de plus en plus.

Des praticiens d'un haut mérite visitaient journellement M. X... Ils étaient beaucoup plus partisans des explications fondées sur l'admission des forces vitales que ne l'est ce médecin ; ils pensèrent à remédier à cette faiblesse et à ce dépérissement par des toniques, tels que l'extrait de quinquina, ou par de l'alcool. Dans leur opinion, c'étaient là des moyens de s'adresser aux *forces vives*, de les relever, etc. Le Dr X..., qui avait en eux et pour eux autant de confiance que d'affection crut devoir céder à leurs instances amicales. Il prit, soit de l'extrait d'écorce du Pérou, soit du vin de Madère. La nuit suivante fut la plus pénible de toutes celles que passa le malade ; l'estomac devint très-douloureux ; l'accès du soir fut beaucoup plus accentué que les précédents, et M. X... se donna garde de continuer l'emploi de cette médication. Il fit pour lui-même ce qu'il a l'habitude de prescrire pour tant d'autres. *Ne voyant dans les forces que la résultante de l'organisation en bon état et fonctionnant régulièrement, et réfléchissant : que cet organisme languit,*

(1) Parmi les causes de l'hypémie chez M. le Dr X..., il faut noter une mastication rendue très-difficile par des dents malades. M. le Dr Richard fils remédia à cette même cause en soignant avec talent et habileté la bouche du malade.

que le dépérissement et l'amaigrissement des muscles surviennent quand le sang est peu riche et en petite quantité, que l'alimentation seule et non pas l'alcool ou tel médicament réputé fortifiant, tonique, etc., *peut, alors que la nourriture est digérée, refaire du sang,* il surmonta la répugnance qu'il éprouvait pour les aliments et prit, mais avec prudence, des substances éminemment réparatrices et en *proportion suffisante ;* il choisit celles qui exigent moins de travail de la part de l'estomac (lait, panades au gras et au maigre très-cuites, tapioka, etc.) et ne procéda que par degrés vers un régime encore plus réparateur. Ce ne fut cependant qu'en très-peu de jours, cinq ou six tout au plus, qu'il arriva à prendre des poissons, des viandes frites, etc. Le vin étendu de beaucoup d'eau fut ingéré, bien qu'il causât une répugnance extrême, mais peu à peu il fut supporté plus facilement, et le malade finit par faire usage, pendant le repas, de vin de Bordeaux pur.

La faiblesse continuait, mais tout aussitôt que les moindres forces musculaires revinrent, le Dr X... ne s'en rapporta pas à sa très-grande tendance à garder le lit, il marcha dans l'appartement, le premier jour très-peu (car il lui était impossible de faire mieux), mais bientôt, joignant à l'exercice le massage des muscles, il parvint à faire dans l'appartement des centaines de pas et, huit jours après le moment où il avait été le plus mal, il put aller visiter ses malades.

A vrai dire, il n'y eut pas de convalescence, tant le passage de la maladie à la santé fut rapide ; seulement la toux laryngienne persista encore plus d'un mois.

DOCTRINES

La maladie et les états pathologiques, considérés au point de vue pratique.

Je suis entré dans les plus grands détails sur la maladie du docteur X... ; mon intention était alors, et comme je l'ai dit, de faire voir, qu'à n'en pas douter, ce n'est pas : *une maladie, une seule organie; un seul état pathologique;* désigné par un nom (ancien ou nouveau), que, chez un homme qui souffre, il s'agit d'étudier, soit au point de vue clinique, soit sous le rapport du thérapisme; c'est bien *au contraire un malade qu'il faut explorer attentivement et chez lequel les altérations anatomiques, et partant physiologiques, toujours complexes, souvent consécutives, les unes par rapport aux autres, parfois indépendantes entre elles, doivent être recherchées avec soin, analysées méthodiquement, puis considérées logiquement dans leurs influences réciproques, dans leurs causes, leur marche, leur éventualité et leur curation.*

Une telle manière de considérer les faits n'est pas la conséquence d'un système conçu et édifié *à priori*, de ces spéculations purement théoriques qui se sont succédé en médecine depuis les temps les plus reculés jusqu'à nos jours. Elle est le résultat de la marche progressive de la science, des études anatomiques, physiologiques, et même chimiques ou microscopiques les plus sévères, et surtout des investigations que la diagnose par les moyens physiques, a fait faire à la théorie et *à la pratique.*

Il est temps enfin qu'un dogmatisme suranné, que des préventions inspirées par la routine et par des habitudes, que la réflexion et les études sévères n'ont pas modifiées, cessent de faire une opposition systématique, et de parti pris, à des doctrines appuyées sur la vérité, les sciences exactes et j'oserais dire sur le bon sens.

Que certains médecins qui se donnent garde de lire et surtout d'étudier ce qui peut se faire d'important et d'utile, et qui font profession d'un calcul sur les travaux progressifs et incessants de leurs collègues, n'aillent pas naïvement prétendre que des doctrines vraies au lit des malades ne le sont pas en pathologie. Il faut bien qu'ils conviennent, s'ils consentent à écouter les voix de la raison et de la conscience, que toute doctrine en désaccord avec l'observation clinique n'est qu'un roman fantastique et dangereux; ils ne peuvent se dispenser d'avouer qu'il est tout aussi impossible d'étudier utilement comme une unité contre laquelle on posséderait un remède unique, *une maladie à éléments complexes et variables que s'il s'agissait d'apprendre et de bien connaître une langue sans avoir des notions* sur la valeur des mots qui la constituent et sur les rapports que ces mots peuvent avoir entre eux.

Penser que, dans les doctrines précédemment exposées on ne s'élève pas, après avoir analysé l'état du malade, à la connaissance de l'ensemble de ses souffrances, et que l'on ne tient pas suffisamment compte des causes qui ont agi pour produire ou qui agissent encore pour entretenir le mal, ce serait là une extrême erreur; il en est des causes comme des états organiques: il faut les étudier en particulier, poser le mode d'action de chacune d'elles, tenir compte surtout de celles qui sont persistantes et qui entretiennent ce mal;

chaque lésion a certainement une cause unique, mais comme dans *l'ensemble*, dit *maladie*, il y a diverses lésions, il en résulte qu'il s'agit encore ici de faits complexes et que des recherches très-attentives peuvent seules élucider.

S'en tenir à la connaissance d'une seule cause dans l'histoire d'une maladie, c'est méconnaître une grande loi pathologique qui est celle-ci : qu'une circonstance ayant agi pour produire un état pathologique, circonstance qui peut cesser d'agir, une infinité d'autres causes viennent presque toujours modifier le mal, y ajouter d'autres états pathologiques qui changent d'une manière parfois complète les indications thérapiques qui se sont d'abord présentées.

Appliquons ces réflexions à la pathogénie et à la curation des souffrances éprouvées par M. le docteur X...

Il y avait certes chez ce malade des prédispositions; puis l'influence d'une température très-froide alternant avec la chaleur, donna très-problablement lieu à la plasthydrémie (hémite ou sang couenneux); une chaussure mal faite et qui comprimait inégalement le pied y occasionna une arthrite ; une lecture fut faite à haute voix dans une grande assemblée et, le jour même, survint de la toux due à une laryngite laquelle se compliqua d'une rhinite causée par le froid et l'humidité; le mal s'étendit vers la trachée; l'hémite qui avait eu lieu devint la source du dépôt de lymphe couenneuse sur le pharynx, la langue, le voile du palais; et une légère paralysie de ces parties, ainsi que des organes de l'odorat et du goût, résultant probablement du dépôt de fibrine dans les tissus enflammés, se déclara. Depuis longtemps existaient une splénopathie et une fièvre intermittente peu accentuée. Or, sous l'influence des troubles de circulation et d'innervation existant consécutivement aussi à l'altération plastique du sérum, la rate augmenta de volume et une fièvre intermittente quotidienne doublée, comme le disent les auteurs, survint et il y eut, deux fois par jour, un redoublement de souffrance. Le malade resta au lit, la pesanteur devint la cause d'une légère pneumonémie hypostasique. Cependant la phlegmasie des voies de l'air détermina une extrême sécheresse de la bouche et de l'angiaire; ce fut surtout au stoma-larynx que ce symptôme devint insupportable. A côté de toutes ces souffrances, un mal qui en était tout à fait indépendant se déclara, c'est-à-dire une lésion de l'anus qui gênait énormément la défécation et qui fut bientôt suivie de la rétention des matières et des gaz ; cette rétention, si elle eût persisté, aurait donné lieu au refoulement des viscères par en haut et, par suite, à la diminution dans le volume des poumons; à des troubles dans l'action de ces organes et dans celle du cœur; à une sécrétion de mucosités dans les bronches, et enfin à l'hypoxémie qui aurait été facilement produite par la gêne survenue dans l'expectoration ; le défaut de sang et la faiblesse musculaire du malade, suite inévitable des états pathologiques précédents, auraient encore entravé l'excrétion des crachats, etc.

Alors que l'auteur de ce mémoire, inspiré, non pas par une seule observation, mais par quelques milliers de faits analysés et recueillis pendant plus de cinquante ans, sans opinions préconçues, a considéré dans ce travail les diverses monorganies (1) qui viennent

(1) Maladies d'un seul organe.

d'être passées en revue, il a indiqué, avec une étendue suffisante, les indications thérapiques qui ressortaient de l'admission et de l'étude de chacun de ces états organopathiques ; rappeler de nouveau ces indications, ce serait faire des répétitions inutiles ; mais en les rapprochant des considérations qui viennent d'être établies sur les causes de ces monorganies, et en y joignant celles qui ont rapport à la prognose ou à l'éventualité de chacune d'elles, on arrive à une démonstration absolue, soit dans le cas de l'affection dont a été atteint M. le docteur X..., soit dans tout autre cas d'affection complexe, dite maladie unitaire, aux propositions suivantes, qui sont l'expression finale de la doctrine du synorganopathisme (1) :

1° Si, chez M. le docteur X..., on eût voulu étudier et traiter *une maladie* que l'on aurait appelée épidémie régnante, ou fièvre inflammatoire, ou bronchite, ou rhinite, ou angine couenneuse, ou splénomégalie et fièvre intermittente, ou encore pneumonie, constipation, asthme, anémie, etc., on n'aurait eu dans l'esprit qu'un seul des accidents éprouvés par le malade, et l'on serait tombé dans un ordre d'idées très insuffisant au point de vue des causes, des phénomènes, de la marche, de la prognose et surtout de la curation de l'ensemble morbide que l'on aurait admis.

2° Il fallait de toute nécessité, pour remplir le rôle d'un médecin tout aussi éloigné de l'empirisme des garde-malades, que des théories aventureuses, suivre la marche progressive d'un rationalisme fondé sur l'anatomie, la physiologie, l'expérimentation et sur la

(1) Ce mot exprime les idées suivantes : *syn*, ensemble ; *organo*, organe ; *pathie*, souffrance ; *isme*, action coordonnée.

clinique, et c'est ce qu'ont fait les honorables collègues et confrères qui ont donné des soins au docteur X..., il fallait reconnaître, analyser, puis étudier dans leur succession et leurs rapports mutuels, les diverses monorganies observées et s'élever ensuite au pathogénisme de l'ensemble des accidents.

3° Si l'on eût au contraire étudié et traité chez le docteur X... *une* des maladies réputées unitaires que le malade présentait, on aurait à peine tenu compte des monorganies si nombreuses existantes ; tout au plus les aurait-on considérées comme des complications, des coïncidences; mais on n'aurait pas recherché leur filiation, leurs rapports mutuels, et surtout on n'aurait pas vu que tel état organopathique qui, le premier jour, était considéré comme la maladie principale, n'était plus le lendemain que l'affection secondaire. Il arrive fréquemment, en effet, que tel phénomène organopathique qui, la veille, avait peu d'importance, devient le lendemain une monorganie de premier ordre, laquelle devient elle-même la source d'accidents graves et nombreux.

TUMEUR TRÈS-VOLUMINEUSE

DÉVELOPPÉE AU-DESSOUS ET DERRIÈRE LE FOIE

Diminution très-rapide et journalière dans les dimensions de cette tumeur. — Mensuration et délimitation très-exactes. — Guérison en moins de deux mois.

M. P..., âgé de quarante-sept ans, me fit appeler le 14 février 1868, et j'allai le visiter avec un de mes excellents élèves, M. le docteur Souligoux, lequel est très-versé dans la théorie et dans la pratique du plessimétrisme. A part quelques légers maux de tête auxquels, depuis son jeune âge, il avait été sujet, M. P... n'avait jamais été malade, et sa constitution était robuste.

Dirigeant une grande fabrique de tôlerie, il ne se livrait pas lui-même à des travaux manuels excessifs. Vers le milieu de l'année 1866, sa santé s'altéra, l'appétit se perdit. Les sclérotiques et la peau présentèrent, ainsi que l'urine, une teinte jaune; le malade maigrit. On reconnut une souffrance chronique du foie ou au moins des voies biliaires; un honorable médecin d'Aurillac m'avait recommandé M. P..., dont l'état organique était le suivant :

Tous les viscères, à part l'appareil biliaire, explorés avec une attention scrupuleuse, ne donnaient aucun signe de souffrance; la dernière portion du tube digestif renfermait bien des scories en proportion notable; mais aucune douleur ne se manifestait dans l'étendue de l'abdomen. On éprouvait par le toucher, à droite de l'épigastre, un sentiment de résistance, de tension que l'on ne trouvait pas à gauche. Le foie, très-exactement mesuré au moyen du plessimétrisme et du crayon, s'étendait à gauche, à sept centimètres par delà la ligne médiane, et son diamètre vertical, au niveau du mamelon, ne différait pas de celui que l'on observe à l'état normal (de treize à quatorze centimètres) ; ces dimensions doivent être notées ici avec le plus grand soin, attendu qu'elles n'ont pas varié pendant toute la durée de la maladie, tandis que celles de la tumeur ont, d'un jour à l'autre, notablement diminué.

Au niveau du rebord inférieur du foie, et précisément sur la région où d'ordinaire on rencontre la cystichole (vésicule biliaire), je trouvai tout d'abord une matité hydrique des plus accentuées; non-seulement elle était superficiellement obtenue, mais encore on la constatait profondément, tandis qu'à sa droite et à sa gauche se rencontraient les sons normaux propres au tube digestif. Cette matité se continuait par en haut au-dessous du foie, de telle façon qu'en plessimétrisant superficiellement, on reconnaissait la présence de l'organe hépatique, reconnaissable à moins de dureté et de résistance que sur le point malade, tandis qu'en percutant plus fort et plus profondément, on constatait de la manière la plus évidente un défaut complet de sonorité et d'élasticité, dû à la partie lésée ; l'espace occupé par la matité absolue était à peu près aussi étendu derrière et au-dessous de la glande biliaire, que par delà le rebord hépatique. La forme de ce même espace presque circulaire était, dans le diamètre vertical : de onze centimètres, et transversalement : de dix centimètres. Le foie présentait une dimension un peu moins considérable que dans l'état normal ; car, bien qu'il dépassât de six centimètres la ligne médiane, on ne lui trouvait qu'un décimètre cinq millimètres au niveau du mamelon. Il me fut entièrement impossible de constater, sur un point quelconque, la présence de la vésicule du fiel.

Les dimensions organiques du foie et de la tumeur furent dessinées avec le plus grand soin sur une pièce de linge qui fut conservée à l'effet de comparer les dimensions ultérieures de ces parties avec celles que l'on venait d'obtenir.

La teinte jaune de la peau et de la sclérotique, celle de l'urine étaient aussi marquées que l'année précédente ; mais aucun autre phénomène nouveau n'était venu se joindre aux symptômes dont il s'agit.

La nature de la tumeur qui vient d'être décrite n'était rien moins qu'évidente, et, encore aujourd'hui qu'elle est presque complétement dissipée, il serait téméraire d'affirmer quel est son caractère. Toutefois, certains faits qui s'y rapportaient permettaient d'établir : 1° qu'elle était arrondie et avait la forme d'un kyste uniloculaire ; 2° qu'elle contenait un liquide, ce que révélaient la matité absolue et la disposition globuleuse qu'elle présentait ; 3° qu'en grande partie, elle était indépendante du foie dont elle dépassait le bord ; mais qu'elle s'étendait largement au-dessous de cet organe dont la face inférieure la recouvrait ; 4° que rien ne portait à croire qu'elle fût constituée par une production carcinique ; 5° qu'il était possible que le mal consistât en un kyste simple (hydrocélie) ; 6° que l'absence du frémissement hydatique (*Traité de plessimétrisme*, n° 137, p. 43) était une raison pour croire que la lésion observée ne devait pas être rapportée à la présence d'acéphalocystes ; 7° que le siége et la forme de la tumeur, l'impossibilité de trouver, sur quelque point du rebord hépatique, la cystichole (vésicule biliaire), et de plus, l'existence de la cholémie (ictère, jaunisse) devaient faire admettre quelque obstacle au cours de la bile, et que la célie en question n'était peut-être autre chose qu'une vésicule biliaire dilatée par des liquides, ainsi que j'en ai vu des exemples (1) ; 8° que le foie n'était pas déformé, et que

(1) Voyez dans l'*Événement médical*, année 1867, une observation de dilatation de la cystichole par du pus, et le *Traité de plessimétrisme*, n° 577, p. 216, pour la même observation.

rien ne prouvait qu'il participât à l'affection dont M. P... était atteint ; 9° que la cholémie ou jaunisse pouvait bien n'être que le résultat de la compression exercée par la tumeur sur les conduits hépatique ou cholédoque, etc., etc.

D'après ces données pathologiques, après avoir réitéré mes recherches diagnosiques, et alors que, dans l'intention de mieux explorer, j'avais préalablement invité le malade à se priver, le matin, d'aliments, *à l'effet que l'estomac fût vide, recherches qui donnèrent exactement le même résultat que les précédentes*, j'eus recours au traitement que voici.

En thérapisme, toutes les fois qu'il reste quelque doute dans l'esprit, sur l'existence d'une lésion et que plusieurs états pathologiques peuvent être accusés d'avoir produit la série de phénomènes observés chez un malade, la conduite à tenir, telle que la prudence et l'intérêt de ce malade l'exigent, est d'instituer un traitement qui, dans les circonstances que l'on admet pouvoir exister, puisse être utile, mais jamais nuisible. C'est dans cette pensée que j'ai prescrit chez M. P... les moyens suivants :

1° Des frictions faites matin et soir sur la tumeur avec la flanelle imbibée de la dissolution d'une partie de teinture d'iode dans dix-neuf parties d'eau (1) ;

2° L'usage intérieur de l'iodure de potassium à la

(1) Lorsque l'on veut employer la teinture d'iode dans l'intention de la faire absorber, il faut étendre ce liquide d'une assez grande proportion d'eau. Si l'on ne prend pas cette précaution, il arrive : que la peau frictionnée s'altère; que l'épiderme desséché laisse pénétrer le médicament jusqu'au derme et qu'il en résulte une dermite semblable à celle qui succède à l'application des cantharides, circonstances qui ne remplissent pas l'indication que l'on se proposait de remplir.

dose de cinquante centigrammes trois fois par jour. Mon but en employant ce médicament non dangereux (quand on est modéré dans les doses), était d'agir sur quelque cause interne que l'on supposait pouvoir exister;

3° *Des douches ou irrigations froides prises chaque jour durant cinq ou dix minutes et dirigées par un jet fort et continu sur la tumeur elle-même.*

Ces injections extérieures et locales furent continuées depuis le 15 février jusqu'au 1er avril ; c'est à elles que je crois devoir, en très-grande partie, attribuer le succès remarquable obtenu chez M. P... ;

4° Une compression méthodique pratiquée sur la tumeur, non pas avec un bandage, mais avec la main du malade lui-même alors qu'il serait au lit et que les muscles abdominaux seraient relâchés (1) ;

5° Des purgatifs scorrhéïques (dont l'action est d'évacuer les matières stercorales ou scories), donnés dans l'intention de remédier à l'accumulation des fèces, laquelle était pour quelque chose dans les coliques légères parfois éprouvées par le malade.

6° Un régime composé d'aliments qui, sous un petit volume, contenant beaucoup de principes nutritifs, ne dégageassent que peu de gaz et tinssent peu de place dans l'abdomen.

L'ensemble du traitement qui précède fut continué

(1) J'ai tiré, au point de vue pratique, le plus grand avantage de ce genre de compression, qui permet de diriger celle-ci dans le sens où on le désire ; laquelle n'a pas l'inconvénient de se relâcher promptement ou d'exercer une pression trop forte, et qui est infiniment moins pénible pour le patient que des bandages à demeure. Il y a déjà bien des années que j'emploie cette médication, laquelle a été récemment appliquée avec succès à la curation des anévrysmes (artérasies) et des blessures d'artère (artérasies). Voyez le *Traité de plessimétrisme*, n° 961, p. 414.

avec la plus grande ponctualité depuis le 19 février jusqu'au 2 avril suivant, total un mois et demi. Pas un seul jour ne se passa sans que M. P... prît une douche froide de la façon qui a été dite; toutes les deux ou trois fois vingt-quatre heures, je dessinai sur une nouvelle pièce de linge appliquée sur la partie malade les limitations successivement décroissantes de la tumeur ; de sorte que j'obtins ainsi et que je conservai autant de figures plessimétriques que j'examinai de fois la région hépatique ; or, rien n'était plus remarquable que de voir toutes les quarante-huit ou soixante-douze heures la circonférence de l'espace mat diminuer de six, cinq, quatre, trois et à la fin d'un à deux millimètres, de telle sorte qu'après quarante et quelques jours, les dimensions de la tumeur étaient réduites à deux centimètres sur douze millimètres. J'ai calqué et réuni ensuite les figures dont il s'agit sur du papier, puis elles ont été gravées, et enfin imprimées avec l'observation à laquelle elles ont trait et l'on pourra voir dans l'*Événement médical* la diminution survenue jour par jour, sous l'influence du traitement, dans la dimension de l'espace occupé par le son mat.

En même temps qu'advint cette immense amélioration dans l'état matériel du malade, la cholémie ou ictère pâlit d'abord, puis disparut; l'urine reprit sa couleur naturelle, l'appétit se prononça, les digestions devinrent excellentes, les forces se rétablirent et, dans les premiers jours d'avril, M. P... partit pour Aurillac et en revint peu de jours après dans le meilleur état de santé.

Il est à remarquer que le 10 avril les débris de la tumeur qui était encore diminuée de deux millimètres, donnaient lieu à la seule matité que l'on trouvât au-dessous du bord inférieur du foie. Cette circonstance confirme encore le jugement porté par moi dès les premiers temps du traitement, à savoir, que la lésion observée n'était autre que la vésicule biliaire dilatée par un liquide accumulé dans sa cavité et qui ne trouvait pas d'issue par le conduit cystique. Cette vésicule devait s'être en partie atrophiée, car les restes de la tumeur avaient des dimensions moins considérables que celles qui d'ordinaire sont propres à la cystichole. L'oblitération du canal cystique est encore rendue probable par cet autre fait : que la matité n'augmentait dans aucun cas d'étendue comme cela aurait dû avoir quelquefois lieu si de la bile avait pu pénétrer encore dans le kyste que je crois être ou avoir été la vésicule du fiel (1).

RÉFLEXIONS CLINIQUES SUR L'OBSERVATION PRÉCÉDENTE ET CONCLUSION DE CE VOLUME.

Que si l'on rapproche l'observation précédente de celles qui ont été consignées, dans les numéros 33, 34, 35, 36, 37, 38 et 39 de l'*Événement médical*, on voit, d'une part, qu'il ne faut pas porter une prognose trop sévère sur les tumeurs sous-hépatiques, et que si quelques-unes d'entre elles, telles que celle dont le fait est consigné dans le numéro 35 du même journal, telles encore que les kystes hydatidiques, exigent parfois une opération, il en est d'autres où les moyens médicaux donnés à l'intérieur ou administrés à l'extérieur peuvent amener assez rapidement la disparition ou du moins l'extrême diminution des célies (tumeurs) développées au-dessous du foie.

(1) Aujourd'hui 1er septembre 1868, huit mois après le commencement du traitement, la guérison du malade s'est complétement maintenue.

Mais quel que soit le traitement dont on fait choix, il est extrêmement utile, je dirai même indispensable, d'apprécier d'une manière exacte quelles sont les modifications journalières qui surviennent dans le volume, la forme, la consistance, etc., de ces tumeurs ; or, la palpation abdominale est si difficile, la contraction des muscles des parois abdominales, et même des parois viscérales, en impose si bien par la présence d'inégalités ou de duretés profondes ; elle donne des résultats si incomplets et qui permettent si peu de juger d'un jour à l'autre des changements qui ont lieu dans les dimensions des célies dont il s'agit, qu'il est à peu près impossible de dessiner et de limiter avec la main la circonscription de ces productions anormales (1) ; ce n'est qu'après une longue période de temps que l'on parvient à s'apercevoir, par le toucher, des variantes, même considérables, qui auraient eu lieu. Ce n'est pas non plus le plessisme (percussion directe (2), le placoplessisme (percussion médiate pratiquée sur une simple plaque), ou même le grossier dactylo-plessisme (percussion sur le doigt), qui permettraient de dessiner de telles tumeurs et de faire reconnaître les augmentations ou les diminutions que spontanément ou sous l'influence de la curation, elles seraient susceptibles d'éprouver. Le fait de M. P... prouve, au contraire, jusqu'à l'évidence, que les plus petites variations de volume peuvent, dans un très-

(1) Trop souvent même, des médecins qui ne sont pas versés dans la pratique du plessimétrisme, se fondant sur des symptômes décevants, croient à des maladies du foie qui n'existent pas, prennent pour une hépathie des souffrances gastriques, ou, d'autres fois, ne reconnaissent en rien une grave lésion de la glande biliaire.

(2) Voyez le *Traité de plessimétrisme*, nos 2 et suivants.

court espace de temps, être appréciées par le plessimétrisme suivi du dermographisme.

Sans ces méthodes physiques et positives de diagnose, le thérapisme n'a pas de moyen de direction certaine ou de guide assuré : il faudrait des semaines et des mois de recherches difficiles et incertaines, de résultats douteux; et le médecin, comme le malade, doutant de l'efficacité du premier traitement employé, vacilleraient dans la curation et seraient souvent exposés à abandonner l'emploi de moyens essentiellement utiles pour d'autres, dont l'efficacité ne serait pas encore mesurée.

Ce n'est là qu'un des innombrables cas dans lesquels le plessimétrisme guide avec certitude dans le traitement des maladies ou des lésions qui les causent ou les composent. On verra dans chacun des articles du *Traité de plessimétrisme* (partie de ces articles qui a trait aux applications pratiques) que, dans le plus grand nombre des souffrances humaines, cette méthode de diagnose est, pour un homme instruit, non prévenu et que la routine n'aveugle pas, d'une nécessité absolue.

Que les médecins qui se proclament thérapeutistes et qui usurpent ce nom sur les véritables observateurs, c'est-à-dire sur ceux qui, se fondant, pour décider du traitement des malades, sur les notions anatomiques, physiologiques et diagnosiques, guérissent en général beaucoup mieux qu'ils ne le font ; que ces médecins, dis-je, cessent de se contenter de vagues élucubrations sur la maladie dite unitaire, désignée le plus souvent par un nom insignifiant ou ridicule ; qu'ils soient plus réservés dans l'emploi des remèdes empiriques, spécifiques et trop souvent vénéneux ; qu'au lieu *d'effleurer, en quelque sorte, et pour ainsi dire en courant*, l'étude des symptômes; ils suivent enfin la voie que le progrès médical leur trace; qu'ils ne restent pas ignorants sur des faits incontestables chaque jour vérifiés et qu'ils devraient avoir appris et connaître; qu'au lieu d'accuser vaguement leurs confrères, leurs collègues, d'une exagération qui n'est que dans leur mauvais vouloir, ils descendent dans les amphithéâtres; qu'ils se rendent dans les salles d'hôpital; qu'ils y renouvellent des expérimentations répétées mille fois et qui tout d'abord (car il faut bien les croire de bonne foi) porteraient la conviction dans leurs esprits; alors ils renonceront à une opposition qui, déplorable au point de vue scientifique, est coupable par rapport aux conséquences qu'elle n'a que trop souvent sur l'exactitude de la diagnose, et par conséquent sur le traitement des maladies.

P.-A. PIORRY.

FIN.

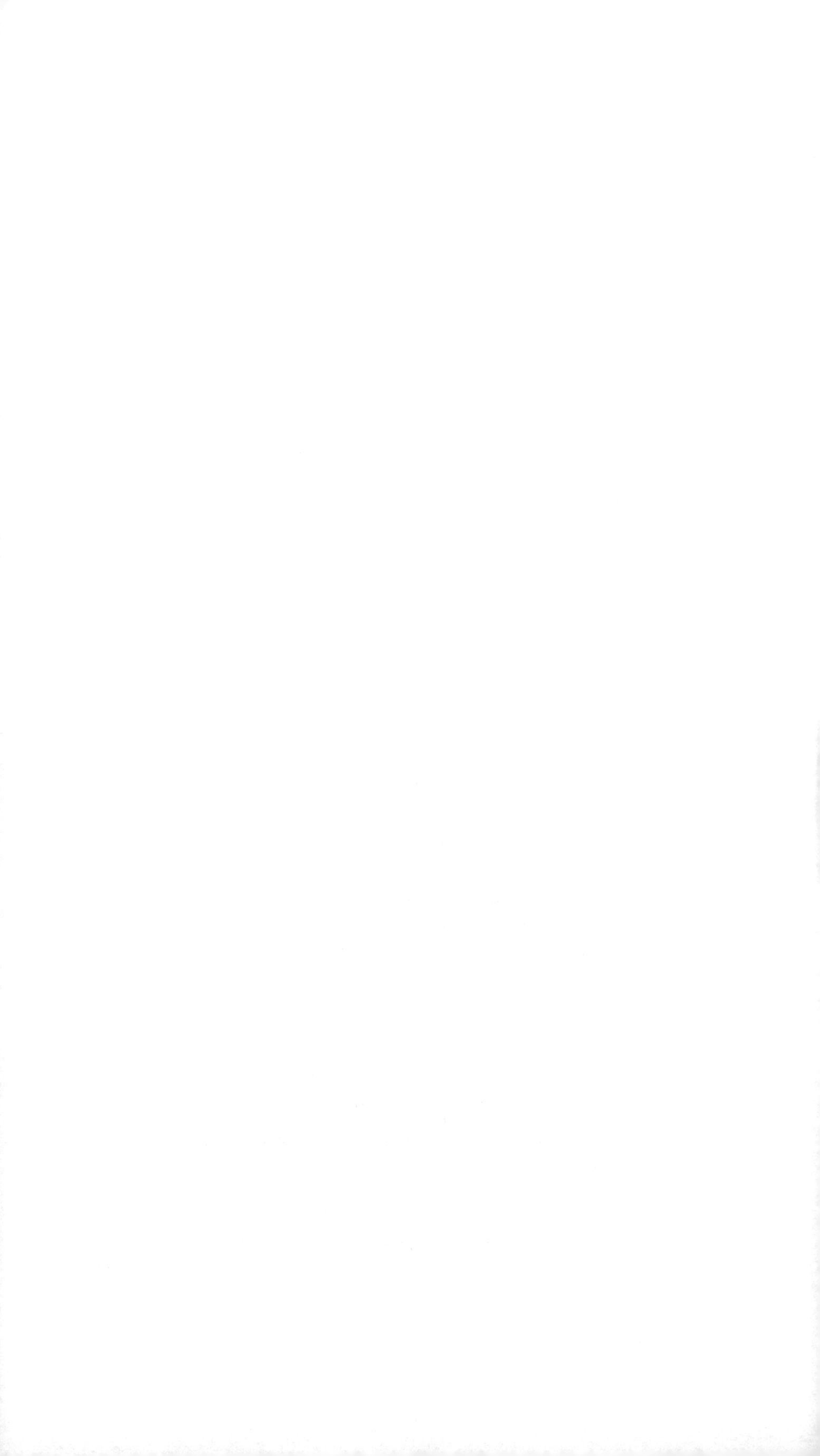

TABLE DES MATIÈRES

TABLE DES MATIÈRES PAR ORDRE ALPHABÉTIQUE

Paris. — Typ. de Rouge frères et Comp., rue du Four-St-Germain, 43.